CLEMENS KUBY

MENTAL HEALING

Das Geheimnis der Selbstheilung

CLEMENS

KUBY

Mental Healing

Das Geheimnis der Selbstheilung

Kösel

Wichtiger Hinweis

Die in diesem Buch enthaltenen Informationen, Empfehlungen und Übungsvorschläge dienen der Selbsterkenntnis durch *Mental Healing* und der Erweiterung des Bewusstseins. Sie können jedoch weder eine medizinische Diagnose noch eine entsprechende Behandlung ersetzen, für die im Bedarfsfall eine qualifizierte Fachperson aufgesucht werden muss. Autor und Verlag weisen darauf hin, dass Leserinnen und Leser selbst zu entscheiden haben, inwieweit sie die Anregungen umsetzen möchten, und dass Selbstbehandlung in eigener Verantwortung geschieht.
Eine Haftung für Schäden jeglicher Art, die durch die Nutzung der Buchinhalte und die Missachtung dieses Hinweises entstehen sollten, wird von Seiten des Autors und des Verlages ausgeschlossen.

Klientennamen in den Fallbeispielen wurden zur Wahrung der Privatsphäre geändert.

mental® healing

Mental Healing ist eine eingetragene Marke.

FSC
www.fsc.org
MIX
Papier aus verantwortungsvollen Quellen
FSC® C014496

Verlagsgruppe Random House FSC-DEU-0100
Das für dieses Buch verwendete FSC®-zertifizierte Papier
Munken Premium Cream liefert Arctic Paper Munkedals AB, Schweden.

3. Auflage 2011, 21.-26. Tausend

Umschlag: Monika Neuser, München
Umschlagfoto: Clemens Kuby, fotografiert von © Constanze Wild, Wörthsee
Autorenfoto/Umschlag innen: Astrid Kuby, Fuchstal
Illustrationen/Aquarelle im Innenteil: Brigitte Smith, München
(aus: Clemens Kuby, *Selbstheilungs-Navigator*, © Kösel-Verlag, 2007)
Druck und Bindung: GGP Media GmbH, Pößneck
Printed in Germany
ISBN 978-3-466-34535-9

www.koesel.de

In Memoriam
Zum 100. Geburtstag meiner Eltern,
Juni 2010

Inhalt

Globale Lage

Die philosophische Position

Das herrschende System

Die Praxis der Selbstheilung

Das Umfeld

Schuld oder Liebe

Wie innen, so außen

Das Neue

Reinkarnation

Das Potenzial

Vorwort

Dieses Buch vermittelt Ihnen eine Methode zur Wandlung und Selbstbefreiung von körperlichen, psychischen, Arbeits-, Finanz- und Beziehungsproblemen. Kaum zu glauben, aber wahr: Sie brauchen dafür nichts weiter als einen Block Papier, einen Stift oder ein anderes Schreibgerät, um Ihre persönlichen Reflexionen durchzuführen. Positive Veränderungen und Selbstheilungsprozesse vollziehen sich auf geistige Weise.

Das Thema Selbstheilung wird unter den gegebenen gesellschaftlichen Verhältnissen immer dringender. Mehr und mehr wird uns bewusst, dass wir uns mit den bisherigen Konzepten unsere Gesundheit und Lebensgrundlage ruinieren und gewaltige Krisen, Katastrophen und Kriege heraufbeschwören. Das bisher gültige globale Prinzip »Wachstum« kann – wie sich zeigt – in einer endlichen Welt nicht funktionieren, dennoch wird es nicht fallen gelassen oder geändert. Warum? Einige wenige fürchten offenbar um ihre Macht, doch ihr Egoismus reißt die Natur und mit ihr die Bevölkerung ins Verderben.

Da alle Korrekturmaßnahmen zwar gut gemeint, aber letztlich nichts als Kosmetik sind und keine grundlegende Veränderung bewirken, kann der Ausweg nur in einer Eigeninitiative liegen. Aber: Darf man selbst aktiv werden? Muss man nicht vorher jemanden um Erlaubnis bitten? Brauchen wir erst politische Veränderungen, damit wir uns individuell befreien und heilen können? Steht es in unserer persönlichen Macht, das Experiment Menschsein vorwärtszubringen, auch wenn wir selbst nur ein ganz, ganz kleines, völlig unbedeutendes Individuum in dieser globalen Großmaschinerie sind?

Die Antwort ist JA!

Weshalb kann man das so eindeutig bejahen? Der Mensch ist ein sich selbst heilendes Wesen. Wäre dem nicht so, dann gäbe es nicht die Vielen, die ich persönlich als unheilbar kennengelernt habe und die heute – wie ich selbst – wieder gesund sind. Jeder Mensch ist so ausgestattet, dass er seine eigene, direkte Verbindung mit dem Universum in sich trägt. Auch wenn diese Verbindung für die meisten nicht aktiviert ist – die Basis ist dennoch bei jedem vorhanden und kann jederzeit genutzt werden. Dafür sind keinerlei äußere Bedingungen zu erfüllen, wie dieses Buch enthüllt. Für viele Menschen, die sich selbst heilen konnten, begann dieser Weg schon mit meinen Büchern *Unterwegs in die nächste Dimension* und *HEILUNG – das Wunder in uns* und/oder mit meinen Wochenend-Seminaren.

In diesem Buch erläutere ich nun, worin die Fähigkeit der Selbstheilung konkret besteht. Es ist zwar motivierend, darüber zu lesen, wie andere sich von ihren Problemen befreiten – entscheidend aber ist, es *selbst tun* zu können. Dafür habe ich die *Mental-Healing*-Methode entwickelt. Sie ist sowohl von Hilfesuchenden als auch von Hilfegebenden anzuwenden, wie von Ärzten, Therapeuten, Heilpraktikern und allen, die sich um die Gesundheit anderer bemühen. Mit *Mental Healing* heilt man nicht nur sich selbst, sondern heilt auch global, universell, weil es ein Bewusstsein beinhaltet, das nicht an Raum und Zeit gebunden ist.

Warum heißt meine Methode *Mental Healing*, wenn es sich hier doch um einen deutschsprachigen Text handelt? Englisch ist mittlerweile eine Weltsprache, die auch die deutsche Sprache durchzieht. Da *Selbstheilung* nicht an eine spezifische Kultur gebunden, sondern ein individueller und zugleich universaler Prozess ist, passt der Begriff *Mental Healing* ideal. Allerdings existiert dieser Begriff in der von mir benutzten Weise im Englischen nicht wirklich, so wie auch unser deutscher Begriff *Handy* für das Mobiltelefon im Englischen nicht verstanden wird. *Mental Healing* bekommt durch dieses Buch einen eigenständigen Begriff für Gesundung – gleich welcher – ohne jegliche materielle Intervention. Der internationale Begriff *Mental Healing* wird damit zu einer klar umrissenen Marke für geistiges Heilen.

Normalerweise beinhalten Heilungsvorschläge sehr viele »Vehikel«, die für einen Heilungsprozess als notwendig erachtet werden. Solche Methoden machen den Menschen jedoch abhängig und nehmen ihm etwas von seiner Freiheit und seiner Würde. Alles, was tatsächlich für eine Selbstheilung nötig ist, ist eine Bewusstseinserweiterung. Genau das erleben Sie mit diesem Buch und werden dann wissen, wie Sie sich selbst weiterentwickeln können. Es bietet Ihnen eine Reflexionsebene, durch die etwas entsteht, was durch reines Nachdenken nicht erreicht wird. Wenn Sie Ihre Gedanken zu Ihrem Bewusstseinsprozess parallel beim Lesen aufschreiben, um sie später neu zu überdenken und gegebenenfalls zu vertiefen oder zu verändern, ziehen Sie den größten Nutzen aus diesem Buch.

Sie werden feststellen, dass sich die grundsätzlichen Aspekte des *Mental Healing* in unterschiedlichen Zusammenhängen wiederholen. Das resultiert aus der Praxis dieser Methode und hilft, diese ungewohnten Aspekte zu verinnerlichen.

Wer darüber hinaus Hilfe wünscht, ist in meinen Seminaren für *Selbsterfahrung in Selbstheilung* herzlich willkommen. Ich bilde Sie auch zum *Mental-Healing*-Begleiter (MHB) aus, anders ausgedrückt, zum Begleiter für Selbstheilungsprozesse (SHP-Begleiter), sodass Sie – wie ich selbst – Telefonhilfe anbieten und Heilgruppen leiten können.

Es war mir schon immer ein Bedürfnis, Leid lindern zu helfen, das dort entsteht, wo das Mitgefühl vom Machtgefühl verdrängt wird und das Ego über die Seele regiert. Wir sehen dieses Leid aller Orten und zu allen Zeiten. Es ist so groß, dass einen mitunter das Gefühl überkommen könnte, die Menschheit sei nicht zu retten und die Summe aller Schrecklichkeiten bliebe immer dieselbe. Dieses Gefühl ändert sich jedoch, wenn wir uns selbst verändern. Sich selbst aus seinem Leid zu erretten, macht Sinn und befördert das Experiment Menschsein. Es hat sich erwiesen, dass sich bei den Teilnehmern meiner Seminare, den Lesern meiner Bücher und den Besuchern meiner Filme etwas Positives vollzieht und deren Leid mindert. Und das mindert auch das Gefühl der Hilflosigkeit.

Alles nicht aufgelöste Leid – in welcher Form auch immer und ganz gleich, ob als Opfer oder Täter – bleibt aktiv und wiederholt sich, um irgendwann gesehen und geheilt zu werden. Nichts ist vergessen, alles aber kann wiedergutgemacht werden, unabhängig von Raum und Zeit. Der Körper ist lediglich ein Spiegel unserer Seele. Alles, was wir mit ihm tun und erfahren, ist Ausdruck unseres Denkens. Dieses Denken können wir ändern, hier und jetzt – mit Hilfe unserer Intuition und durch den Wandel unseres Bewusstseins.

Der wirkliche und grundlegende Fortschritt für unser Gesundheitswesen bestünde deshalb darin, dass in unserer Gesellschaft damit begonnen würde, Intuition zu schulen. Denn unser gesamtes Bildungssystem, angefangen vom Kindergarten über die Schulen und Berufsausbildung bis hin zur Universität, ist bislang fixiert auf das Training der Ratio, der linken Gehirnhälfte. Doch mit der Ratio oder dem sogenannten Wachbewusstsein gelangen wir nicht an unsere eigene Weisheit und Kompetenz. Wenn wir uns selbst heilen wollen und damit das Experiment Menschsein weiterentwickeln, brauchen wir die Ressource *Intuition*. Dafür müssen wir anfangen, auch unsere rechte Gehirnhälfte zu trainieren. Bitte lesen Sie.

Clemens Kuby
Fuchstal, im Juni 2010

Globale Lage

Die Evolution der Gefühle

Um unser Bewusstsein zu entwickeln, fragen wir zunächst: Worin zeigt es sich uns? Die Evolution wird üblicherweise rein materialistisch, also als eine biologische Entwicklung gesehen. Aber was ist die Triebfeder der biologischen Evolution? Nach darwinistischer Vorstellung ist es das Konkurrenzstreben. In seiner extremsten Form bedeutet es Krieg. Konkurrenzstreben ist keine Biologie, sondern ein Gefühl. Auch die Beteiligung am Krieg ist mehr eine Frage des Gefühls als der Biologie, denn jede Beteiligung an diesem Konkurrenzkampf – in welcher Größenordnung auch immer – ist letztlich gekennzeichnet von der Angst vor dem Tod. Von dieser Angst ist abhängig, mit welchen Gefühlen der Konkurrenzkampf geführt und damit die Evolution angetrieben wird. Das Gefühl für den Tod (Angst oder keine Angst) ist eine Frage des Bewusstseins. Damit hängt also der Verlauf der Evolution von unserem Bewusstsein ab, und das können wir entwickeln.

Wer die Evolution lediglich an ihren materiellen Faktoren festmacht, kann ihren Verlauf nicht verstehen und dadurch auch nicht beeinflussen. Konkurrenz, Eifersucht, Angst und Hass sind Gefühle, die die materielle biologische Entwicklung genauso steuern wie die Gefühle von Geborgenheit, Solidarität, Zuversicht und Liebe. Wer wissen will, warum wir uns so entwickelt haben und wie wir uns entwickeln werden, muss sich die Gefühle anschauen, die die Menschheit kultiviert.

Biologen und Evolutionstheoretiker stellen fest, dass der erste affenähnliche Mensch vor ca. 200.000 Jahren entstand. Nach 100.000 Jahren gab es dann ca. 70.000 Menschen auf der Erde. Danach hat sich das Experiment Menschsein so intensiviert, dass wir seit ca. 20.000 Jahren vom *Homo Sapiens* sprechen. Die Qualitätsbezeichnung *Sapiens* (= Weisheit) gilt es allerdings zu hinterfragen: Können wir uns wirklich seit 20.000 Jahren als *Homo sapiens* bezeichnen oder vielleicht erst in 20.000 Jahren? Vor dieser Entwicklungsstufe war der Mensch keineswegs das dominierende Wesen. Seit der Jungsteinzeit vor 10.000 Jahren explodierte die Menschenzahl in nur 500 Generationen um das

1000-fache. Vor 5000 Jahren war der Mensch seinen Vorfahren vor 50.000 Jahren viel ähnlicher als dem heutigen Menschen. Die Veränderung beschleunigt sich also exponentiell. Heute leben wir auf Kosten aller anderen Wesen, von denen täglich mindestens eine oder mehrere Arten aussterben. Alle Wesen zusammen aber machen die Lebensqualität des Planeten aus.

Wir müssen uns bewusst werden, dass wir selbst die Träger dieser rasant zunehmenden Veränderungsgeschwindigkeit sind. Man kann dies jetzt schon in der Wesensveränderung von einer Menschen-Generation zur nächsten gut erkennen. Dabei ist die Veränderung nicht auf allen Kontinenten gleich. Die genetischen Variationen steigen mit der Globalisierung rapide an. Die Menschen-Typen und -Rassen mischen sich in einem nie gekannten Ausmaß, auch in unserer Nachbarschaft. Das verstärkt das Gefühl für *eine* Welt, eine gemeinsame Evolution.

Gefühle lenken die Evolution.

Wir können anhand der Evolutionsgeschichte beobachten, was passiert, wenn eine Spezies plötzlich beginnt, sich rasant zu vermehren. Niemand hält sie davon ab, zu wachsen und zu wachsen – so lange, bis sie ihre eigenen Grundlagen für dieses Wachstum verbraucht hat. Danach wird sie schrumpfen, sicherlich wesentlich schneller als sie gewachsen ist. Warum soll das bei der Spezies *Mensch* anders sein? Wir haben in der Zeit, seit es uns gibt, die Erfahrung eines zu- und abnehmenden Zyklus noch nicht durchgemacht. Wir sind noch mitten in der Expansion, aber die Grenzen werden jetzt sichtbar. Der Höhepunkt, den die Erde angeblich verträgt, liegt bei neun Milliarden unseresgleichen. Diese Bevölkerungszahl werden wir wohl noch in diesem Jahrhundert erreichen. Dann schrumpfen wir das erste Mal und sicher sehr schnell und sehr radikal, denn dann sind die Ressourcen für dieses Experiment Menschsein zunächst einmal aufgezehrt.

Zu den Ressourcen der Evolution zählen primär nicht die Biologie und die Rohstoffe, sondern unsere *Gefühle*, mit denen wir das Experiment Menschsein antreiben. Diese Gefühle werden erschöpft sein, wenn wir schrumpfen. Und das wird jetzt schon spürbar. Wir brauchen demnach nicht zu warten, bis vielleicht Öl, Wasser, Luft und Klima-Balance für neun Milliarden Brüder und Schwestern erschöpft sind.

Das Gefühl, Raubbau treiben zu dürfen und sich die Erde untertan machen zu wollen, sind also keine biologischen Faktoren, sondern philosophische und emotionale. Selbst wenn es gelingen würde, die Lebensgrundlagen anderweitig materiell zu sichern, ließe sich eine höhere Lebensqualität nur durch andere Gefühle erreichen.

Weder die Biologie noch die technische Entwicklung können die Evolution qualitativ vorwärtsbringen. Das können nur unsere Emotionen, die wir entwickeln; oder sagen wir, das können wir nur mit einem Charakter, den wir uns unabhängig von Biologie und Technik anerziehen. Ein anderer Charakter hat andere Gefühle und geht folglich mit seiner Welt und seinen Mitwesen auch anders um.

Was prägt unseren Charakter?

Der Mensch und alle Wesen besitzen ein ganzes Spektrum an Gefühlen. Selbst wenn wir vorherrschend egoistisch fühlen, kennen wir andere Seiten von uns. Die Frage, welche Seite oder welche Aspekte unseres Gefühlsspektrums wir fördern, ist eine Frage des Bewusstseins. Das Bewusstsein formt den Charakter. Dieses Bewusstsein wird heutzutage maßgeblich geprägt vom Fernsehen. Dort wird das Programm von Menschen entschieden, die in erster Linie an ihrem persönlichen, materiellen Wohlstand interessiert sind. Sie senden deshalb das, was der größte gemeinsame Nenner aller Zuschauer ist. Logischerweise erzielt das niedrigste Bewusstsein die höchsten Einschaltquoten. Fußball beispielsweise hat eine der höchsten Quoten, weil es dabei nur um Konkurrenz ohne Inhalte geht. Das neue Bewusstsein kann demnach nur den Nischen der Gesellschaft entspringen, und nicht den Massenmedien.

Dazu eine kleine Geschichte: Eine Redakteurin einer bekannten, großen Tageszeitung machte mit mir ein Interview. Ich fragte sie anschließend, wann es erscheinen würde. Sie sagte: »Vermutlich am Montag. Vorausgesetzt, es kommt am Wochenende nicht noch ein Schweinegrippefall rein, für den müssen wir dann vier Seiten freimachen, und dann fällt Ihr Interview natürlich raus.« Ich fragte: »Glauben Sie an die

Schweinegrippe?« Sie: »Ich persönlich nicht, aber unser Chef verlangt das.« Ich: »Ihr Chef glaubt also an die Schweinegrippe?« Sie: »Das Verrückte ist, dass er selbst auch nicht daran glaubt. Aber er sagt, es ist einfach so, wir müssen mitmachen und egal, wie bescheuert die ganze Kampagne ist, wir müssen ihr vier Seiten einräumen.«

Die Erklärung, weshalb etwas so gehandhabt wird, ist einfach: *Geld regiert die Welt.* Und es zeigt sich: Seit der Milliarden-Deal mit dem Schweinegrippe-Impfstoff gelaufen ist, gibt es keine Schweinegrippefälle mehr – zumindest müssen für solche Fälle die Zeitungen keine einzige Zeile mehr einsetzen. Bei der vorausgegangenen Vogelgrippe war es nicht anders.

Jede Bewusstseinserweiterung erfordert Mut, und dieser ist wiederum eine Frage des Charakters. Unser Charakter ist geprägt von dem Welt- und Menschenbild, das unsere Bildung vertritt, die wir zu Hause, in der Schule und danach genossen haben. Mit dem herrschenden Menschenbild jedoch, das unsere Bildung vermittelt, fahren wir die Evolution an die Wand. Das führt zu vielen Opfern. Man muss aber nicht dazugehören, wenn man sein Bewusstsein entwickelt. Dafür schreibe ich dieses Buch. Niemand kann einen daran hindern, sein Schicksal selbst in die Hand zu nehmen, denn die Bewusstseinsentwicklung spielt sich im Geist ab. Das heißt: Wir können uns ganz persönlich, ohne auch nur mit einem einzigen Menschen darüber zu sprechen, die Frage stellen: Welche Idee vom Menschsein tragen wir in uns?

Bewusstsein formt den Charakter.

Welcher Idee vom Menschsein folgen wir?

Wer der Mensch ist, entzündet sich an der Vorstellung dessen, was der Mensch eines Tages sein soll. Der Humanismus ist zum Beispiel eine solche Vorstellung. Offenbar fehlt es aber dieser Idee an Kraft, um sich zu verwirklichen. Sie ist von ihrem Ideal weit entfernt und zwar genau so weit, wie sie nicht zu Ende gedacht ist – sie ist im Experiment Menschsein nur eine Zwischenidee. In der Vorstellung des Humanismus stecken so viele unausgegorene Halbherzigkeiten und schwammige Allgemeinplätze, dass sie die große Mehrheit der Menschheit nicht wirklich begeistern kann. Der Humanismus propagiert, der Mensch sei die Krönung der Schöpfung. Wir aber beobachten, dass es unzählige Wesen mit Fähigkeiten gibt, bei denen es uns die Sprache verschlägt. Wie, um nur ein kleines Beispiel zu nennen, finden Zugvögel ihre Ziele? Wie können sie zugleich schlafen und Tausende von Kilometer an einem Stück fliegen? Uns selbst als Krone der Schöpfung zu bezeichnen, ist deshalb mehr als lächerlich.

Es spielt keine Rolle, an welcher Stelle in der Evolution wir einhaken, um herauszufinden, welche Rolle wir in ihr spielen wollen – es geht immer ums Prinzip. Also versuchen wir uns die Entwicklung der Menschheit an uns selbst ganz persönlich, individuell klarzumachen und dann entsprechend zu formen. Ganz praktisch bedeutet das: Da die Evolution ebenso wie unser Geist ohne Anfang und Ende ist, können wir uns nicht nur rückblickend, sondern auch vorausschauend mit ihr beschäftigen. Die große Frage »Wer bin ich?« kann als Vergangenheits- wie auch als Zukunftsfrage gestellt werden: »Wer war ich und wer werde ich sein?«

Mit Mutter Erde auf Kriegsfuß

Die Idee Menschsein ist im Verhältnis zur Idee Erde noch recht jung. Wenn wir uns dieses Verhältnis vorstellen wollen und sagen, die Erde wäre genau vor einem Jahr im Sonnensystem entstanden, und dieses Jahr besteht aus 365 Tagen und jeder Tag besteht aus 24 Stunden und jede Stunde aus 60 Minuten, dann besteht die Erde 525.600 Minuten. Von dieser riesigen Zahl gibt es den Menschen gerade mal 3 Minuten. Die gesamte Zeit davor, die 525.597 Minuten, gab es auf der Erde noch keine Menschen. Die Idee Menschsein ist also ziemlich jung und – wie wir sehen – noch nicht sehr ausgereift. Sie beträgt nur 0,0005% der Erdentwicklung. Es würde ihr kaum auffallen, wenn wir uns wieder verabschieden müssten, weil wir nicht lernen wollten, harmonisch mit ihr zu leben. Nehmen wir dafür doch mal ein ganz einfaches Beispiel:

Als Menschheit geht es uns so wie einem Achtjährigen, der die Idee hat, ein Baumhaus zu bauen, und weil er so unerfahren ist, baut er es

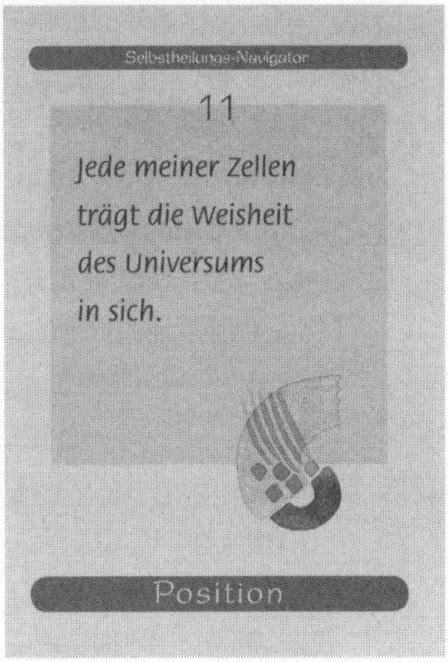
Selbstheilungs-Navigator
11
Jede meiner Zellen
trägt die Weisheit
des Universums
in sich.
Position

aus Pappe. Das wird kein richtiges Baumhaus. Dafür muss er noch viel lernen. Die Menschheit macht ihre Sache ebenso dilettantisch. Viele Tiere, die vor uns auf der Erde waren, führen – sofern sie noch frei sind und wir ihnen nicht ihre Umgebung rauben – ein besseres Leben als viele von uns. Das heißt, diese Tiere leben gesünder, harmonischer und sind mit der Natur deutlich stärker verbunden als der Mensch. Der Mensch kann zwar vieles, was die Tiere nicht so gut können, aber das Wesentliche muss er noch lernen – nämlich mit seiner Mutter, der Mutter Erde ein harmonisches, liebevolles Verhältnis zu haben. Wer ständig gegen seine Mutter ankämpft, mit ihr streitet, sie unterdrücken möchte, sie ausbeutet und sie für sich schuften lässt, der wird nicht glücklich, und Mutter Erde auch nicht. Sie wird böse und wehrt sich schließlich.

Dabei hat die Menschheit mit der Erde eine wunderbare Mutter, die für ihre Kinder so fantastisch sorgt – und das in genialer Zusammenarbeit mit unserem Vater, der Sonne. Weshalb pflegen wir diese wunderbare Beziehung nicht intensiver? Es würde uns an nichts mangeln, und es würden nicht die hässlichen Gefühle wie Gier, Hass und Ignoranz regieren. Wir sind mehr in Balance und Harmonie, wenn wir Erde und Sonne achten und tatkräftig lieben.

Warum nehmen wir die Erde nicht ernst? Der Mensch handelt gemäß seinem Bewusstsein und setzt dafür seine Macht ein. Dementsprechend sieht die Erde aus. Immer wieder entscheiden Einzelne und kleine Gruppen mit der ihnen zur Verfügung stehenden Macht über das Schicksal vieler, sehr vieler. Nichts zeichnet aber deren Bewusstsein aus, um andere dem Glück, der Harmonie und Liebe näherzubringen. Dieser Machtmissbrauch hat Folgen. Wenn man jahrhundertelang mit der Erde so umgeht, wie der Mensch mit sich selbst umgeht, dann wehrt sie sich.

Hinweis: Bei der Abbildung oben und weiteren dieser Motive auf den folgenden Seiten handelt es sich um Karten aus meinem *Selbstheilungs-Navigator*, © Kösel-Verlag 2007 – siehe auch S. 384.

Die Erde bebt

Die Erde ist sehr geduldig, aber irgendwann reicht es auch ihr, und an diesem Punkt sind wir jetzt. Sie bebt immer häufiger und heftiger, fast täglich irgendwo. Wann bebt ein Wesen? Wenn es wütend ist, wenn es aus der Haut fahren könnte. Beben vor Zorn, beben vor Erregung – diese Gefühle müssen wir genauer betrachten, wenn wir verstehen wollen, warum es immer mehr Erdbeben gibt. Wir brauchen nicht lange zu spekulieren: Die Erde ist ein Wesen wie du und ich, auch wenn sie andere Maße hat. Sie ist ein Wesen wie die Ameise, das Blatt am Baum oder ein Atom im Universum. Alle schwingen miteinander, und jede Schwingung bedeutet Entwicklung. Diese Entwicklungen verlaufen nicht gradlinig oder regelmäßig, sondern sprunghaft, dramatisch, exponentiell. Genau das erfahren wir zurzeit. Viele, viele Menschen leiden darunter.

Warum spüren wir nicht frühzeitig, dass sich eine dramatische Entwicklung anbahnt? Wir könnten reagieren, rechtzeitig die Häuser verlassen und uns vor der großen Tsunami-Welle auf die Höhe retten. Jedes große Ereignis wirft seine Schatten voraus. Die Messungen des globalen Magnetfeldes zeigten zum Beispiel bereits 15 Stunden vor dem terroristischen Anschlag am 11. September 2001 einen dramatisch hohen Ausschlag, so wie auch beim Tsunami 2005 im Indischen Ozean. Tiere scheinen solche Schwingungen viel früher zu spüren, und vor allem scheinen sie sie auch zu verstehen. Die allermeisten Tiere, die frei waren, konnten sich vor dem Tsunami retten. Nur wenige Menschen haben das Gespür der Tiere, halten sich aber für wertvoller.

Wir glauben, dass nur wir Menschen Gefühle hätten und alle anderen eher weniger bis keine. Warum eigentlich? Was erlaubt es uns, anderen ihre Gefühle und ihre Seele abzusprechen?

Dieses Verbrechen, diese Ignoranz oder diesen Fehler haben wir schon bei uns selbst begangen, indem wir unseren Zellen und unseren Organen und allen anderen Dingen ihr Seelenleben aberkannt haben. Damit haben wir uns vom Rest des Universums abgeschnitten. Das Universum aber ist voll von Seelenwesen, mit denen wir eine Einheit bilden, ein *Eins*. Wenn wir das missachten, entziehen wir uns die universelle Unterstützung für unsere Projekte. Wir verlieren unsere Konzentrationsfähigkeit, das heißt, wir verspielen eine hohe Qualität des Menschseins.

Wenn wir uns in die unendliche Gemeinschaft der Wesen harmonisch einordnen würden, hieße das nicht, dass dann die Erde nie wieder beben würde. Auch ein Kind, dessen Bedürfnisse Erwachsene erfühlen, wird dennoch hin und wieder mal schreien. Die Frage ist nur, müssen wir weiterhin mit der Erde so ignorant umgehen? Nein, wir könnten wesentlich feinfühliger werden, zumindest so sensibel wie unsere Computer, die doch um ein Vielfaches gröber sind als jede Ameise. Aber das klappt nicht, weil unser materialistisches Bewusstsein unsere Feinfühligkeit blockiert. Wir glauben, die Welt aus der Ratio heraus regieren zu müssen. Die Ratio jedoch ist begrenzt durch Raum und Zeit und kann daher nur ganz bestimmte und wichtige Aufgaben erfüllen. Das ganzheitliche Leben im Verbund mit allen Wesen kann die Ratio nicht erfassen. Dafür brauchen wir die Intuition.

Materialistisches Bewusstsein blockiert die Feinfühligkeit.

Leider werden intuitive Fähigkeiten von unserem Bildungssystem weder gefordert noch gefördert. Bildung vom Kindergarten bis zur Uni bemüht sich darum, aus dem Menschen ein ordentliches, berechenbares, vernünftiges, rationales Wesen zu machen. Intuition ist Privatsache. Davon dürfen Frauen etwas mehr besitzen als Männer. Gesellschaftlich spielt Intuition keine Rolle, obwohl wir alle auch eine rechte Gehirnhälfte besitzen. Wir entwickeln sie aber nicht. Jahrzehntelang schulen wir unsere linke Gehirnhälfte. Für die rechte, die Intuition, gibt es kein Curriculum. Vielleicht ist aber genau das die Message der Erdbeben? Mit der rechten Gehirnhälfte das intuitive und mit der linken das technische Frühwarnsystem entwickeln.

Intuition lernen wir am wirkungsvollsten durch Selbstheilung, denn sie funktioniert mit unserem materialistischen, rein rationalen Bewusstsein nicht. In Selbstheilungsprozessen spüren wir jeden Fortschritt körperlich oder erfahren Heilung durch eine glücklich machende Wirklichkeit, die wir uns selbst erschaffen. Wir lernen, durch unsere Intuition für jede Art von Problemen Lösungen herbeizuführen – sei es für ein Beziehungs-, Geld-, Arbeits- oder ein körperliches Problem, oder sei es die Fähigkeit, zur richtigen Zeit am richtigen Ort zu sein, wie freie Tiere. Dafür brauchen wir hohe Flexibilität und Spürsinn und zwar bald und immer öfter.

Die philosophische Position

Was wird, vergeht

Alles, was entsteht und wieder vergeht, braucht eine Idee. Es sollten Ideen sein, die Vater Sonne und Mutter Erde gefallen und allen guttun. Viele solche Ideen gibt es schon, und auf die konzentrieren wir uns, wo immer wir können.

Viele dieser Ideen sind so groß, dass wir sie nicht zwischendurch, auch nicht während der Ferien oder im Urlaub, verwirklichen können. Manche Ideen sind sogar so groß, dass wir sie nicht einmal in einem Leben realisieren können. Zum Beispiel hatte vor ca. 800 Jahren die Bevölkerung von Straßburg, Chartres, Speyer und in vielen anderen Orten in Europa die Idee, ein großes Haus zu bauen – einen Dom. Die Leute, die diese Idee hatten, lebten zu jener Zeit in kleinen Hütten. Aber sie baten einen Architekten, mit ihrer Mithilfe die Idee von einem riesigen Gebäude zu verwirklichen, in dem sie alle gleichzeitig in einem Raum unter einem Dach Platz hätten und zusammen darin mit einem wunderbaren Echo singen könnten. Eine absolut gigantische Idee für die damalige Zeit.

Wer etwas länger darüber nachdachte, kam zu der Erkenntnis, dass alle, die mit der Realisierung dieser Idee beginnen würden, den fertigen Dom nicht erleben könnten – so gewaltig, so groß war die Idee. Das hielt die Menschen aber nicht davon ab, sie in Angriff zu nehmen – auch wenn kein Geld vorhanden war. Die Kirche, die heute solche Dome für ihre Zwecke innehat, hielt damals von diesen Ideen nichts und gab keinen Pfennig dafür. Die sogenannten kleinen Leute waren von ihrer Idee aber so begeistert, dass sie – zum Teil unter großen Opfern – allesamt mithalfen, dafür schwer zu arbeiten. An manchen dieser Dome haben fünf und mehr Generationen gearbeitet.

Würde man nur Ideen realisieren wollen, deren Fertigstellung man in einer einzigen Schaffensperiode erleben kann, würde nichts Besonderes entstehen. Wichtig bei einer Idee ist, dass sie so gut ist, dass sie auch von anderen unterstützt und beschützt wird. Es gibt Ideen – auch gute Ideen – für jedes Zeitmaß. Wichtig ist, dass man an seine Idee glaubt. Natürlich gibt es auch Ideen, die sich bei ihrer Umsetzung als zu wenig durchdacht erweisen und die Schwierigkeiten aufwerfen, die man nicht berücksichtigt hatte. In solchen Fällen muss man es übers Herz bringen, die Idee fallen zu lassen, egal, wie viel Energie man schon in sie investiert hat.

Viele Ideen haben ihre Zeit: Manche dulden keinen Aufschub, für andere Ideen ist die Zeit noch nicht reif. Für den richtigen Zeitpunkt braucht es ein Gespür und danach entschlossenes Handeln. Das Wichtigste bei jeder Idee ist die Motivation: Wofür will ich diese eine bestimmte Idee verwirklichen? Wem soll sie nützen? Verträgt sie sich mit Mama Erde und Papa Sonne? Ideen, die unseren kosmischen Eltern zuwiderlaufen, sollte man gleich aufgeben. Hingegen sollten Ideen, die Vater Sonne und Mutter Erde guttun und ihren Reichtum nutzen, ohne ihnen zu schaden, mit voller Kraft angegangen werden. Denn solche Ideen sind immer gut und richtig. Für solche Ideen lohnt es sich zu arbeiten, auch dann, wenn man ihre Fertigstellung nicht miterleben kann. Wer die Kraft hat, mit solchen Ideen zu beginnen, findet auch Nachfolger, die diese Idee vervollkommnen.

Wenn immer mehr Kinder, Jugendliche und Erwachsene ihr Leben für Vater Sonne und Mutter Erde einsetzen, wird sich dies auf die gesamte Menschheit positiv auswirken – und damit auf Natur, Tiere und Pflanzen, auf das Klima, den Wasserhaushalt, einfach auf das ganze Leben.

Welche Ideen realisieren wir?

Wie ist das mit dem erwähnten Baumhaus? Wer diese Idee nicht gleich wieder aufgibt, sondern wirklich an sie glaubt, muss anfangen, diese Idee zu verdichten, das heißt, man wälzt sie in seinem Kopf hin und her, beschäftigt sich sehr oft damit, konzentriert sich wirklich auf sie, und so bekommt die Idee allmählich eine Form.

Mit der Zeit wird klar, was da alles zum Bau eines Baumhauses gehört. Zunächst muss man einen Baum finden, in dem das Haus stehen soll. Und nach und nach merkt man, wie viel Entscheidungskraft man braucht, um daraus etwas Wahres zu machen, etwas, das sich anfassen lässt, in das man sich hineinsetzen kann und das nicht sofort wieder zusammenfällt, vergeht und ein vorzeitiges Ende findet.

Mit solchen Vorgängen, bei denen aus Geist Materie wird, haben wir ständig zu tun. Man nennt es Schöpferkraft, wofür wir meist den Begriff *Kreativität* verwenden (lat. *creare*). Leute, die kreativ sind, machen aus Geist Materie, die sich dann irgendwann wieder auflöst. Die meisten sind aber nur an der Entstehung der Materie interessiert. Für den Zerfall ihrer Schöpfung interessieren sie sich meist nicht. Sie hoffen, dass ihr Werk ewig bestehen bleibt, doch das tut es nicht. Sie selbst aber warten das nicht ab. Sie gehen von Schöpfungsprozess zu Schöpfungsprozess, bei denen ihre Ideen zu immer neuen Formen werden. Die meisten sind traurig, wenn die Form, die sie erschaffen haben, die sie lieben und an die sie sich gewöhnt haben, zu Bruch geht, sich auflöst, stirbt. Das vertragen sie nicht.

Kreativität macht aus Geist Materie.

Doch daran sollten wir uns gewöhnen, denn das ist ein Prinzip unseres Universums. Nach diesem Prinzip vergeht auch unser Körper. Wir nennen es den Tod. Für die meisten von uns ist Tod etwas Schlimmes, denn wir identifizieren uns nur mit dem Werden, nicht mit dem Vergehen. Wir sind fixiert auf die Materie, den Körper. Würden wir uns mit unserer Idee, dem Geist identifizieren, wäre es nicht schlimm, dass alles, was wird, auch wieder vergeht, denn die Ideen, bzw. der Geist, bleibt bestehen.

Wir könnten uns darüber sogar freuen, dass alles vergeht, denn es wäre ja schrecklich, wenn alles, was wird, auch bliebe. Stellen Sie sich nur einmal vor, die Pflanzen würden nicht verwelken und absterben. Jede Pflanze, jeder Baum – alles würde ewig halten. Die Welt wäre bald voll, und alles würde sich über- und untereinander auftürmen. Alles würde ersticken. Wenn Menschen und Tiere nicht sterben würden – es wäre unerträglich. Solche Massen an Tier- und Menschenkörpern würden sich gegenseitig zerquetschen.

Also, wir können sehr froh sein, dass alles, was wird, auch wieder vergeht. *Darüber können wir wirklich sehr froh sein.* Und wir können genauso froh darüber sein, dass die Ideen nicht vergehen. Egal wie viele Ideen es sind, sie können alle gleichzeitig und so lange bestehen bleiben, wie sie und wir wollen. Wir müssen nur genau darauf achten, welchen Ideen wir Form geben und wie lange wir wollen, dass die Form halten soll. Wenn alles, was Form hat, zu seiner Entstehung eine entsprechende Idee braucht, dann müssen wir selbst ebenfalls aus einer Idee hervorgegangen sein, denn wir haben eine Form, den Körper.

Vision

Wenn die Idee die Ursache für eine Form ist, was ist dann die Ursache für die Idee? Auch wenn wir die Idee irgendwo aufgeschnappt haben oder uns selbst zusammenreimten, so muss doch auch sie in diesem Universum eine Ursache haben, aus der sie hervorgegangen ist. Denn in diesem Universum richtet sich alles nach dem Gesetz von Ursache und Wirkung. Was ist also die Ursache einer Idee? Das Verblüffende an der Ursache einer Idee liegt nicht in der Vergangenheit, sondern in der Zukunft! Wie bitte? Ja, was unglaublich klingt, ist deshalb möglich, weil der Geist, solange er keine Form angenommen hat, auch nicht an Zeit gebunden ist. Ideen sind Geist – und Geist ist frei von Raum und Zeit. Deshalb können Ideen ihre Ursache in der Zukunft haben. Wenn wir beispielsweise dieses Baumhaus bauen wollen, ist die Ursache für diese Idee eben genau ein solches Baumhaus, wie es in der Zukunft mal bestehen könnte.

Damit sich diese Idee verwirklichen kann, muss sie verdichtet werden. Das heißt: Man muss sich ganz stark auf sie konzentrieren, sich genau überlegen und vorstellen, wie viele Bretter benötigt werden, oder wie lang und stark die Bretter sein müssen. Was ist noch erforderlich, um die Bretter zusammenzuhalten? Wie fange ich mit dem Bau an? Wer hilft mir? – und so weiter und so fort. Es braucht also wirklich viel Konzentrationskraft, viel Arbeit am Detail, aber all das ist nicht die Ursache für die Idee Baumhaus. Alle diese Fragen dienen der Formgebung – wie aus der Idee Wirklichkeit wird. Die Ursache für die Idee Baumhaus ist etwas ganz Einfaches – ein Bild, und zwar das Bild eines fertigen Baumhauses. Es ist die *Vision* eines Baumhauses. Und woher kommt die Vision?

Diese Frage beantworten Sie sich am besten selbst. Das Geheimnis der Antwort liegt in den beiden Ebenen, die unserem Denken zugrunde liegen. Der Mensch und alle größeren Tiere besitzen ein Gehirn mit zwei Hälften. Die eine Hälfte dient der Ratio, die andere Hälfte der bereits erwähnten Intuition.

Intuition

Damit eine Idee zur Form werden kann, muss sie in die Hemisphäre des dreidimensionalen Raumes und in die lineare Zeit mit Vergangenheit, Gegenwart und Zukunft eintauchen. Die Intuition braucht das nicht. Die rechte Gehirnhälfte kann denken, ohne an die Barrieren von Raum und Zeit gebunden zu sein. Deshalb ist es mit ihr möglich, Visionen aus der Zukunft zu nehmen. Um diese Zusammenhänge zu verstehen, darf man in seinem Denken nicht allein auf die Ratio beschränkt sein oder die Ratio so viel hochwertiger ansehen als die Intuition.

Aus anderen Kulturen kennen wir das Ritual der Visionssuche. Sie hat mit Ratio nichts zu tun. Eine Vision entsteht absichtslos. Sie taucht auf, wenn ich passiv bin und meinem Geist einfach zuschaue. Da ist plötzlich eine Vision von irgendwas, und aus dieser Vision, wenn ich sie festhalte und mir ihr Bild bewusst mache, kann sich eine Idee entwickeln. Zum Beispiel die Idee eines Doms, obwohl man noch nie einen Dom gesehen hat und es vielleicht der erste Dom in der Geschichte des eigenen Denkens ist, aber es entsteht ein Bild von ihm. Ein Bild aus der Zukunft.

Auf der quantenphysikalischen Ebene sind die Koordinaten einer Handlung, eines Ereignisses (einer Idee) im Universum »verschmiert«. Es gibt also gar nicht die Möglichkeit zu sagen, dass dies und jenes genau an diesem Ort, genau zu diesem Zeitpunkt passiert. Diese Festlegung (Gesetz) kann nur auf der linearen Dezimal-Ebene geschehen. Quantenphysikalisch ist das, was unter Umständen auf der linearen Zeitebene erst in 1000 Jahren erscheint oder vor 1000 Jahren bestanden hat, auch im Jetzt. Um dies erfahren zu können, haben wir in unserem Menschsein eine zweite Gehirnhälfte entwickelt. Leider sind wir uns dieser Möglichkeit kaum bewusst und tragen sie nur spazieren, ohne sie zu trainieren.

Doch die Ressource *Intuition* ist viel zu wertvoll, als dass man sie verkümmern lassen könnte. Dafür müssen wir die Ratio keineswegs aufgeben. Kinder beispielsweise entwickeln ihre Ratio, ohne ihre Intuition zu verleugnen. Machen wir uns also daran, (wieder) ganzheitlich denkende Menschen zu werden, die in der Lage sind, aus ihrer Intuition zu schöpfen. Denn damit kommen wir an die Quelle unserer

Ideen, und somit schließt sich der Kreis. Das, was wir aus einer Idee mit der Ratio erschaffen wollen, dient als Ursache dieser Idee. Und wie setzen wir diese Philosophie nun um?

Ganzheitliches Denken lässt sich in jedem Moment des Lebens anwenden. Selbst wenn ich nur einen Nagel einschlagen möchte, vergegenwärtige ich mir in einem Bruchteil einer Nanosekunde vor der Handlung die Vision des optimalen Nagel-Einschlagens, und damit wird es auch so. Diesen Vorgang bringen übrigens alle Mentaltrainer ihren Schützlingen bei. Sportler zum Beispiel visualisieren vor dem Start ihren Sieg und konkretisieren sich diese Vision bis ins kleinste Detail. Auf diese Weise kann sich der Erfolg tatsächlich zuverlässiger einstellen.

Inzwischen haben Sie nun eine Vorstellung davon, woher die Ideen kommen, aus denen all das, was im Universum existiert, hervorgeht. Wir wissen also: Das Ziel der Idee bildet als Vision die Ursache für die Idee. Mit dem Baumhaus-Beispiel ausgedrückt: Die Ursache für das Baumhaus ist die Vision vom Baumhaus. Es ist so, als ob Ihr Geist das Ziel Ihrer Idee anzapft, um eine entsprechende Idee zu entwickeln, die dann zum Baumhaus wird. Die Idee saugt also gemäß rationalem Raum und Zeit-Struktur von der Zukunft und nicht von der Vergangenheit. Die Idee entzündet sich an dem, was sie erreichen will, und dafür muss die Idee so lange »verdichtet« werden, bis sie eine Form hat, die jedoch dem Zwang zur Vergänglichkeit unterliegt. Eine runde Sache. Sie wird nur dann kompliziert, wenn wir die Kriterien der Ratio und die der Intuition vermischen. Diese äußerst unterschiedlichen Denkbereiche und Denkmöglichkeiten sind für *Mental Healing* sehr wichtig.

Ideen sind Visionen aus der Zukunft.

Visionssuche braucht ein Motiv

Wir müssen also eine Idee nach ihrem Ziel beurteilen. Weshalb kommt es aber überhaupt bei jemandem zu der Vision *Baumhaus*? Dafür muss es einen individuellen Grund geben. Vielleicht ist es der Wunsch nach einem sicheren Ort, an dem man sich verstecken kann. Ein solcher Wunsch hätte dann natürlich mit einer persönlichen Lebenserfahrung zu tun. Je nachdem, wie wichtig für jemanden die Möglichkeit ist, sich verstecken zu können, so groß ist seine Motivation, der Idee Baumhaus eine Form zu geben.

Da jede Motivation einer persönlichen Erfahrung bedarf, lässt sich zum Beispiel vorstellen, dass man einer Aggression schutzlos ausgeliefert war. Irgendwann hat sich diese Sehnsucht nach einem sicheren Platz wieder gemeldet und wurde so stark, dass sie die Verwirklichung sucht. Also denkt der Mensch darüber nach, wie diese Verwirklichung wohl aussehen könnte, und dabei fällt ihm ein Baum auf ... der Rest, bis die Idee für das Baumhaus so weit gediehen ist, dass man sich darin alleine oder mit anderen aufhalten und eventuell Schutz finden kann, ist bereits gesagt.

Das Baumhaus wird allerdings nicht besser sein als die Idee. Wenn die Idee schon wackelig war, dann wird es das Baumhaus auch sein. Hat jedoch die Idee das Ziel, dass das Baumhaus sehr stabil sein möge und mindestens so viele Menschen trägt, wie hineinpassen, und dass ihm Sturm, Regen und Schnee nichts anhaben können, dann wird die Form des Baumhauses auch entsprechend ausfallen. Sie werden gar nichts anderes bauen können, als Ihre Idee Ihnen vorgibt. Alle diese fast banalen Erkenntnisse sind im übertragenen Sinn bei der Methode des *Mental Healing* anzuwenden, wo sie zu einer echten Herausforderung werden, weil die Medizin diese geistigen banalen Zusammenhänge nicht berücksichtigt.

Aus so vielem, was wir träumen oder denken, wird jedoch meist keine Form und bleibt einfach nur eine Idee. Wir haben viele, wirklich viele Ideen, von dem, was alles sein könnte und was alles zu machen wäre, aber nur einige wenige Ideen verwirklichen wir. Wir haben einfach nicht die Zeit und auch nicht die Kraft, um jede gute Idee in die Tat umzusetzen.

Ideen wie Pferdereiten, Fußballspielen, Zeichnen, Fahrradfahren erhalten eine Form, indem wir sie tun. Die Form hält eine Weile, dann zeichnen, tun oder spielen wir wieder was Neues. Die neue Idee ist dann vielleicht die gleiche Idee, aber das, was diesmal aus ihr wird, ist eine neue, eine andere Form als die zuvor erschaffene. Das, was aus der gleichen Idee entsteht, ist nie dasselbe. Die Ideen bleiben, die Formen vergehen. So ist das auch mit unseren Körpern – denn auch dem Körper ging eine Idee voraus.

Wenn wir uns umschauen, sehen wir mitunter schon sehr alte Körper, die bald vergehen werden. Doch der Geist, die Ideen, die in diesen Körpern wohnen, vergehen nicht. Sie finden, wenn die alte Form nicht mehr da ist, wieder eine neue. Das heißt, es stirbt immer nur die *Form* – das Stoffliche. Der Geist jedoch kann niemals sterben oder vergehen – er hat keine Substanz. Geist gibt es schon immer ohne Anfang und deshalb auch ohne Ende. Nur die Form hat einen Anfang und damit auch ein Ende. Doch trotz dieses Zusammenhangs zwischen der geistigen Ursache und der materiellen Auswirkung richtet sich unser Augenmerk meist nur auf die Form. An der Form, das heißt, an der Materie arbeiten wir uns ab. Wir leben in einer sehr materialistischen Zeit. Es zählt nur das, was wir sehen, wiegen, messen und berechnen können, also die Form oder die mechanische, biochemische Erscheinung. Alles andere wird als Spekulation verworfen. Dabei liegt in den geistigen Faktoren bereits das Resultat der Materialisierung vor.

Das Wesen bleibt, seine Form wechselt.

Erklärungsmodelle sind keine Wahrheiten

Das, was wir in unserem Weltbild auf ganz kindliche Weise als das Feste, das Verlässliche, Solide und wissenschaftlich Erfassbare und damit als *Materie* bezeichnen, kann man bei näherer Betrachtung höchstens ein Gefüge nennen. Je genauer man sich das Atommodell anschaut, desto mehr verschwimmt es. Dennoch ist es heute noch das populärste Modell für die Wirklichkeit. Für viele Wissenschaftler dient es als strukturgebendes Raster. Chemiker können mit dem Atommodell viele wunderbare und viele grauenhafte Dinge herstellen.

Es gibt aber viele andere Bereiche, die man mit dem Atommodell nicht entwickeln und bearbeiten kann. Für die Fusionstechnologie zum Beispiel braucht man das Quantenmodell, und selbst dieses Modell ist teilweise schon wieder überholt und wurde vom String- und Quarkmodell abgelöst. Die Halbwertszeit eines Erklärungsmodells für das Leben wird immer kürzer. Das liegt daran, dass die Zeit immer schneller rast – oder anders ausgedrückt: die Ereignisdichte immer höher wird. Früher hielt ein Erklärungsmodell schon mal 1000 Jahre. Das Quantenmodell wurde vor ca. 100 Jahren er-/gefunden. Heute werden Erklärungsmodelle schon nach 10 Jahren wieder aus den Angeln gehoben. Diese Sprünge sind nicht weniger dramatisch als der Übergang vom Erdmodell Scheibe zum Erdmodell Kugel. Jeder Wissenschaftler, Chemiker, Physiker, Ingenieur, Arzt, Heilpraktiker, Psychotherapeut, Schamane und so weiter ist genötigt, für sich zu entscheiden, auf welchem Erklärungsmodell er seine Arbeit aufbauen will. Und dann muss er zu diesem Erklärungsmodell stehen, sonst bekommt er nichts zustande, das heißt keine Struktur in seine Formgebung.

Die Fülle der zur Verfügung stehenden Weltanschauungen (Erklärungsmodelle) nimmt in einem rasanten Tempo zu, so wie die Kommunikation. Wenn man früher auf eine Botschaft per Post liebend gern vier Wochen gewartet hat und dann bei Gelegenheit wieder zurückschrieb, bis man sich irgendwann mal traf, um die Angelegenheit zu klären, wird man heute nervös, wenn die Botschaft per Internet und E-Mail nicht in Minuten ankommt und sich nicht augenblicklich über die ganze Welt verbreiten lässt. Der Anspruch, in kürzester Zeit Bilder von Ereignissen auf der anderen Seite der Erdkugel zu sehen, ist heute normal. Das Update von Software, die Weiterentwicklung von Kommunikationstools haben eine Geschwindigkeit erreicht, die einen in Atem hält und das Gefühl vermittelt, der Entwicklung permanent hinterherzuhecheln – und das Rennen nicht gewinnen zu können.

Trotz dieser hohen Ereignisdichte herrscht das materialistische Menschenbild in unseren Köpfen dauerhaft vor. Selbst wenn wir uns bewusst machen, dass wir nach dem Atom- oder Quantenmodell keine materiellen Wesen sein können, verhalten wir uns trotzdem so. Wer aber könnte uns davon überzeugen, dass es ein anderes Menschenbild als das materialistische geben könnte? Werfen wir dafür einen Blick auf die Neurobiologie.

Wahrnehmung hat keine Objektivität

Neurobiologie und Gehirnforschung können einwandfrei belegen, dass unser Gehirn dazu da ist, uns unsere eigene Wirklichkeit zu erschaffen. Normalerweise – so wurde es uns bisher vermittelt – war man der Meinung, die Wirklichkeit bestehe unabhängig vom Gehirn. Das Gehirn verwende unsere fünf Sinne dazu, Wirklichkeit wahrzunehmen und sei nicht dazu da, sie zu erschaffen. Die neue noch ungeübte Auffassung hieße nun: Da zu unserer Wirklichkeit völlig eindeutig auch unsere Krankheiten und unsere Gesundheit gehören, erschaffen wir mit unserem Gehirn auch unsere Krankheiten und unsere Gesundheit. Eine schockierende Vorstellung, die uns die Neurobiologie vermittelt. Da könnte man auf die Idee kommen, man wäre an seinen Krankheiten selbst schuld. Das aber ist keine schöne, und vor allem keine hilfreiche Vorstellung. Denn es geht bei Krankheiten nie um Schuld, sondern immer nur um Entwicklung.

Achten wir noch stärker darauf, was uns die Gehirnforscher sagen, dann scheint ihre These – oder ist es eigentlich schon eine Erkenntnis? – zu stimmen. Denn misst man mit einem EEG (Elektroenzephalogramm) die Gehirnaktivität während einer Wahrnehmung, kann man feststellen, dass bei jeder Wahrnehmung die Zentren für die Sinnesorgane Sehen, Hören, Tasten, Fühlen und Schmecken insgesamt (!) daran nur maximal zu 9% beteiligt sind! Das heißt: Über 90% der Gehirnaktivität ist bei der Wahrnehmung der Wirklichkeit mit sich selbst beschäftigt. (Auf dieses Phänomen bin ich ausführlicher in meinem Buch *HEILUNG – das Wunder in uns*, S. 164 ff., eingegangen.)

Das Verständnis für das, was ich sehe, höre, rieche und so weiter kreiere ich also in meinem Gehirn und benutze meine Sinnesorgane lediglich zur Bestätigung dessen, was ich meine, wahrzunehmen. Deshalb kann es keine objektive Wahrnehmung geben, wie wir in unserer Weltanschauung glauben. Es ist alles eine Frage der Interpretation. Eine tief greifende Erkenntnis, die uns nicht nur über das ganze Buch hinweg beschäftigen und herausfordern wird, sondern lebenslang und vor allem in Punkto Gesundheit.

Das materialistische Weltbild geht stets von einer objektiv bestehenden Wirklichkeit aus. Die Vorstellung, dass diese Wirklichkeit erst durch die eigene Interpretation und die eigenen Glaubenssätze zustande kommt, ist in der heutigen Zeit schwer zu akzeptieren. Aber machen wir uns den Unterschied doch mal an einem ganz profanen Beispiel klar, indem wir ein Gemälde geistig und materiell betrachten:

Die *äußere* Betrachtung eines Gemäldes registriert die materiellen Faktoren, wie zum Beispiel: Wie viel Gramm oder wie viel Kilo Farbe wurde für das Bild verbraucht? Um welche Art von Farbe handelt es sich, Öl?, Acryl? Tempera? etc. Wie wurden die einzelnen Farben quantitativ verteilt? Wie viel Arbeitsstunden wurden für das Bild eingesetzt? Mit welchen Werkzeugen wurde gearbeitet? Und so weiter.

Die *innere* Wahrnehmung eines Gemäldes stellt hingegen ganz andere Fragen: Welches Gefühl vermittelt mir das Bild? Welche Geschichte möchte der Künstler mir erzählen? Was hat den Künstler dazu bewogen, dieses Bild zu malen? Welche Erfahrung hat er mit dem Bild verarbeitet oder zum Ausdruck bringen wollen? etc. Durch diese innere Betrachtung erschließt sich das Bild von seiner inhaltlichen Seite. Mit der materialistischen Betrachtung erschließt sich die Oberfläche und das Äußere eines Bildes. Weder ist die eine mit der anderen Betrachtung zu vergleichen, noch ist die eine Betrachtung falsch oder die andere richtig – beide können in sich richtig oder falsch sein. So ist das eben auch mit Ratio und Intuition.

Bei der materialistischen Betrachtung lassen sich Maßstäbe einsetzen, die sehr präzise den Zustand beschreiben: Gewichtsmaße, Längenmaße, Farbskalen, Materialkunde, Zeitmessung etc. Bei der inneren Betrachtung richtet sich die Präzision nach der Authentizität und der rein subjektiven Befindlichkeit: nach Erlebnissen, Schmerzen, Freuden, Leid, Liebe und so weiter.

Solche Kriterien sind der materialistischen Betrachtungsweise viel zu schwammig und ungenau. Natürlich sehen Materialisten (hin und wieder) in dem Bild auch die emotionale Seite, aber es verunsichert sie. Frauen haben diesbezüglich im Allgemeinen weniger Probleme als Männer. Männer erfahren eine Erziehung, die noch stärker als bei Frauen auf das materialistische Weltbild ausgerichtet ist. Deshalb ist es für Männer schwieriger als für Frauen, sich auf Gefühle einzulassen und dabei zu einer Bewertung zu kommen. Die Angst ist zu groß, dass dann plötzlich das harte Image des Männlichen einbrechen könnte, das seit Jahrtausenden gepflegt wird.

Ratio ist genau, Intuition ist anders.

Seit der europäischen Aufklärung ist es den geistigen Führern gelungen, zu vermitteln, dass Ungenauigkeit Verächtlichkeit erfährt und als minderwertig gilt. Insofern ist es für unser Zeitalter ganz selbstverständlich, dass die Führung (die Macht) den materialistischen Blick innehat. Das geistige, gefühlte, innere Sein existiert zwar, wird aber nicht geachtet, nicht entwickelt und schon gar nicht als Führungskriterium in Betracht gezogen. Dabei macht ein Bild erst Sinn, wenn man es von seiner inneren, intuitiven Seite zu sehen versteht.

Subjektive Wahrheit ist die einzige Wahrheit

Wenn schon die fünf Sinne zu weniger als 10% an der Wahrnehmung beteiligt sind, dann kann es eine objektiv existierende Wahrheit auf keinen Fall geben. Wenn über 90% bei jeder Art von Wahrnehmung durch Vorurteile, Glaubenssätze, Gewohnheiten etc. zustande kommen, kann es sich bei allem, was jemand als Wahrheit bezeichnet, immer nur um seine eigene subjektive Wahrheit handeln. Kritiker mögen einwenden: *»Das kann nicht sein, denn schließlich gibt es Laborwerte und* *andere Diagnoseverfahren, die einen objektiven Befund hergeben. Was, bitte, ist daran subjektiv?«*

Antwort: Erstens können Messwerte nur das beurteilen, wofür ihre Parameter eingerichtet sind. Parameter, die nicht ins Weltbild passen, gibt es nicht. Wenn die tatsächliche Erfahrung die eingerichteten Parameter nicht bedient, dann hat man – so die wissenschaftliche Meinung – »Glück« gehabt oder »Gott war einem gnädig«. Anders ausgedrückt, solche Erfahrungen werden beiseite geschoben. Zweitens: Es handelt sich um eine kollektive Übereinkunft bzw. um eine gesellschaftliche Imagination, was als höchste Wahrheit angenommen wird und was nicht. Um in Europa unseren heute noch gültigen Wahrheitsbegriff durchzusetzen, bedurfte es der Aufklärung, die sich auf Galileo Galilei, Francis Bacon und vor allem auf Descartes beruft. Diese Forscher und Denker haben dafür gesorgt, dass als wahr nur das gilt, was gemessen, gewogen, gesehen und gehört werden kann, aber nicht das, was gefühlt wird; denn dies wäre eine unkontrollierbare Fehlerquelle für das Bemühen, eine überprüfbare Wahrheit zu finden.

Mit der Aufklärung hat man im Pendelschlag zur mittelalterlichen Mystik das Kind mit dem Bade ausgeschüttet und die Intuition gleich miteliminiert. Albert Einstein vollzog in der Weiterentwicklung dieser Weltanschauung dasselbe mit dem Kosmos und eliminierte aus ihm den Äther. Am Ende seines Lebens hat er dies zwar als Fehler bereut, aber davon hat sich die Physik nicht irritieren lassen und beruft sich weiterhin auf das, was er zuvor gesagt hat. Erst die neue Physik hat das Weltbild von einer objektiven Wirklichkeit in Frage gestellt, wozu auch mein Onkel Werner Heisenberg mit seiner Unschärferelation beigetragen hat, die besagt, dass der Betrachter durch das Betrachten das Betrachtete verändert.

Damit geht der Pendelschlag wieder zurück, und ich hoffe, nicht wieder ins andere Extrem, wie es bei vielen Esoterik-Ansätzen zum Ausdruck kommt, sondern dass eine Mitte gefunden wird. Die Mitte bedeutet ein *ganzheitliches Weltbild*, in dem beide Wahrnehmungsweisen repräsentiert sind – Ratio und Intuition. Beide Wahrnehmungsweisen bieten unermessliche Gestaltungsmöglichkeiten; nicht gleichwertig nebeneinander, sondern in einer Hierarchie des Seins. Wenn die Intuition führt und die Ratio ausführt, können wir ganzheitlich leben.

Geist oder Materie?

Anders gefragt, gemäß dem Gesetz von Ursache und Wirkung: Ist Geist die Ursache von Materie oder Materie die Ursache von Geist? Viele Menschen sind der Meinung, Materie bräuchte keine Ursache, sie bestünde einfach aus sich selbst heraus ohne Ursache. Das kann es in diesem Universum natürlich nicht geben, trotzdem ist diese Auffassung weit verbreitet. Sie bildet den Kern des Materialismus, dem auch die Medizin hörig ist, und prägt damit auch unseren üblichen Begriff von Heilung.

Materie, die sozusagen aus sich selbst entstanden ist, wie wir dies mit der Geschichte vom Urknall glauben sollen, würde heißen, dass der Stuhl, auf dem ich sitze, oder das Bett, auf dem ich liege, aus sich selbst heraus ohne Ursache entstanden ist. Nicht möglich. Nicht mal vorstellbar. Wer das für möglich hält, muss daran glauben, dass irgendwann einmal ein Bett oder ein Stuhl vom Himmel gefallen ist. Einfach so, schwupp, da ist der Stuhl. Ich denke, Sie werden mir zustimmen, dass es niemals einen Stuhl geben würde, wenn nicht irgendjemand die Idee *Stuhl* gehabt hätte. Ohne die Idee Stuhl wäre niemals in diesem Universum ein Stuhl entstanden. Und genauso ist es mit dem Bett, mit dem Baum, dem Haus, der Erde, dem Sonnensystem und so weiter. Für alles bedurfte es eines geistigen Impulses oder einer Idee zu ihrer Entstehung, bevor eine Materialisierung möglich wurde. Ohne einen geistigen Impuls entsteht nichts, aber auch nicht das Kleinste oder Größte.

Die Bibel sagt: *Am Anfang war das Wort*. Sie sagt nicht: Am Anfang war Materie. Das sagt übrigens auch keine einzige alte Philosophie oder irgendeine andere Religion. Schon in den hinduistischen Lehren der Bhagavad Gita, den buddhistischen Sutren sowie im Koran steht wie in der Bibel: *Am Anfang ist Geist*. Im Original der Bibel heißt es: *Am Anfang war Logos*. Martin Luther hätte Logos auch mit Geist übersetzen können, er wollte aber eine volkstümliche Bibel schreiben und übersetzte deshalb Logos mit *Wort*. Auf jeden Fall bildet Materie nicht den Anfang.

Am Anfang ist Geist.

Diese Hierarchie des Seins lässt sich ganz nüchtern auch aus der Chronologie der Erscheinung ableiten: Was war zuerst? Raum und

Zeit oder Geist? Raum und Zeit sind immer ein endliches Gebilde, der Geist nicht. Geist ist ohne Anfang und ohne Ende. Also muss schon aus diesem ganz simplen Grund der Geist vor Raum und Zeit in diesem Universum vorhanden gewesen sein, und das nicht nur evolutionär betrachtet, sondern auch in jedem Moment. Jedem Prozess, der innerhalb von Raum und Zeit vonstatten geht, geht ein geistiger Akt voraus. Diese philosophischen Grundsatz-Überlegungen sind wichtig auch für das Verständnis, wie wir auf geistige Weise Materie, sprich auch den Körper verändern können.

Information wirkt körperlich

Der entscheidende Bewusstseinsschritt für jeden Selbstheilungsprozess führt vom materialistischen zum geistig-seelischen Menschenbild (siehe S. 58 f.). Es gibt unendlich viele Wege, diese Schritte zu vollziehen, von sehr kompliziert bis sehr einfach. Ein Beispiel:

Eine Frau – nennen wir sie Brigitte – ist vollständig gesund. Sie hat gut gegessen, die Sonne scheint, und sie ist bester Laune. Das Telefon klingelt. Aus einem Telefon kommt nichts anderes als Information, keinerlei materieller Input, auch keine Strahlen, Frequenzen oder sonst eine physische Beeinflussung. Sehen wir jetzt einmal von der möglichen Strahlenbelastung eines Handys ab und stellen uns ein ganz normales, altes Telefon vor, aus dem nichts anderes als Information kommen kann. Es genügen nun drei Worte, und diese gerade eben noch vollständig gesunde Frau ist körperlich ruiniert, weil sie die Worte hört: »Sie sind entlassen.«

Nach 10 Minuten ist es ihr übel. Als biochemisches Wesen hat sie dafür keinen Grund, denn sie hat nichts Schlechtes gegessen. Auch als mechanisches Wesen darf es ihr nicht schlecht sein, denn niemand hat ihr in den Magen geschlagen. Dennoch muss sich Brigitte hinlegen. Am nächsten Tag geht es ihr noch immer nicht gut, man ruft den Arzt, und dieser stellt tatsächlich ein Symptom fest. Er verschreibt ein magenkrampflösendes Mittel und etwas zur Neutralisierung ihres Säureüberschusses. Brigitte nimmt die Mittel wie verordnet, dennoch bleiben die Schmerzen. Beim zweiten Arzt-Besuch sind die Symptome so eindeutig, dass der Arzt sie in eine Klinik einweisen kann/muss. In der Klinik erhält sie eine Bauchspiegelung und wird mit Ultraschall untersucht. Das Symptom wird als etwas »Altes« diagnostiziert, und damit kann die Patientin sofort operiert werden. Brigitte übernimmt mit ihrer Unterschrift das Risiko für die OP. Damit trägt sie allein die Verantwortung für ihre Gesundheit. Der Arzt übernimmt keinerlei Gewähr für eine Heilung.

Diese Magenoperation setzt ihr für den Rest ihres Lebens ein Handicap, das vollkommen unnötig ist, würde man in der Medizin ursachenbezogen denken. Diese Frau bräuchte statt einer OP lediglich eine Information, um vermutlich in Sekunden wieder vollkommen fit zu sein. Zum Beispiel die Information: »Sie sind wieder eingestellt« oder noch besser: »Die Kündigung war ein Versehen, die Firmenleitung entschuldigt sich bei Ihnen, die Blumen sind schon unterwegs. Es handelte sich lediglich um einen Computerfehler, wir wollten Sie niemals entlassen. Sie sind eine unserer besten Mitarbeiterinnen.«

Der Geist ist Chef

Wer in seinem Bewusstsein die Hierarchie des Seins herstellt und den Geist zum Chef seines Lebens macht und deshalb seinem Körper kein eigenständiges Verhalten zuspricht, sondern ihn als Ausdruck, Form oder Manifestation seiner seelischen Zustände betrachtet, der hätte sein Bauchweh nach der Kündigung sofort als eine Reaktion auf die geistig-seelische Kränkung durch eine Information erkannt. Geholfen hätte ihm dann beispielsweise die mentale Heilarbeit durch *Seelenschreiben*, die auf Seite 88 ff. erklärt wird. Wann sind wir bereit, unsere Gesundheit auf diese Weise wiederherzustellen? Es gelingt jedenfalls nicht, wenn wir unsere grundsätzlichen Zweifel an der Wirksamkeit von Informationen nicht überwinden können und dem Körper ein eigenständiges Leben zuweisen.

Aus welchem Erklärungsmodell lässt sich diese Hierarchie ableiten? Der Geist, so wie ich diesen Begriff verwende, meint weit mehr als Gehirnaktivität. Geist ist in jedem Atom. Dieses Atommodell können wir auf das gesamte Universum anwenden. Ein Meteorit, der aus einer anderen Galaxie kommt und bei uns einschlägt, oder das Material vom Mond oder vom Mars – auf alles können wir dieselbe Atomstruktur mit ihren Elementarteilchen und dem sogenannten Vakuum anwenden, wie wir dies auf der Erde tun.

Deshalb kann man den Geist auch als den Großen Geist bezeichnen. Geist als Synonym für die Intelligenz des Universums. Viele nennen es *Gott*. Für andere ist es *Chi* und für wieder andere ist es *Allah* oder die *Buddha-Natur*. Dieser Geist ist allgegenwärtig, allumfassend. Ein Bild für ihn wäre der Ozean, in dessen Mitte wir uns befinden. Die Seele ist dann eine Tasse Wasser aus dem Ozean, sozusagen der individualisierte Geist: Die Tasse symbolisiert den Körper als das Gefäß für die Seele oder als materialisierten Ausdruck der Seele. Das Wasser in der Tasse ist Ozeanwasser und bleibt Ozeanwasser (siehe S. 307 f.). Das heißt: Die Seele ist auch der Große Geist.

Die Hierarchie: Geist, Seele, Körper

Geist, Seele und Körper gilt für alle Sachkörper, für jeden Grashalm, für jeden Computer. Auch sie lassen sich in Geist, Seele, Körper (Materie) gliedern. Der Fokus definiert, was zum Individuum erklärt wird. Die Tasse mit ihrem Inhalt kann alles sein: Sie oder ein anderer Mensch, ein Volk, ein Tier, eine Herde, ein Stein, ein Wald, Wasser, Feuer, Luft – alles. Den durch den Körper individualisierten Geist nenne ich *Seele*. Die Seele besteht aus Ozeanwasser, Teil des Großen Geistes, separiert, individualisiert. Als seelisches Wesen sind Sie demnach Teil des Universums oder Gott, also sind Sie ein göttliches Wesen. Wir alle sind es, und deshalb sind wir nicht getrennt von dem alles umfassenden Geist, auch dann nicht, wenn wir uns allein fühlen. Allein heißt nämlich, wir sind mit dem *All ein*, also allein.

Wie können wir in diesem einfachen Erklärungsmodell Schmerzen verstehen? Auch wenn wir dem bisher Gesagten zustimmen, unter Druck (Krankheit kann großen Druck ausüben) fallen wir meist in unser gewohntes, materialistisches Menschenbild zurück, hoffen auf mechanische, biochemische Maßnahmen und verlangen danach, um damit unser Leid zu lindern.

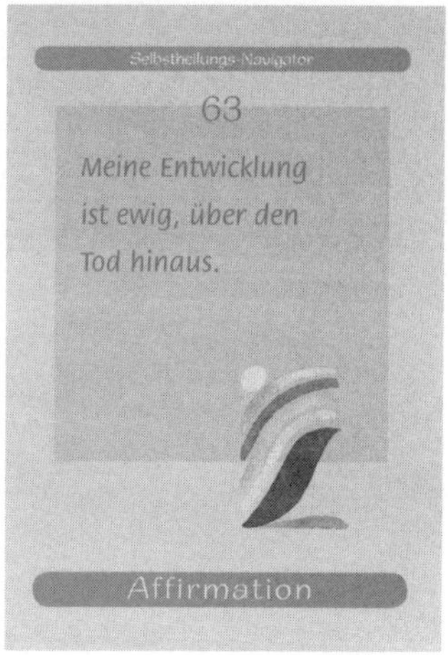
Selbstheilungs-Navigator
63
Meine Entwicklung ist ewig, über den Tod hinaus.
Affirmation

Um in Selbstverantwortung mit den Schmerzen, dem Leid umzugehen, wäre es zunächst wichtig, sich auch in einem solchen Zustand vollkommen klarzumachen, dass alles, was sich materialisiert, einen geistigen Ursprung hat. Um eigenständig und kompetent mit Schmerzen und Anomalien umzugehen, brauchen wir eine glaubhafte, überzeugende philosophische Grundlage, mit der wir uns auf geistigem Wege wieder gesund machen können. Die Synapsen im Gehirn werden vom persönlichen Glaubenssystem gebildet. Solange dies nicht stark genug ist, bleibt auch die Synapsenbildung zögerlich, und auf die körperliche Wirkung der mentalen Arbeit wartet man vergeblich.

Solange man sich schmerzfrei in seinem materialistischen Menschenbild aufgehoben fühlt, gibt es keinen wirklichen Grund für eine Bewusstseinsveränderung. Viele kommen deshalb in meine Seminare erst dann, wenn sie schwer krank sind. Für den Sinneswandel ist aber auch das nicht zu spät. Er wäre nicht einmal zu spät, wenn man drauf und dran ist, seinen Körper krank zu verlassen. Denn sich für seine unsterbliche Seele zu engagieren, ist auch und gerade dann noch sehr wichtig und wirkt sich positiv aus. Das zeigt sich dann darin, dass jemand trotz Krankheit friedlich, gelassen, sogar mit frohem Gemüt stirbt.

Ist jemand krank, setzt ein Bewusstseinswandel meist erst ein, wenn die Schulmedizin ihm nicht mehr helfen kann und er zu hören bekommt, dass es für ihn keine Heilung mehr gibt. Dann ist er unter Umständen bereit, sein gewohntes Weltbild zu verlassen. Doch dann wird es bereits dramatisch, denn meist besteht nun auch Todesangst. Es ist klüger und vor allem gesünder, früher mit dem Bewusstseinswandel zu beginnen. Dafür muss man nicht krank sein, es genügt, sich zu vergegenwärtigen, wie das herrschende Gesundheitssystem arbeitet.

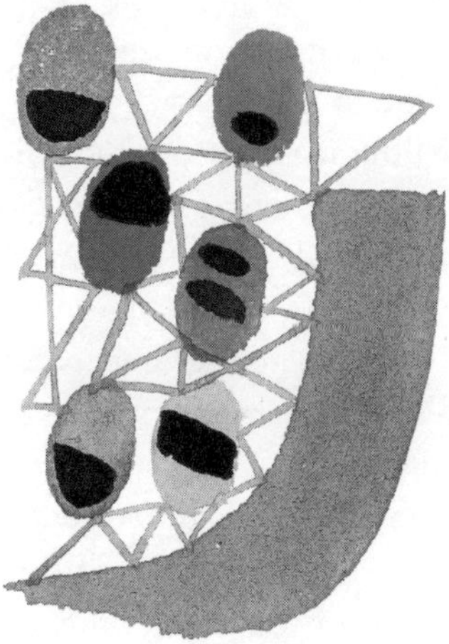

Das herrschende System

Unser krankes Gesundheitswesen

Der aufgeklärte Patient soll nicht nur sich selbst, sondern auch das Gesundheitssystem heilen. Wer fit ins Alter gehen wolle, so fordert die Politik, müsse Verantwortung für die eigene Gesundheit übernehmen. Auch will sie die Patientenrechte stärken und dafür »das alte, autoritäre Arzt-Patienten-Verhältnis in ein partnerschaftlichen Miteinander wandeln«. Ganz gleich ob Regierung, Ärzteorganisationen oder Krankenkassen: Alle reden auf einmal vom Selbstbestimmungsrecht des Kranken. Kranke wollen sich nicht mehr länger von oben herab behandelt fühlen, sondern fordern, aufgeklärt und gefragt zu werden, welche Therapie der Arzt für sie anwenden will. Das ist für die meisten Ärzte sehr gewöhnungsbedürftig.

Wobei soll der Patient eigentlich mitreden? Er hat von Medizin ja keine Ahnung. Inzwischen gibt es zwar Selbsthilfegruppen und das Internet, aber was die Betroffenen dort finden, sind nur medizinische Betrachtungen, die die Selbstheilungskompetenz nicht fördern, sondern oft sogar noch mehr ängstigen. Solange die Prognosen nichts Lebensgefährliches erwarten lassen, verhalten sich die meisten weiterhin passiv und schlucken, was ihnen verschrieben wird. Statistiken zeigen: Der Deutsche lässt sich im Durchschnitt 16 Mal im Jahr von einem Arzt behandeln, der Norweger zum Beispiel nur 3 Mal, und die Norweger sind weitaus gesünder als die Deutschen und zahlen dafür wesentlich weniger Beiträge.

Welche Art von Behandlung ist es, die der Patient »genießt«? Jede Behandlung kann nur auf dem Menschenbild beruhen, das der Arzt besitzt. Der Arzt wiederum hat das Menschenbild, das man ihm in seiner Ausbildung beigebracht hat und das sich von dem, das sein Vater gehabt hat, meist nicht wesentlich unterscheidet. Wenn nun ein Patient mit Prostatakrebs zu ihm kommt, sagt er ihm das, was er weiß: »Entweder Sie lassen sich umgehend die Krebs-Prostata herausschneiden oder wir vernichten sie durch radioaktive Bestrahlung. Was wir auch noch probieren können, wäre eine Hormonbehandlung.« Und da der Patient ja jetzt mehr Verantwortung für sich übernehmen soll, fügt er hinzu: »Sie ent-

Die Medizin will mehr Eigenverantwortung vom Patienten – aber wie?!

scheiden!« Das ist dann die Demokratie, von der die Politiker im Arzt-Patientenverhältnis sprechen. Geschockt wankt der Patient nach Hause und ist verzweifelt. Sobald er sich einigermaßen gefangen hat, setzt er sich an den Computer und googelt: »Prostatakrebs«, »Krebsberatung«, »Alternative Krebsbekämpfung«. Schließlich findet er Adressen von Selbsthilfegruppen, von Heilpraktikern, Heilern und, und, und.

Die Hälfte aller Krebskrankheiten ist für die Schulmedizin unheilbar, sagt die Statistik, und das weiß auch der praktizierende Arzt. Außerdem geben Ärzte in einer selbst vorgenommenen Befragung unter Kollegen zu, dass sie von allen Maßnahmen, die sie an ihren Patienten ausführen, nur 30% auch an sich selbst oder an ihren Familienmitgliedern vornehmen würden. An 70% ihrer Therapien glauben sie selbst nicht, verdienen damit aber Geld. Kein Wunder, dass der Kranke heutzutage total verunsichert ist – und der Arzt ist es auch. Er weiß bei bestem Wissen und Gewissen keinen anderen Rat.

Wenn allerdings seine Patienten mit irgendwelchen alternativen Ideen auf ihn zukommen, kann es sein, dass er ungehalten reagiert. Schließlich hat er ein Medizinstudium hinter sich und etliche Fortbildungen. Würden irgendwelche »Quacksalber-Methoden« helfen, wäre das Medizinstudium längst überflüssig, sagt er. Wozu gibt es denn die Pharmaindustrie? Wenn sie es nicht mehr richten kann, gibt man lieber zu, dass es keine Hilfe gibt, und rät, man solle sich auf eine vorgezogene Invalidenrente mit Schwerbehinderten-Ausweis einstellen oder – und so ehrlich (oder brutal) sind viele Ärzte – sie sagen einem: »Machen Sie sich noch mal eine gute Zeit und schließen Sie mit Ihrem Leben ab.« Ja, so hart sagen es viele Ärzte ihren Patienten. Warum?

Ihr Menschenbild lässt nichts anderes zu. Wir leben nun mal in einem materialistischen Zeitalter, und da kann man mit »Glauben« nichts ausrichten, denkt die Öffentlichkeit. Außerdem gibt es ja genügend Beispiele in der Geschichte, wohin Halbherzigkeit geführt hat: Pest, Cholera, AIDS und Krebs. Nur mit flächendeckenden Zwangs-Voruntersuchungen und Zwangs-Impfungen kriegt man solche Dinge in Griff. So hofft man – zumindest diejenigen mit einem materialistischen Menschenbild.

Früher konnten die Pharmaindustrie und der verabreichende Arzt nur dann etwas verdienen, wenn der Mensch krank war. Heute können sie mit bundesweiten Impf-Zwangsmaßnahmen oder auch mit den Vorsorge-Empfehlungen schon am gesunden Menschen verdienen – und zwar Milliarden. Dieses Geschäft wird abgesichert von der Politik und der sogenannten freien Presse. Die Verunsicherung in der Bevölkerung nimmt dadurch aber nicht ab, im Gegenteil: Der Druck auf das eigene Gesundheitsempfinden wird größer und größer. In den Familien beispielsweise denkt man nicht nur an sich, sondern muss auch für die Kinder entscheiden. Viele wollen deshalb von ihrer Selbstverantwortung und ihrem Therapie-Mitbestimmungsrecht gar nichts wissen. Augen zu und durch. Da verzichtet man auch aufs Googeln. Man ist einfach überfordert. Warum?

Unser Menschenbild lässt nichts anderes zu. Wir leben nun mal in einem materialistischen Zeitalter. Da lernt man nicht, mit seiner Seele zu kommunizieren. Also kommt man an den ursächlichen geistigen Impuls nicht mehr heran und betreibt ausschließlich Symptom-Bekämpfung. Darauf ist unsere derzeitige Medizin spezialisiert. Dieses Gesundheitssystem kostet inzwischen viel Geld, welches die Menschen kaum noch aufbringen. Die Lohn-Nebenkosten fressen sogar die Gewinne der Unternehmen auf, und das Kapital wandert ab in Billiglohnländer ohne solche hohen Krankenkassenbeiträge. Rechnet man nach, warum der Wirtschaftsstandort Deutschland gefährdet ist, dann sind es die in die Lohn-Nebenkosten eingerechneten Arzneimittel. Unser Gesundheitskonzept hat also Auswirkungen auf die gesamte Wirtschaft und damit auf alle Arbeitsplätze.

Ein Gesundheitskonzept, das Selbstheilung einsetzen würde, wäre für alle eine Erholung. Das Ganze ist aber, wie wir gesehen haben, in erster Linie eine Frage der Philosophie. Aus diesem Grund müssten auch Mediziner, die Teil der Lösung sein wollen, bereit sein, ihr Menschenbild zu ändern. Es ist gewiss nicht leicht für jemanden, der Medizin studiert hat, den Menschen als ein geistig-seelisches Wesen zu sehen und die Körperlichkeit lediglich als Ausdruck oder Spiegel geistiger Bewusstseinsprozesse. Inzwischen gelingt dies aber immer mehr nachdenklichen Ärzten.

Um Mediziner zu werden, muss man mindestens drei Semester lang in Leichen herumwühlen. Im Fach Anatomie wird dem angehenden Arzt bis zum Äußersten abverlangt, den Menschen als rein körperliches Wesen zu sehen. Wer bis dahin noch irgendeine Idee von einem Seelenleben hatte, dem wird sie mit dieser »Leichen-Fledderei« endgültig ausgetrieben. Hat der angehende Arzt die Anatomie überstanden, darf er den Rest seines Studiums in Pharmakologie und »Materialkunde« weitermachen. Bis heute ist zu beklagen, dass es für Ärzte keine einzige Pflichtvorlesung gibt, in der ihnen klargemacht wird, dass die Ursache einer Erkrankung immer auf einem geistigen Impuls beruht – beruhen muss, und dass demzufolge auch *Informationen* heilend wirken.

Wüsste man, wie viel effektiver Ursachenheilung statt Symptombehandlung ist, würde man seine Energie ausschließlich für Ursachenheilung einsetzen – egal ob als Betroffener oder als Mediziner. Symptombehandlung ist höchstens im Notfall erforderlich, wenn keine Zeit mehr bleibt, sich um die Ursache zu kümmern. Doch in diesen Situationen kann man von Heilung ohnehin nicht sprechen, und das machen auch Ärzte nicht. Längerfristig gesehen geht es stets nur um eine Symptomverschiebung.

Wenn es in solchen Fällen trotzdem zu einer Heilung kommt, dann deshalb, weil die Symptombehandlung so bedrohlich und so schockierend für den Patienten verläuft (z.B. bei OPs, Chemo und anderen dramatischen Maßnahmen), dass er notgedrungen Kontakt mit seiner Seele aufnimmt und sein Leben entscheidend, manchmal sogar radikal verändert, sodass die Ursache für das Symptom bereinigt ist und Heilung eintritt. Findet bei einer Symptombehandlung keine Lebensveränderung statt, ist das Leben möglicherweise erst einmal gerettet, doch nach einiger Zeit taucht höchstwahrscheinlich ein neues Symptom auf. Insofern ist es richtig, von Symptom*verschiebung* und nicht von Symptombehandlung, geschweige denn von Heilung zu sprechen.

Symptombehandlung ersetzt keine Ursachenheilung.

Es kostet viel unnötiges Leid, wenn man mit der Ursachenheilung erst dann beginnt, wenn auf der Symptomebene nichts mehr geht. Man sollte deshalb im Notfall – auch parallel zur Symptombehandlung – sofort mit der Ursachenheilung beginnen, um anschließend keine bösen Überraschungen erleben zu müssen. Im Folgenden ein Beispiel:

Ein 17-jähriger Jugendlicher, dessen Eltern seit seinem 8. Lebensjahr geschieden sind und der bei seiner Mutter lebt, hatte am Bein ein Symptom (Tumor) entwickelt, mit dem er nur noch unter Schmerzen gehen konnte. Mein Gespräch mit dem Jungen zeigte, dass er gern zum Vater ziehen würde. Doch seine Loyalität gegenüber der Mutter erlaubte ihm dies nicht. Die Heilarbeit hätte darin bestanden, dass die Mutter ihren Sohn freigibt, ohne dass er einen Liebesverlust zu befürchten hätte. Die Symptombehandlung des Beins kann einen solchen unterschwelligen Konflikt, in dem der Junge seit der Scheidung stand, nicht lösen. Das spürte auch die Mutter und zog deshalb die Effizienz einer Symptombehandlung in Zweifel. Daraufhin wurde sie vom behandelnden Arzt beim Jugendamt angezeigt, und dieses drohte ihr, das Sorgerecht ihr zu entziehen, wenn der Junge nicht binnen der nächsten Tage zur Chemotherapie in der Klinik erschiene, andernfalls würde er einen amtlichen Vormund erhalten, der ihn zwangsweise in die Klinik einweist.

Nach einem einjährigen Leidensprozess mit OP, Chemo, Beinamputation und schließlich Metastasen in der Leber starb der Junge. Er hätte vermutlich die Kraft gehabt, die erzwungene Symptombehandlung durchzustehen und die Amputation abzuwenden, wenn seine Familie die seelische Ursache seines Symptoms aus vollem Herzen hätte auflösen können. Doch innerhalb der entstandenen Dramatik fanden die Betroffenen keinen Spielraum mehr für die Ursachenheilung. Die Symptombehandlung jedoch kann die Ursachenheilung nicht ersetzen.

Heilberufler am Symptom

Viele Heilberufler haben Hemmungen, ihren Patienten auf der Seelenebene anzusprechen, wenn dieser wegen eines Leidens in die Sprechstunde kommt. Das liegt in erster Linie an den gewohnten Erwartungen. Schließlich will und muss der Heilberufler Geld verdienen, und das bekommt er in der Regel nicht von seinem Klienten direkt, sondern von der Krankenkasse. Und diese schreibt ihm vor, für welche Leistungen er bezahlt wird und für welche nicht. Ganz sicher wird er nicht für ein Seelengespräch bezahlt. Dafür besitzt das System nicht einmal eine Abrechnungskategorie. (Eine Ausnahme bildet die Schweizer Gesundheitskasse EGK.) Das normale Arztgespräch wird maximal für acht Minuten bezahlt, den Rest des Verdienstes müssen Anwendungen und Verschreibungen erwirtschaften.

Ein Heilberufler, der auf Grund seines eigenen Bewusstseinsprozesses seine Patienten nicht länger als mechanische und biochemische Wesen ansehen möchte, bekommt Schwierigkeiten. Geld verdient er mit seinem neuen Bewusstsein zunächst nicht. Um seine Praxis am Leben zu erhalten, muss er fortwährend Kompromisse machen und diesen seinem Glaubenskonzept anpassen, um arbeitsfähig zu bleiben. Das ist eine sehr verständliche Haltung, aber leider mit großen Misserfolgen behaftet. Um auf geistiger Ebene oder Seelenebene Erfolg zu haben, muss im Menschenbild der Seele konsequent die Führung eingeräumt werden. Sagt man seiner Seele, dass man sicherlich einige mehrere Symptome als ihren Ausdruck (an)erkennt, aber einige oder sogar viele Symptome für materieller Natur hält (z.B. verursacht durch Umweltgifte oder durch Unfälle oder durch vererbte Organ-Missbildungen etc.), dann wird die Seele wieder degradiert. Sie wird sich zwar nicht wehren und den Verlauf der Geschäfte auch nicht unterbrechen, aber der behandelnde Arzt gelangt in einen permanenten Konflikt, der ihn selbst krank machen kann.

Sehr viele Ärzte leiden unter einem Burn-out-Syndrom. Insofern hat es ein Arzt, der *Mental Healing* anwenden möchte, nicht leicht. Das herrschende Gesundheitssystem zwingt ihn zu Kompromissen, die sich gesundheitlich und ökonomisch sehr nachteilig auswirken können. In der Ausbildung zum *Mental-Healing*-Begleiter schlage ich deshalb eine Doppelstrategie vor, die ganz auf die einzelnen Möglichkeiten des betreffenden Arztes oder Heilpraktikers angepasst wird.

Wenn wir uns mit *Mental Healing* alle selber heilen könnten, wären Ärzte, Heilpraktiker, Psychotherapeuten, Heiler und andere Heilberufler dann arbeitslos? Nein. Jeder Heilberufler kann sich weiterentwickeln. Millionen Menschen warten darauf, in ihrem Selbstheilungsprozess unterstützt und geschult zu werden. Ausgehend von seiner Motivation bietet sich dafür der Heilberufler bestens an. Es liegt ihm am Herzen, dass der Mensch gesund ist.

Wenn Ärzte bereits melden, dass sie immer mehr Patienten nicht heilen können, ist der Zeitpunkt gekommen, eine Methode anzuwenden, bei der die Verantwortung für die Heilung der Patient – oder besser gesagt, der Klient – übernimmt. Jeder Mensch, der aus eigener Kraft gesund bleibt oder wird, fühlt sich wesentlich besser, als wenn er sich ohne Kompetenz und Perspektive behandeln lässt. Um die Menschen in die eigene Kompetenz zu führen, bedarf es vieler Lehrer. Es wird also keinen Mangel an Arbeit für Heilberufler geben, die andere in ihrem Selbstheilungsprozess begleiten wollen und können. Diese Leistung trägt nicht nur allgemein zu einer höheren Gesundheit bei, sondern fördert den Fortschritt auf allen Gebieten. Wer gelernt hat, mit seiner Seele zu kommunizieren, um gesund zu bleiben oder zu werden, dem steht sie auch in allen anderen Bereichen des Lebens als sein bester Berater des Universums zur Verfügung.

Macht Selbstheilung Ärzte arbeitslos?

Wer *Mental Healing* seinen Klienten vermittelt, erbringt eine Dienstleistung, die wie jede andere Leistung selbstverständlich bezahlt wird. Das liegt schon in unserem Wirtschaftssystem und dem Prinzip des Ausgleichs von Nehmen und Geben begründet. Dass die Arbeit eines Selbstheilungs-Begleiters anders aussieht als die derzeitige Arbeit eines Heilberuflers, ist notwendig, wenn die Menschen gesünder werden sollen, deshalb wird diese Leistung auch anders abgerechnet. Kassen könnten sie jedoch als Prophylaxe einstufen, wenn sie fortschrittlich sein wollen. Diejenigen, die den Fortschritt lieben, können ihn am eigenen Leib vollziehen: *Mental Healing* ist für jeden anwendbar, der lernen will, sich selbst auf geistigem Wege zu heilen. Nur dann wird man auch ein glaubwürdiger Begleiter für andere.

Fortschritt integriert das Alte

Fortschritt bedeutet, das Vorhandene stärker zu differenzieren. Deshalb ist das Vorhandene auch nicht verschwunden, im Gegenteil – das Neue geht aus ihm hervor und muss deshalb nicht als etwas Bedrohliches, Fremdes attackiert werden. Der Fortschritt erscheint aber oft zunächst als das Böse, denn er bringt das Vorhandene aus dem Gleichgewicht. Betrachtet man jedoch das Vorhandene genauer, dann ist auch das nicht im Gleichgewicht – es ist nur das Gewohnte.

Wenn zum Beispiel jedes Jahr Tausende an den unerwünschten Nebenwirkungen von Tabletten sterben, dann lässt sich das nicht als Gleichgewicht bezeichnen, sondern höchstens als etwas, woran wir uns gewöhnt haben, was wir sozusagen aus Unvermögen in Kauf nehmen. Doch das Schicksal all derer, die an dieser Rückständigkeit sterben, sollte uns Aufforderung genug sein, etwas lernen zu wollen, das unsere Heilungsmöglichkeiten erweitert.

Der Bedarf für einen substanziellen Fortschritt ist angesichts der Probleme, die unser Gesundheitssystem hat, unübersehbar. Hinzu kommt, dass dieses System immer schwieriger zu finanzieren ist und Millionen von Menschen arm macht. Angesichts dieser Dringlichkeit sollten es sich Medizin und Wissenschaft nicht länger leisten dürfen, Geld und Anerkennung damit zu verdienen, sich Aufgaben (Forschungsprojekte) zu stellen, die andere längst gelöst haben. Da man aber an Lösungen nicht interessiert ist, die das eigene Business und die hohen Privilegien in Frage stellen, grenzt man solche Lösungen als unwissenschaftlich aus. Mit dem Dogma *wissenschaftlich* wird eine ideologische Mauer gegenüber Philosophien errichtet, die dem Leben weitaus näher stehen als der sogenannte wissenschaftliche Materialismus.

Was macht der Kranke, wenn ihm der Arzt mit seiner scheinbar wissenschaftlichen Betrachtung des Menschen nicht helfen kann? Die meisten gehen dann zum Heilpraktiker oder Homöopathen und schließlich – wenn sie auch dort keine Heilung erfahren – wagen viele den Besuch beim Heiler. Aber auch der Heiler bringt für viele oftmals keine Heilung. Wer immer noch nicht aufgibt und sich auf ein Ende in Krankheit einrichten will, entdeckt dann vielleicht das Konzept der Selbstheilung, getreu nach dem Motto: Hilf dir selbst, sonst hilft dir keiner. Diese Entwicklung von der Schulmedizin zur Selbstheilung repräsentiert die schrittweise Veränderung des Menschenbildes im Bewusstsein des Betroffenen. Wie schon erwähnt, geschieht diese Entwicklung oft aus Not und ohne Bewusstsein für die Philosophie, auf der die unterschiedlichen Methoden basieren. Als Betroffener fällt einem lediglich auf, dass die »Vehikel« der einzelnen Methoden von Stufe zu Stufe feinstofflicher werden, bis hin zur reinen Gedankenarbeit ohne jegliche Hilfsmittel, welcher Art auch immer.

Hilf dir selbst, sonst hilft dir keiner.

Kategorien der Menschenbilder

Es gibt unendlich viele Möglichkeiten, jene Philosophien zu kategorisieren, mit denen der Mensch sich und seine Welt erfährt. Die folgenden fünf Kategorien ermöglichen es Ihnen, Ihren jeweiligen Bewusstseinsstand ein wenig näher zu bestimmen. Es ist wichtig, sich zu fragen: Welches Menschenbild trage ich in mir? Ohne diese Frage geklärt zu haben, ist eine Weiterentwicklung eher willkürlich. Beginnen wir mit dem gröbsten Bild vom Menschen:

1. Bei dem grobstofflichen Menschenbild wird *rein mechanisch* vorgegangen, beispielsweise in der Chirurgie. Dort hat man sich in 120 Jahren von der heilberuflichen Position unterhalb des Baders durch enorm gesteigerte Fertigkeiten an die Spitze medizinischer Interventionsmaßnahmen emporgearbeitet. Im chirurgischen Denken gleicht der Mensch gewissermaßen einer Maschine, die repariert und teilweise auch ersetzt werden kann. Der Mediziner spricht von Verschleißteilen, Abnützungen, schlechtem Ausgangsmaterial etc.
2. Die etwas feinstofflichere Betrachtung des Menschen ist das *biochemische* Menschenbild. Durch diese Brille gleicht der Mensch in gewisser Weise einem Labor, in dem Stoffe entstehen und gewandelt werden. Dafür wird der In- und Output von Zellen bewertet und durch natürliche und/oder künstliche Substanzen beeinflusst. Dieses Denken teilen die Pharmaindustrie und die meisten Menschen auf der Erde, nicht nur Ärzte.
3. Auf einer noch feinstofflicheren Ebene wird der Mensch als *energetisches* Wesen betrachtet. Dieses Menschenbild besitzen weit über ein Viertel der Menschheit – zunächst 1,5 Milliarden Chinesen und ein Großteil weiterer Asiaten, aber auch schon viele Westler. Nach ihrer Philosophie lässt der Mensch sich auf 4 oder 5 Hauptenergien reduzieren, die sich im Gleichgewicht befinden, wenn der Mensch gesund ist. Zu dieser Heilungsmethode lässt sich unter anderem auch die Homöopathie rechnen, weil sie mit ihren Mitteln keine chemischen, nachweisbaren Stoffe verabreicht, sondern auf energetische Weise den Menschen beeinflusst.

4. Mit ihren höheren Potenzen begibt die Homöopathie sich aber auch schon auf eine noch feinere stoffliche Ebene, auf der der Mensch als *Informationswesen* gesehen wird und zu seiner Heilung »nichts« anderes nötig ist, als dem Körper entsprechend heilsame Informationen zu verabreichen. Denn ab einer D 25-Potenz oder gar einer D 60-Potenz kann nicht mehr von einer Substanz, einem Stoff oder einer Energie gesprochen werden. Der Verdünnungsgrad solcher Präparate entspricht dem Verhältnis von einem Tropfen Wirkstoff auf die Wassermenge eines Ozeans. Was dabei wirksam ist, kann lediglich die mit dem Wirkstoff verbundene Information sein.
   Zu dieser rein geistigen Therapieform gehören auch sämtliche Resonanztherapien, bei denen keinerlei Stoffe, sondern lediglich Frequenzen verabreicht werden (z.B. das ursprünglich russische Gerät *Prognos* und seine Folgegeräte*). Frequenzen werden bei diesen Anwendungen nach ihrem Informationsspektrum ausgewählt. Die neue Homöopathie arbeitet deshalb konsequenterweise nur noch mit Symbolen, die dem Patienten auf die Haut gemalt werden sowie mit Placebos, die lediglich den Informationsgehalt eines Medikaments transportieren. Dabei sind keinerlei biochemische Wirkstoffe im Spiel. Die Informationsmedizin ist stofflos und gehört damit zur Kategorie des geistigen Heilens.
5. Das rein *geistig-seelische* Menschenbild, bei dem keinerlei Vehikel (keine Apparate, keine Globuli, gar nichts) Verwendung finden, agiert auf der Seelenebene. Hier werden weder Stoffe – welcher Potenz oder Frequenz auch immer – verabreicht noch werden irgendwelche physischen Eingriffe oder Physiotherapien durchgeführt. Hier gibt es keinen Träger für Information. Alle notwendigen Informationen gewinnt man aus seiner Kommunikation mit der Seele. Die Seele wird dabei als Kontinuum ohne Anfang und ohne Ende definiert und der Körper als temporärer Ausdruck geistiger Befindlichkeit.

* In meinem Film *HEILUNG – das Wunder in uns* sieht man, wie sich der Kosmonaut Poljakov auf der Raumstation MIR mit diesem Gerät gesund erhält.

Die Veränderung des Menschenbildes von Bewusstseinsstufe zu Bewusstseinsstufe repräsentiert im Individuum den großen, evolutionären Entwicklungsprozess der Menschheit. Man findet auf diese Weise die Spiritualität in der Materie und söhnt sich mit ihr aus. Damit ist gemeint: Auf der grobstofflichen, schulmedizinischen Bewusstseinsstufe wird die Materie bekämpft, vernichtet, manipuliert, entfernt oder künstlich ersetzt. Erst wenn man gewissermaßen »gezwungen« wird, sich selbst zu heilen, weil alle anderen Methoden einem nicht helfen, gewinnt man die Materie (den Körper) als Freund, weil man sie als Ausdruck des eigenen Denkens erfährt.

Wenn wir durch ein Umdenken die Materie (den Körper) von Schmerz und Leid befreit haben, ist die Versöhnung vollbracht. Aber natürlich nicht für alle Zeiten, denn wir entwickeln uns ständig weiter und werden daher auf einer weiteren Bewusstseinsstufe erneut herausgefordert, die geistige Ursache eines materiellen Symptoms zu erkennen und es entsprechend geistig (auf-)zu lösen. Im Tod können wir dieser Herausforderung schließlich nicht mehr entkommen. Zuvor sind Kompromisse möglich, auch wenn sie keineswegs zielführend sind. Ein Kompromiss stellt sich ein, wenn die Widerstände gegenüber der Erkenntnis der geistigen Ursache nicht überwunden werden (können). Solche Widerstände haben ganz unterschiedliche Gründe.

Bevor wir uns mit diesen Widerständen beschäftigen können, müssen wir wissen, wo wir stehen. Welches der oben genannten Menschenbilder prägt mich? Die meisten von uns tragen das Menschenbild in sich, nach dem ihre Krankenkasse abrechnet. Dieses Menschenbild beinhaltet nur die erste und zweite Kategorie, nach der der Mensch ein mechanisches bzw. biochemisches Wesen ist. Dieses Menschenbild dient dem Interesse der Pharmaindustrie und denen, die ihre Produkte vertreiben und verschreiben. In diesem gigantischen Geschäft zahlen die Kassen täglich einen Betrag von ca. € 320 Millionen Euro aus. Leistungen, die außerhalb der beiden erstgenannten Kategorien liegen, müssen zusätzlich bezahlt werden. Dass dieses System bewusstseinsprägend ist, versteht sich von selbst. Es ist also schon aus diesen ökonomischen Bedingungen nicht leicht, sein Bewusstsein weiterzuentwickeln und entsprechend zu handeln.

Der Mensch ist das, was er von sich glaubt, dass er ist.

Das Geschäft mit der Inkompetenz

Solange Selbstheilung keine Option für das eigene Wohlbefinden ist, ist man auf Menschen angewiesen, von denen man glaubt, dass sie besser wissen, was für einen selbst gut oder schlecht ist, als man selbst. Diese Vorstellung, immer einen Profi zu brauchen, um gesund und glücklich zu bleiben oder zu werden, ist zum größten Geschäft aller Zeiten geworden. Entsprechend tief ist dieses Bewusstsein in jedem verankert, weshalb wir widerspruchslos akzeptieren, dafür täglich zu arbeiten. Das ist den wenigsten bewusst. Denn dieses Geschäft bedient sich einer automatischen und zwangsweisen Geldbeschaffung in Form von Krankenkassenbeiträgen, die den meisten Menschen von ihrem Lohn abgezogen werden, ohne dass sie dagegen etwas tun können. Inzwischen werden auch die Selbstständigen zwangsweise versichert. Beide Gruppen bilden zusammen 97% der arbeitenden Bevölkerung.

Man tut das auch, wenn man nicht krank ist, sozusagen aus Solidarität mit denen, die sich ihre Krankheit nicht leisten können. Diese Solidarität darf aber nur im Rahmen der herrschenden Ideologie (Menschenbilder) in Anspruch genommen werden. Dafür sorgen diejenigen, die an diesem System am meisten profitieren, das ist die Pharmaindustrie.

Krankenkasse als Solidargemeinschaft

Der Humanismus, dem sich unsere Gesellschaft offiziell verpflichtet fühlt, predigt einen mündigen Bürger. Das Gesundheitssystem aber entmündigt den Bürger in vielerlei Hinsicht und widerspricht damit dem Humanismus. Die Ausrede für dieses System ist es, zu behaupten, es sei human, weil das Krankenkassen-Zwangssystem eine Solidargemeinschaft bildet.

Eine Solidargemeinschaft, die meint, jeder steht für die Not des anderen ein, klingt in der Tat human; sie ist es aber nicht, wenn man erkennt, dass dieses System nicht den Hilfesuchenden dient, sondern den Hilfeleistenden. Sie betreiben das sogenannte Solidarsystem als getarnten Selbstbedienungsladen, in dem die Hilfeleistenden bestimmen, welche Leistung die Hilfsbedürftigen bekommen und was sie ihnen dafür schulden. Da die Kunden bei diesem System schon im Voraus bezahlen, ist die normale Preisregulation durch Angebot und Nachfrage außer Kraft gesetzt, und somit hat der Kunde auf das Preis-Leistungsverhältnis keinerlei Einfluss. Er wird nicht einmal gefragt, welche Art von Hilfeleistung er sich überhaupt wünscht, sondern er bekommt die »Hilfe« verpasst, die den Hilfeleistenden am lukrativsten erscheint und hilfsweise medizinisch begründbar ist. Mehr noch, der Kunde erfährt in der Regel nicht einmal, was und wie viel er bezahlt.

Bestünde eine echte Solidargemeinschaft, dann würden ihre Regeln allein von der Gemeinschaft der Hilfsbedürftigen festgelegt werden. Schließlich sind sie es, die das Geld zur Verfügung stellen, mit dem den notleidenden und hilfsbedürftigen Gemeinschaftsmitgliedern geholfen werden soll. Wenn die Versicherten – für welche Hilfsmaßnahmen auch immer – zu bezahlen haben, dann sollten sie auch selbst bestimmen, wen sie in ihrer Not um Rat fragen wollen. Bei einer echten Solidargemeinschaft entscheidet jedes Mitglied selbst, wessen Hilfe es in Anspruch nehmen möchte. Im bestehenden System hingegen stehen nur ganz bestimmte Hilfen zur Auswahl, die von den Hilfeleistenden bestimmt werden, und nicht von denen, die die Leistung tragen und ertragen müssen.

Grundsätzlich betrachtet, ist es von einem Staat sehr ehrenwert, seinen leidenden Bürgern zu Hilfe zu kommen. Das ist nicht selbstverständlich – wie man am Beispiel der USA, dem reichsten Land der Erde, mitverfolgen konnte, als dort eine allgemeine Krankenkasse eingeführt wurde. Diejenigen aber, die es erst gar nicht so weit kommen lassen möchten, dass sie das Geld der Solidargemeinschaft in Anspruch nehmen müssen, indem sie lernen, sich selbst zu heilen, diejenigen werden ausgegrenzt, weil man an ihnen nichts verdienen kann.

Es gibt inzwischen zwar einen winzigen Solidaritätsbetrag (prozentual zum Gesamt-Budget der Krankenkasse gesehen) für Prophylaxe, was sehr zu begrüßen ist, aber auch bei diesem Programm muss man sich an das mechanische, biochemische Menschenbild halten. Von der Kasse bezahlte Yoga-Kurse beispielsweise befinden sich schon an der Grenze des herrschenden Menschenbildes und werden nur selten angeboten. Wollte man das Gesundheitssystem für die Bevölkerung wirklich retten, müsste man sich ohne die Lobby der Pharmaindustrie überlegen, was wirklich hilft, um gesund und glücklich zu sein. Das wäre in einer Demokratie an sich die Aufgabe von Volksvertretern, was aber nicht gelingt, wie wir sehen (Geld regiert die Welt). Also sollte jeder Einzelne den Paradigmen-Wandel zu seiner eigenen Sache machen.

Eine echte Solidargemeinschaft würde die Beratung ihrer Notleidenden und Kranken aus ihrer Mitte heraus erfolgen lassen. Das heißt, sie würde solche Fälle und Gesundheitsmaßnahmen, welche die größten Erfolge haben, (anonymisiert) publizieren und als Ratschläge an ihre Mitglieder weitergeben. Auf diese Weise würde das Bewusstsein für das, was möglich ist, ständig wachsen. Unsere Krankenkassen sind ideologisch aber auf das erste und zweite Menschenbild ausgerichtet, denn nur mit diesen Menschenbildern lassen sich die Milliarden eintreiben, die von den Pharmafirmen größtenteils kassiert werden.

In einer humanen Solidargemeinschaft dürfte es auf gar keinen Fall möglich sein, dass die Hilfeleistenden die Hilfsbedürftigen bestimmen, denn dann wäre der Korruption Tür und Tor geöffnet, weil ihr Ratschlag stets nur die Methode beinhalten würde, die sie in ihrem Angebot haben. Hilfesuchende brauchen jedoch einen umfassenden Rat, der die einzelnen Profitinteressen übersteigt. Das sollte eine Solidargemeinschaft leisten und am besten Preis-Leistungsverhältnis interessiert sein. Schließlich kommt die Bezahlung ja aus ihrer Gemeinschaftskasse, und sie möchte für ihre Mitglieder die Beiträge so gering wie möglich halten.

Die erste Verbesserung des Gesundheitssystems bestünde darin, wie bei anderen Versicherungen auch, den Selbstbehalt nach oben zu öffnen. Das würde die Eigenverantwortung enorm fördern, denn man könnte selbst entscheiden, mit Hilfe welchen Menschenbildes man sich gesund erhalten oder gesund machen möchte. Die Solidargemeinschaft würde erst dann in Aktion treten und seinem Mitglied die von ihm selbst ausgesuchte Hilfeleistung bezahlen, wenn der Selbstbehalt überschritten wäre. Auf diese Weise bliebe das Budget der Solidargemeinschaft klein und die Beitragszahlungen auch. Eine solche Solidargemeinschaft würde ihre Mitglieder als mündige Menschen respektieren und behandeln.

Die von der Schulmedizin praktizierten Menschenbilder 1 und 2 würde man nur noch im äußersten Notfall in Anspruch nehmen. Die herrschende Medizin jedoch behandelt aufgrund ihres materialistischen Menschenbildes die Menschen nach unpersönlichen Kategorien mit teuersten Hilfsmaßnahmen – ein fragwürdiges Unterfangen.

Ökonomisch sollst du denken

Das System ist so pervers, dass man krank werden muss, um nicht der Dumme zu sein. Wir alle sind zur Effektivität erzogen worden. Sogar Mädchen bekommen beigebracht, ökonomisch zu denken, das heißt nur das zu tun, was sich lohnt (Rentabilitätsprinzip). Mit diesem antrainierten Bewusstsein arbeitet man für seine Krankenkassenbeiträge ca. ein bis zwei Stunden täglich. Nun stelle man sich vor, man lebe eigenverantwortlich so gesund, dass man zehn oder sogar zwanzig Jahre nicht krank wird und keinerlei Hilfeleistungen in Anspruch nimmt. In diesem Fall hat man sich ökonomisch völlig falsch verhalten – in unserer Leistungsgesellschaft geradezu verantwortungslos. Wenn es einen dann doch erwischt, muss es heftig sein, damit man sagen kann: »War doch richtig, in die Krankenkasse einzubezahlen, die Rechnungen für eine so schwere Krankheit hätte ich nicht auf einmal bezahlen können.« Und schon ist das System legitimiert zu existieren und wird durch die Medizin abgesichert. Der Gesundheit jedoch dient es nicht.

Würde man Wissenschaftskriterien auf das System der Medizin anlegen, würde es sich wie alle anderen Systeme als ein komplettes Glaubenssystem erweisen und krachend von seinem hohen Ross herunterfallen.

Solange aber in einem Gesundheitssystem an oberster Stelle die Hilfeleistungserbringer sitzen und den Bedürftigen vorschreiben können, was sie zur Linderung ihrer Not brauchen und zu bezahlen haben, kann das System nur pervertieren und unbezahlbar werden. Denn der Gier der Hilfeleister ist damit Tür und Tor geöffnet. Aber auch die Gier der Hilfsbedürftigen wird durch das System stimuliert, denn viele versuchen, für ihren Versicherungsbeitrag so viel wie möglich für sich aus dem System herauszuschlagen. Dabei werden sie oft immer kränker, was wiederum im Interesse der Hilfeleistenden ist – denn je mehr Kranke es gibt, desto besser verdienen sie.

An diesem System verdienen die Pharmaunternehmen die meisten Milliarden. Die Ärzte bekommen inzwischen vergleichsweise wenig. Ihr Stück am großen Kuchen wird immer kleiner. Der Arzneimittel-Branche stehen die höchsten Werbeetats zur Verfügung. Sie gibt inzwischen mehr für Ärztebeeinflussung und Kundenwerbung etc. aus als für Forschung und fährt auf diese Weise Profite ein, die es in keiner anderen Branche gibt. Es gibt auch keine andere Branche, bei der die Geldeintreibung mit Hilfe des Staates bei den Menschen zwangsweise vollzogen wird. (Außer bei der Kirche, wenn man sie als Branche sieht.) All das geht zu Lasten der Patienten. Die Bedürftigen sind allein schon durch ihre Bedürftigkeit so geschwächt und eingeschüchtert, dass sie sich nicht in der Lage fühlen, ihr gutes Recht durchzusetzen. Sie lassen einfach alles mit sich geschehen, auch wenn das Preis-Leistungsverhältnis katastrophal aus den Fugen geraten ist. Unter den Leistungsanbietern herrscht die Parole, seinen Patienten in einem zahlungsfähigen Krankenstand zu halten. Das kann auf Dauer unmöglich funktionieren, und an diesem Punkt ist das System bereits angelangt.

Gesundheit ist die Abzocke schlechthin.

Weshalb sind Menschen bereit, eine solche Last auf sich zu nehmen? Es ist das Geschäft mit der Angst. Dieses Geschäft funktioniert, weil die Angst auf einer Philosophie beruht, die – um es erneut zu betonen – den Menschen als materielles Wesen definiert. Die gigantische Gesundheitsbranche ist daher nur ein Nebenprodukt des herrschenden Menschenbildes. Sie trägt aber sehr stark dazu bei, den Menschen darin gefangen zu halten. Es ist ein Menschenbild, mit dem alle Menschen dazu genötigt werden, täglich zu arbeiten; eines, dem Millionen Menschen ihren Job verdanken und das einige unter ihnen sehr, sehr reich werden lässt. Damit verteidigt sich dieses System gegen jeden Angriff von selbst, sogar von Menschen, die dieses Buch lesen; und zwar deshalb, weil die Angst, die diesem System bzw. Menschenbild zugrundeliegt, jeden früher oder später ganz automatisch erfasst – auch diejenigen, die durch dieses Menschenbild verdienen. Fühlen wir uns nur einmal in die Angst hinein bei dem Gedanken, keine Krankenkasse zu haben. Um diese Angst zu fühlen, muss man nicht krank sein, sondern nur das mechanische, biochemische Weltbild verinnerlicht haben. Gäbe es diese Angst nicht, würde das ganze Geschäft mit der Krankheit nicht zustande kommen.

Vollkasko für den Körper

Um unser Krankenkassensystem zu verstehen, braucht man es nur auf eine Branche zu übertragen, bei der keine eigenen, körperlichen Schmerzen auftreten können, die einem bisweilen den Verstand rauben. Man stelle sich vor, die Autoindustrie würde durchsetzen, dass jeder Autobesitzer eine Vollkasko-Versicherung abschließen muss. Bei jedem Check können die Kfz-Firmen bestimmte Schäden (Verschleiß) feststellen, die zu Lasten der Versicherung repariert werden. Dabei sieht der Kunde die Rechnung meist nicht, und er weiß auch nie so genau, wie sinnvoll oder fehlerhaft die Reparatur war. Er kann nicht einmal prüfen, ob die abgerechneten Leistungen überhaupt erbracht wurden. Die Versicherung bezahlt die Kosten meist ohne Rücksprache mit dem Kunden. Es wird nicht nach dem Sinn und Zweck der Reparatur gefragt, das entscheidet die Kfz-Firma selbst.

Dass dieses System seinen Sinn verliert, liegt auf der Hand. Der Kunde braucht nicht einmal daran interessiert zu sein, sein Auto möglichst oft und lange zur Verfügung haben zu wollen – denn immer, wenn es sich in Reparatur befindet, erhält er einen Leihwagen. In Analogie zur Krankenversicherung heißt das, er bekommt Lohnfortzahlung bzw. Krankengeld.

Vollkasko im Gesundheitswesen macht krank.

Würde man für den Schadensfall selbst aufkommen müssen, würde man so vorsichtig und verantwortungsvoll mit seinem Wagen umgehen, dass man möglichst keinerlei Reparaturen hat und so selten wie möglich einen Leihwagen braucht. Um dafür motiviert zu sein, müsste sich dies in der Senkung der Versicherungsbeiträge auswirken. Da man aber glaubt, von seinem Auto nichts zu verstehen, und die Kfz-Meister einem permanent Angst machen, man könne mit seinem Auto einen Unfall haben, wenn man ihren »Service« nicht in Anspruch nimmt, bezahlt man die Vollkasko-Versicherung brav weiter.

Eine echte Solidargemeinschaft – wie zum Beispiel *www.Artabana.de* – würde der Gesundheit der Bevölkerung weitaus besser dienen als das herrschende System. Bei *Artabana* entscheidet man selbst, mit welchem Menschenbild man sich heilt. Eine solche Solidargemeinschaft könnte in der Tat das Etikett *human* tragen. Dann gäbe es aber für die Hilfeleister viel zu wenig Kunden. Die Krankenkassenbeiträge würden rapide schrumpfen und der Umsatz im Gesundheitsbereich sich um viele Milliarden verringern. Dafür aber würde der Wirtschaftsstandort für die Unternehmen hierzulande wieder sehr viel attraktiver werden, weil die Lohnnebenkosten rapide weniger würden. Das Volksvermögen würde um Milliarden steigen und Armut verringern. Wer ist daran interessiert? Eine Humangesellschaft sollte es sein.

Heilberufler in der Misere

Wüssten die Ärzte einen Ausweg aus der derzeitigen Misere, wären sie sofort dabei. Mit ihrem Menschenbild haben sie dazu aber kaum Gelegenheit, obwohl sie selbst oft am Ende sind. Studien zeigen, dass ein Großteil der Ärzte physisch und psychisch krank ist. Viele sind ja nicht nur Arzt geworden, weil es in ihrer Familie schon Ärzte gab oder die Verdienstaussichten über Jahrzehnte hinweg glänzend waren, sondern auch, weil sie wirklich helfen wollten.

Die Ärzte kennen viele ihrer Missstände selbst und wissen, wie sie historisch entstanden sind, denn die Rollen im Krankenhaus sind seit 150 Jahren klar verteilt: In der Preußischen Militärakademie wurden im 19. Jahrhundert Chef-, Ober- und Unterärzte ausgebildet. Diese strenge Hierarchie gilt noch heute, auch wenn aus Unterärzten inzwischen Assistenzärzte geworden sind. »Widerspruch ist unerwünscht. Wer auf seine Rechte pocht, eckt an«, sagen Ärzte, die den Klinikbetrieb kennen.

Die durchschnittlichen Einkommen der Ärzte liegen zwar (noch immer) weit über dem Durchschnitt der Bevölkerung, aber in den unteren Rängen der Klinikärzte sieht es nicht mehr so rosig aus. Der Stress durch die Stundenleistung und die militärische Hackordnung führen dazu, dass sich viele von ihnen psychisch sehr schlecht fühlen.

Das gutherzige Helfersyndrom eines Arztes wird systematisch zerstört, sodass er zum Zyniker mutieren muss, wenn er nicht alles hinwerfen möchte. Deshalb leiden sehr viele Ärzte unter dem oben schon erwähnten Burn-out-Syndrom. Depressionen kommen unter ihnen häufiger vor als prozentual in der Bevölkerung. Jeder Fünfte soll angeblich regelmäßig Medikamente einnehmen, vor allem Schmerzmittel. Viele haben einfach keine Lust mehr auf die bestehende Art von Patientenabfertigung. Was tun?

Ärzte sind genauso krank wie ihre Patienten.

Ein Blick über die Grenzen zeigt, dass es auch einen anderen Patientenzugang gibt, sofern man für mentale Heilungswege offen ist und diese auch testen kann – zum Beispiel bei Schamanen.

Schamanenarbeit im Test

In Russland gibt es eine staatliche Assoziation für Schamanen. Wer dort aufgenommen werden möchte, muss eine Eingangsprüfung absolvieren. Sie verläuft folgendermaßen:

Der Kandidat wird an ein Gerät zur Messung seiner Gehirnströme angeschlossen und dann ein ihm absolut unbekannter Klient oder eine Klientin zugeführt, der/die ebenfalls an ein solches Gerät angeschlossen ist. Nur die beiden befinden sich in dem Raum, die Prüfungskommission beobachtet in einem Nebenraum die Monitore mit der Darstellung der beiden Gehirnaktivitäten. Die Unterschiedlichkeit würde jedem Laien auffallen, ohne beurteilen zu können, wie die unterschiedlichen Frequenzen zu bewerten sind. Darauf kommt es auch nicht an. Es wird jeweils der Kandidat in die Schamanenorganisation mit Auszeichnung aufgenommen, bei dem sich in relativ kurzer Zeit (5 bis 15 Minuten) seine Frequenz an die des Klienten anpasst.

Auf welchem Weg der Schamanenkandidat das erreicht, ist ihm völlig freigestellt. Das kann wortlos zum Beispiel durch Handauflegen oder aber durch ein Gespräch oder eine sonstige Kommunikation (Ritual) geschehen. Seine hohe schamanische Qualität beweist er dadurch, dass er sich mit seiner Gehirnaktivität deckungsgleich auf den Klienten einstellen und dann gemeinsam eine synchrone Veränderung herbeiführen kann. Mit anderen Worten: Der Schamane stellt sich zunächst vollkommen auf das Seelenleben seines Klienten ein und verändert sich dann mit ihm gemeinsam.

Um solche gefühlte Übereinstimmung mit dem Patienten bemüht sich der Arzt normalerweise nicht. Im Gegenteil, beim modernen Arzt sind solche »Gefühlsduseleien« eher unerwünscht. Ihm liegen seine gemessenen körperlichen Parameter durch den Einsatz technischer Geräte vor und danach entscheidet er gemäß Lehrbuch. Er hat mit der Seele seines Patienten rein gar nichts zu tun. Durch die auf der Basis von Lehrmeinungen abgegebenen Prognosen ist der Arzt juristisch abgesichert – selbst wenn es sich um ein »Todesurteil« handelt. Was psychisch mit Patienten geschieht, die mit lebensbedrohlichen Prognosen umgehen müssen, interessiert die Schulmedizin nicht.

Ein Arzt mit Bewusstsein für die geistig-seelische Befindlichkeit eines Klienten aber weiß, dass diese Befindlichkeit das gesamte körperliche Zell- und Organverhalten steuert. Für einen geistig-seelisch ausgebildeten Selbstheilungsprozess-Begleiter (SHP-Begleiter) bleibt deshalb in jeder Situation die Hierarchie des Seins gewahrt, das heißt, der Geist (die Seele) ist der Chef des Geschehens. Er wendet sich direkt an die Seele und nicht an irgendwelche untergeordneten Instanzen körperlicher Ausprägung.

Eigene Kompetenz entwickeln

Stellen wir uns einmal vor, wir würden konsequent befolgen, was die Vertreter des Krankenkassensystems von ihren Mitgliedern verlangen: Der Bürger soll mehr Eigenverantwortung für seine Gesundheit übernehmen. Woher soll die Kompetenz kommen? Muss jeder Patient Medizin studieren, um Eigenverantwortung für seine Gesundheit übernehmen zu können? Soll er sich selbst medikamentieren, wenn er sein Symptom behandeln möchte? Eigenverantwortung braucht Kompetenz, um Taten folgen zu lassen. Mit dem Bewusstsein, ein mechanisches und biochemisches Wesen zu sein, müsste man selbst Arzt sein, um Eigenverantwortung auszuüben. Aber Chirurgen operieren sich auch nicht selbst, und Ärzte sind genauso krank wie ihre Patienten. Eine wirklich gelebte Eigenverantwortung braucht ein Menschenbild, mit dem man sein eigener Chef sein kann und nicht geplagt wird von Vergänglichkeitsängsten. Das ist aber keine medizinische Frage.

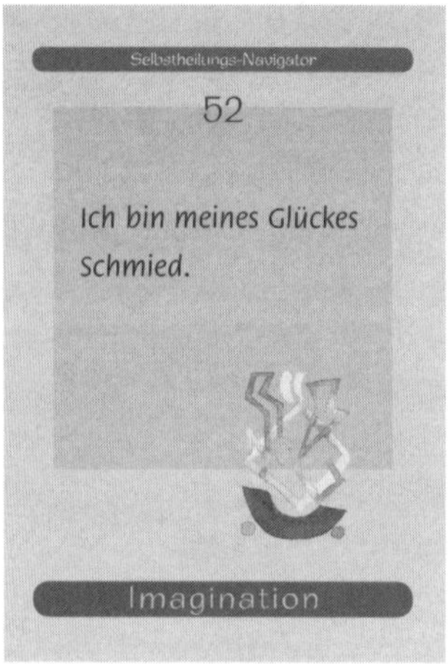

Dafür ist es erforderlich, sein Menschenbild zu verändern. Damit lässt sich sofort beginnen. Man braucht nicht zu warten, bis man Schmerzen hat. Die Vorteile eines mehr feinstofflichen bis seelisch-geistigen Menschenbildes lassen sich auch ohne Krankheit ernten. Man muss nicht erst austherapiert sein, um von der Todesangst dazu gezwungen zu werden, sein Bewusstsein zu erweitern, weil alle materiellen Interventionsmöglichkeiten ausgeschöpft sind.

Die Philosophie entscheidet über das Menschenbild, mit dem wir uns durchs Leben bewegen. Man braucht eine Philosophie, nach der man nicht nur gut lebt, sondern auch gut stirbt. Das aber sollte sich nicht erst angesichts des Todes herausstellen, sondern schon *jetzt*, solange noch Zeit ist, aktiv am eigenen Wandel zu arbeiten. Unwohlsein,

Krankheiten, Schmerzen, Behinderungen – alles wirkt ab einer bestimmten Intensität als Vorbote des Todes. Wer dies selbst nicht so empfindet, dem hilft unser Gesundheitssystem mit Diagnosen nach, die mehr oder weniger versteckte Drohungen sind, mit denen letztlich die Angst vorm Tod aktiviert wird. Es ist unfassbar, immer wieder hören zu müssen, mit welcher Vehemenz manche Patienten mit Todesprognosen gefügig gemacht werden, um bestimmte Therapiekonzepte durchzusetzen.

Viele Menschen lassen es zu solchen Konfrontationen gar nicht erst kommen, sondern entsprechen von sich aus dem materialistischen Menschenbild, indem sie das Bewusstsein teilen, ein biochemisches Wesen zu sein. Sie akzeptieren daher jeden erdenklichen materiellen Input, denn sie können sich nicht vorstellen, dass irgendetwas anderes als ein mechanischer, biochemischer Input eine körperliche Wirkung erzielen könnte.

Um diese Vorstellung aufrechtzuerhalten, geben die Vertreter dieses Menschenbildes Milliarden aus, vorweg die Pharmaindustrie. Sie benutzt dafür geschickte Methoden, wie beispielsweise für ihre Produkte Werbespots im Fernsehen zu schalten, und zwar zur teuersten Zeit kurz vor den Hauptnachrichten mit 60.000 Euro pro Sekunde und mehr. Diese Spots tragen nicht unbedingt dazu bei, dass sich gesunde Zuschauer dadurch auf diese Medikamente stürzen, sondern damit sichern sich die Firmen als die wichtigsten Werbekunden den größten Einfluss auf das Programm des Fernsehens. Sie wissen genau, dass sie ihre Profite nur auf der Basis des materialistischen Menschenbildes machen können, und das ist eine Frage des Bewusstseins, welches in erster Linie durch das Fernsehen geprägt wird. Mit ihren Milliarden ist es der Pharmaindustrie über das Fernsehen hinaus möglich, Wissenschaftler, Politiker, Zeitungen von rechts bis links für sich arbeiten zu lassen. Niemand kommt dieser gigantischen Finanzkraft aus. Diejenigen, die aus diesem Denken ausscheren wollen, brauchen viel Stärke und Selbstwertgefühl.

Der Wandel ist unausweichlich

Ein die Freiheit und Würde des Menschen verachtendes Gesundheitssystem kann nicht weiter bestehenbleiben. Der Aufwand und die Opfer sind zu groß, und auf Dauer kann mit dem materialistischen Menschenbild niemand glücklich und froh werden. Das aber will jeder Mensch, deshalb bin ich der festen Überzeugung, dass das materialistische Menschenbild sich wandelt und zwar in einem exponentiellen Tempo. Eine Sicht der Dinge, wie sie auch diesem Buch zugrundeliegt, kann in dem soeben angebrochenen Zeitalter des Umbruchs in kurzer Zeit zu einem gravierenden und sogar massenhaften Umdenken führen.

Da das Evolutionstempo global stark zunimmt, indem sich die Ereignisdichte von Monat zu Monat erhöht, sind die zukünftigen Bewusstseinsveränderungen der Menschen mit ihren bisherigen Sprüngen nicht vergleichbar. Mit der sich ständig steigernden Kommunikationstechnik (Internet, Fernsehen, Handy, etc.) kann ein Randgedanke über Nacht ins Zentrum des Masseninteresses gelangen – trotz Pharma, weil einfach die Not und Ausweglosigkeit im Gesundheitssystem so groß sind. Dafür muss nur ein bei den Massen beliebter Medienstar sich von einer Todesdiagnose selbst ohne irgendwelche Vehikel rein mental heilen, und das Massenbewusstsein darf diesen Bewusstseinsschritt nachvollziehen – durch Tausende von Berichten und Reportagen, wenn der Star sich das traut.

Selbstheilung kann niemand verbieten.

Das Befreiende an diesem Wandlungsprozess des Menschenbildes ist, dass wir nicht von äußeren Bedingungen abhängig sind. Ohne dass diese gesellschaftliche Wandlung stattfinden muss, können wir uns von diesem materialistischen System schon jetzt befreien, denn Selbstheilung kann uns niemand verbieten. Auch die eigene Gesunderhaltung kann letztlich nicht untersagt werden. Die Schwierigkeit dieses Prozesses besteht allein in der Überwindung der eigenen Glaubenssätze. Zugegeben, diese können sich sozusagen als Betonwände darstellen und mit der eingeübten Todesangst als unüberwindlich empfunden werden. Daran aber kann jeder auf seine Weise arbeiten, ohne dass äußere Faktoren dafür Bedingungen diktieren könnten.

Manche aber fühlen sich in dem materialistischen Menschenbild noch so behütet, dass sie gar kein Verlangen nach einer Veränderung verspüren. In meinen Seminaren muss ich immer wieder erfahren, dass viele erst schwer krank sein müssen, bevor sie sich für die Veränderung öffnen. Das möchte ich den Lesern dieses Buches ersparen. Sein eigener Chef zu werden, ist nie zu früh und kann sofort eingeübt werden. Bei mir selbst hat es allerdings etwas länger gedauert, bis ich die Bewusstseinsstufen der fünf Menschenbilder (siehe S. 58 f.) genommen habe. Allein schon, wie ich meinen Heuschnupfen behandelt habe, zeigte mir, welchen Einfluss das Bewusstsein auf die Gesundheit hat.

Die Veränderung der Menschenbilder am Beispiel meines Heuschnupfens

Wie so viele Menschen wurde auch ich von heftigem Heuschnupfen geplagt – 10 Jahre lang. Die meinem damaligen Bewusstsein entsprechende Reaktion war, damit zum Arzt zu gehen.

Dieser entsprach seinem *biochemischen* Menschenbild (Kategorie 2, siehe S. 58 f.) und legte auf meinem linken Unterarm 3 x 3 cm große Versuchsfelder an, in denen meine Haut mit jeweils einem anderen möglichen Erreger infiziert wurde. Für diejenigen Felder, bei denen meine Haut rot wurde, ließ er einen Impfstoff herstellen, der mir wöchentlich über das ganze Jahr hinweg gespritzt wurde – in der Hoffnung, ich könne dadurch gegen diese Reizstoffe abgehärtet werden. Man nennt das »Desensibilisierung«, anders ausgedrückt – eine Verrohung der Gefühle. Diese Spritzen waren richtig teuer, aber halfen über Jahre nichts.

Nun wechselte der Arzt auf das *mechanische* Menschenbild (Kategorie 1) und empfahl, die Wand zwischen den beiden Nasen-Luftkanälen herauszuoperieren, damit die erregten Schleimhäute mehr Platz für ihre Ausdehnung erhielten und ich im allergischen Zustand leichter atmen könnte. Zum Glück erfuhr ich noch vor dem OP-Termin, dass damit zu rechnen war, dass nach wenigen Jahren die Nase innerlich verknorpelt, und mir somit nicht einmal auf der Symptomebene eine dauerhafte Erleichterung verschaffen würde.

Daraufhin ging ich zu einem Heilpraktiker mit Akupunktur-Kenntnissen (Kategorie 4 – *Informationswesen*). Damit linderte ich in der Tat meinen Heuschnupfen zeitweilig, aber von Heilung war noch immer keine Rede.

Schließlich erhielt ich den Tipp, einen Heilpraktiker aufzusuchen, der Traditionelle Chinesische Medizin (TCM) gemäß dem *energetischen* Menschenbild (Kategorie 3) praktiziert. Er stellte mir keinerlei Fragen hinsichtlich meiner allergischen Reaktionen, sondern wollte wissen, was meine Vorlieben seien. Zum Beispiel, ob ich lieber süß oder salzig knabbere, ob ich lieber Action- oder romantische Filme sehe, welche Farben ich bevorzuge, welchen Frauentyp ich mag usw.

Fast wollte ich diese Sitzung schon wegen Indiskretion und Themaverfehlung abbrechen, aber er meinte nur ganz geduldig, er sei dabei herauszufinden, welcher Typ ich sei. Dafür habe er 125 Fragen und wenn ich mich von ihm behandeln lassen wolle, müsse ich ihm diese jetzt beantworten. »Na gut«, dachte ich, »10 Jahre mache ich jetzt schon erfolglos mit meinem Heuschnupfen herum, da kann ich nun auch mal einer Methode folgen, die nicht meinem Glaubenssystem entspricht.

Am nächsten Tag rief er mich an und sagte: »Jetzt haben wir es, Sie haben zu viel *Wind*.« »Zu viel Wind? Wie meinen Sie das?«, fragte ich schockiert. »Ja, Sie sind zu durchlässig. Bei Ihnen geht der Wind durch Sie durch. Sie müssen sich mehr wappnen. Was ist das Gegenteil von Wind?« Reduziert man den Menschen auf die fünf Hauptenergien, Erde, Wasser, Feuer, Luft (Wind) und Raum, dann würde ich sagen, *Erde*. Der Mensch ist gesund, wenn die universalen Energien in ihm ausgeglichen sind.

Das Bewusstsein entscheidet über das, was wirkt.

Wie verstärke ich nun meine Erd-Energie? »Ich fresse Dreck?« »Ja, das könnten Sie auch«, sagte er, »aber Wurzeln sind geeigneter. Mit der Wahl der Wurzeln kann man auch noch die Nebenenergien steuern.« Ich holte mir bei ihm zwei Tüten Wurzeln ab und verarbeitete sie in einem zweistündigen Prozess (Ritual) zu einer pechschwarzen Brühe, die so bitter schmeckte, dass es mir unmöglich schien, sie auch nur in kleinen Mengen zu trinken. Aber der chinesische Arzt sagte, ich bräuchte es bitter. Das hätten seine Testfragen ergeben, sonst wirke es bei mir nicht. Da fiel mir ein, dass schon meine Oma sagte, nur was bitter schmecke, könne Medizin sein. Also kippte ich es runter. Ich bezweifelte, dass ich damit meinen Heuschnupfen los würde, aber seine entscheidende Frage war: »Können Sie sich schlecht abgrenzen?« Darüber hatte ich, ehrlich gesagt, noch nie nachgedacht, deshalb setzte er nach: »Können Sie schlecht ›nein‹ sagen?« »Ja, damit könnten Sie recht haben«, erwiderte ich.

»Sie sollten üben, sich besser abzugrenzen. Das soll nicht heißen, dass Sie jetzt zum Egoisten mutieren, aber achten Sie mehr darauf, in Ihrer Mitte zu bleiben. Der ›Wind‹ ist nämlich keine Krankheit, sondern ein charakterlicher Mangel. Sie sind nicht nur für Menschen zu durchlässig, sondern auch für Pollen, und wenn Sie sich diesbezüglich charakterlich weiterentwickeln, können Ihnen auch die Pollen nichts mehr anhaben. Sie müssen innerlich fester, das heißt erdiger werden.«

Aha, das war eine ganz andere Behandlung als nach dem mechanischen oder biochemischen Menschenbild. Jetzt hatte ich meine Aufgabe und konnte mit erhöhter Achtsamkeit beobachten, wie ich tatsächlich oft »ja« sagte, meine Seele aber viel lieber »nein« gesagt hätte. Mit meinen Abgrenzungsübungen – Weihnachten stellte eine besondere Herausforderung dar –, veränderte ich meinen Charakter. Und siehe da, im Jahr darauf kam es zum ersten Mal (nach 10 Jahren) zu keinem gravierenden Heuschnupfenanfall mehr – auch ohne den schwarzen Wurzel-Sud. Die TCM-Behandlung bezahlte ich selbst, zusätzlich zu meinen Krankenkassenbeiträgen.

In der Zeit nach meiner Querschnittslähmung entwickelte sich mein Bewusstsein weiter, und ich lernte den Menschen als ein *geistig-seelisches* Wesen kennen. Deshalb behandelte ich mich unter diesem Aspekt (Kategorie 5), als sich Rückfälle in die Heuschnupfen-Allergie zeigten. Wenn das Symptom selten, aber doch hin und wieder auftrat, war ich ihm jedoch längst nicht mehr so hilflos ausgeliefert wie noch zu Zeiten der schulmedizinischen Behandlung. Ich identifiziere jetzt jeden Ausbruch – auch den kleinsten – als eine Quittung für einen erneut auftauchenden charakterlichen Mangel, mit dem ich mich wieder einmal nicht meinem Seelenbedürfnis entsprechend abgegrenzt habe und aus meiner Mitte herausging.

Ursachen heilen statt Symptome behandeln

Betrachtet man ein solches Symptom unter dem Aspekt, dass der Mensch ein geistig-seelisches Wesen (Kategorie 5) ist, dann muss man die Ursache heilen, und dafür hat man sich zunächst zu fragen: Wann begann denn eigentlich mein Heuschnupfen? Auf der rationalen Ebene ist es meist sehr schwierig, sich an eine Situation zu erinnern, in der die Allergie zum ersten Mal auftrat. Dafür benutzt man besser die Intuition mit der Methode *Seelenschreiben* (siehe S. 88 ff.). In meinem Fall erinnerte ich mich sehr schnell an meinen ersten Anfall.

Ich war nach meinem Karrierestart als Filmregisseur aufs Land gezogen und hatte mir in einem winzigen Dorf in Hohenlohe einen ziemlich heruntergekommenen Resthof gekauft mit der Idee, dort den Rest meines Lebens zu verbringen. Zu einem solchen Landleben gehörte selbstverständlich – gerade in einem so kleinen Dorf mit nur 12 Familien – ein gutes nachbarschaftliches Verhältnis. Als ich an einem schönen Sommertag im Juni bemerkte, dass mein Nachbar sich sehr beeilen musste, wenn er vor dem drohenden Gewitter seine Heuernte noch trocken einbringen wollte, ging ich zu ihm hinüber und bot ihm meine Hilfe an. Ich nahm eine Gabel, fing an, den Heuwagen mit abzuladen und sagte: »Wenn du gleich das nächste Fuder reinholen willst, lade ich den Wagen auch alleine ab.« Der Nachbar fragte noch, ob die Arbeit für mich nicht zu schwer sei, denn ich musste das Heu in den Häcksler füttern, der es hoch in die Scheune bläst. Ich sagte: »Passt schon.« Er dankte und fuhr ab.

Ich legte los wie ein Akkordarbeiter, mit einer für mich völlig ungewohnten, sehr anstrengenden Arbeit. Dabei stand ich in einer Wolke dichtesten Heustaubs, der mit Höllenlärm vom Häcksler-Gebläse produziert wurde. Nach zehn Minuten packte mich ein unbeschreiblich heftiger Heuschnupfenanfall – mein erster –, der es mir unmöglich machte, auch nur noch eine Gabel lang weiterzuarbeiten. Ich musste raus aus dem Staub! Alle meine Schleimhäute spielten verrückt, und mir drohte der Schädel vor Juckreiz und Brenngefühlen zu platzen. Ich rannte nach einem kalten Wasserhahn, unter dem ich den Anfall zu beruhigen suchte. Es war mir unmöglich, an die Arbeit zurückzukehren. Im Gegenteil, ich war nie wieder in der Lage, bei einer Heuernte mitzumachen.

Damals hatte ich nicht das Bewusstsein, meinen Heuschnupfen als Hinweis meiner Seele zu verstehen: Ich solle an meiner Lebensaufgabe arbeiten und mich nicht als Bauer versuchen. Diesen Zusammenhang verstand ich erst, als ich mich wegen meiner Querschnittslähmung vollständig von dieser Landexistenz und dem materialistischen, biochemischen Menschenbild verabschiedete. Heute sind mir viele Gründe bewusst, weshalb ich fünf Jahre meines Lebens in die Renovierung dieses Resthofes gesteckt habe, nicht zuletzt, um es meiner Mutter recht zu machen. Das soll aber um Gottes Willen nicht heißen, dass ich meiner Mutter die Schuld an meinem Heuschnupfen gab und daran, dass ich aufs Land gezogen war, wo es 1974 unmöglich war, Filme zu realisieren.

Die Perspektive, die ich mit dem Ausbau des Resthofes eingeschlagen hatte, lief de facto darauf hinaus, dass ich meine Existenz vom Alkoholausschank im Bier- und Zigarettendunst in der von mir in diesem Haus wiedereröffneten Dorfwirtschaft bestreiten würde. Um diesen (falschen) Plan durchzuziehen, lieh ich mir Geld von meiner Mutter mit dem Versprechen, die Gebäude so auszubauen, dass sie dort eine Austragswohnung erhielt, in der sie alt werden konnte. Kurz nach dem Kauf traf ich die Frau meiner Träume, die sich genau ein solches Landleben mit einer Kneipe wünschte. Ihr versprach ich die ewige Liebe. Der Bank versprach ich, die Bausparkredite zurückzubezahlen, und meinem Nachbarn versprach ich, den Heuwagen abzuladen.

Meine Seele schüttelte über so wenig Selbstgewahrsein nur den Kopf und schickte mir ein Signal nach dem anderen, damit ich diesen Irrweg abbrach. Hat man aber schon mal große Versprechungen abgegeben, fehlt einem der Mut, sie wieder zurückzunehmen. Ich konnte doch meiner Mutter nicht sagen: »Entschuldige, ich hab mich geirrt; ein Leben auf dem Land, fernab von der Filmbranche, ist doch nicht meins. Bitte schau selbst, wo du alt werden kannst, ich stehe dafür leider nicht zur Verfügung.« Ich konnte und wollte auch nicht zu meiner geliebten Frau sagen: »Du, das mit dem Leben auf dem Land war eine Schnapsidee.« Ebenso, der Bank zu sagen: »Es war ja nett, dass Sie mir diese Baukredite gewährt haben, aber ich will sie jetzt doch nicht.« Überhaupt mir einzugestehen, dass ich einer falschen Idee gefolgt bin – das konnte ich mir gegenüber nicht zugeben. Dafür war ich schon zu weit auf diesem falschen Gleis gefahren, da sind dann Stolz, Ehre und Pflichten zu groß. Glaubenssätze wie »Man darf sein Gesicht nicht verlieren« lassen einen nicht umkehren.

Heuschnupfen ist keine Allergie, sondern ein Abgrenzungsproblem.

Solche krassen Fehlentwicklungen, die man Jahre und Jahrzehnte nicht korrigiert, provozieren auch eine krasse Sprache der Seele, die nur möchte, dass wir unsere Lebensaufgabe leben. Das sind dann die Ursachen für gesundheitliche Katastrophen.

Signale der Seele hören

Die Seele resigniert nicht – niemals. Sie kann zwar überhört und verdrängt, aber nicht umgebracht werden. Es passiert häufig, dass sie sich in einem Leben nicht durchsetzen kann, da sie aber unsterblich und unverwüstlich ist, bringt sie ihr Anliegen dann eben im nächsten oder übernächsten Leben vor. Sie vergisst nichts. Jeder Konflikt, der verdrängt wird und den die Zeit und die Umstände nicht heilen können, möchte gelöst werden. Da für die Seele alles »jetzt« ist, spielt es keine Rolle, wie lange ein ungelöster Konflikt auf der linearen Zeitskala bestand – sie möchte, dass er harmonisiert wird.

Insofern besitzt jede Seele dasselbe Interesse wie jedes Atom in diesem Universum. Auch ein Atom möchte mit seinem Nachbar-Atom keinen Stress haben. Haben sie Stress, ist der Stoff, den sie zusammen bilden könnten, flüchtig, also wenig stabil. Diese Problematik kennt jeder Chemiker. Er kann nur dann stabile Verbindungen herstellen, wenn er Atome (Moleküle) zusammenfügt, die sich vertragen, das heißt, die in Harmonie zueinander stehen.

So will es auch die Seele. Die Seele ist glücklich, wenn Harmonie im Universum herrscht. Durchkreuzt wird dies jedoch immer wieder durch unser Ego, welches Stress produziert. Wir merken das oft gar nicht, weil wir derartso materialistisch ausgerichtet sind, dass unser

Wertesystem nur kurzfristige Ziele kennt, die den Wert der Harmonie nicht würdigen können. Die Seele aber lässt nicht locker. Sie kann gar nicht anders, als zu obsiegen. Selbst wenn es Millionen Jahre dauert und wir mehrere Planeten abwirtschaften – letztlich setzt sich die Seele und damit die Liebe (Harmonie) durch, denn das ist das Prinzip dieses Universums.

Wir gehören einem harmonisch funktionierenden Universum an, und deshalb ist dieses universale Verlangen nach Harmonie auch das Interesse unserer Seelen. Bis wir das gelernt haben und ihm folgen, wird noch viel zerstört von dem, was wir meinen, haben zu müssen.

Selbstliebe ist aller Liebe Anfang

Die Seele lässt sich von nichts und niemandem korrumpieren. Sie will alles, die vollständige Harmonie, die wir Liebe nennen. Alle Liebe beginnt mit der Selbstliebe, also muss ich einen Lebensplan finden, bei dem ich mich selbst lieben oder mich mit mir selbst in Harmonie bringen kann. Einen Lebensplan, in dem meine Fähigkeiten aufgehen und meine Motive zum Wohle aller ausgerichtet sind. Dieser Plan bedarf keiner spektakulären Aufgaben, er kann auch einfach darin bestehen, aus dem Herzen zu dienen und die Verantwortung für saubere Toiletten oder Straßen zu übernehmen. Ego-Konstrukte und -Projekte stehen im Widerspruch zum Seelenbedürfnis der Stressfreiheit.

Das Bedürfnis der Seele ist Stressfreiheit.

Der richtige Lebensplan beinhaltet keinen Stress, er kann zwar auch dramatisch werden, aber er ist stets auf Harmonie mit der Welt angelegt. Um sie zu erreichen, gilt der Grundsatz: *Minimum an Aufwand, Maximum an Wirkung.* Die Umsetzung jedoch ist nicht leicht, denn das Leben besteht aus vielen Aufs und Abs. Wer sich dabei von seinem Lebensplan zu weit entfernt und mit der Reaktion auf veränderte Bedingungen zu lange wartet, verliert seine Handlungsfähigkeit und wird gelebt. Da passieren dann die Unfälle, Krankheiten und sonstige Schicksalsschläge, die das aktuelle, vermeintlich richtige Konzept zu Fall bringen.

Ich habe das am eigenen Leib erfahren: Als ich 1981 von dem Dach meines Hauses stürzte und anschließend mit einer Querschnittslähmung in der Klinik lag, war mein falscher Lebensplan mit einem Mal geplatzt. Meine Seele erzwang die Trennung aus einer Lebenssituation, zu der ich mich nicht freiwillig entscheiden konnte. Erst mit der Todesangst im Hagel-Gewitter auf dem Flug mit dem Rettungshubschrauber in die Querschnittsklinik und der Diagnose *lebenslänglich Rollstuhl* hatte ich einen unausweichlichen Grund, umzudrehen. Wäre ich in dieser katastrophalen Lage noch immer nicht von meinem bis dato verfolgten Lebenskonzept abgerückt, säße ich wahrscheinlich heute im Rollstuhl. Nur indem ich alles daran setzte, meinen Lebensweg (wieder)zufinden, konnte die Heilung einsetzen.

Als ich die Klinik ein Jahr nach meinem Unfall auf zwei Beinen verließ, hätte ich allerdings auch sagen können, ich mache jetzt mit meinem alten Lebenskonzept weiter. Ich hätte mich mit meiner damaligen Frau wieder zusammentun können, wir hätten das Haus behalten und von unserer darin eingerichteten Kneipe gelebt. Das jedoch wäre ein fundamentaler Vertrauensbruch gegenüber meiner Seele gewesen. Wie schon in meinen vorausgegangenen Büchern beschrieben, konnte ich ja nur deshalb wieder laufen, weil ich meiner Seele fest versprochen hatte, dass ich nach dem Klinikaufenthalt ein komplett anderes Leben führen würde. Hätte ich nun gesagt: »Ich kann ja ›Gott sei Dank‹ wieder laufen, also kann ich auch mein altes Leben fortsetzen«, wäre es sicherlich zu einer weiteren Katastrophe gekommen.

Obwohl ich zum Zeitpunkt meiner Entlassung noch nicht wusste, warum ich wieder laufen konnte (niemand konnte mir erklären, wie meine sogenannte Spontanheilung zustande gekommen war), so wurde mir doch hundertprozentig klar, dass es kein Zurück gibt. Hätte ich die meiner Seele versprochene Ladakh-Reise wegen zu großer Schwierigkeiten fallen gelassen, wäre ich nicht dem Dalai Lama begegnet und so weiter, und so fort. Ich trennte mich von meinem alten Leben also nicht aus Lieblosigkeit, sondern um meiner Seele zu folgen, das heißt um meine Entwicklung fortzusetzen. Heute kann ich sagen: Mein Unfall hat dafür gesorgt, dass mein alter Lebensplan nicht mehr funktionierte. Hätte ich an ihm festhalten wollen (auch nur als Wunsch) und hätte bedauert, dass ich das alte Leben nicht mehr leben kann, wäre ich ein

Pflegefall geblieben. Ich hätte meine Krankheit als Schicksalsschlag genommen und nicht als Entwicklungsmotor.

Meine Seele gab mir schon vor dem Unfall genug Hinweise, umzukehren: Es war nicht nur der Heuschnupfen. Ich hätte es beispielsweise als Warnung verstehen müssen, dass das Baugerüst, auf dem ich auf der sechsten Etage gerade mit meinen Renovierungsarbeiten beschäftigt war, sich von der Hauswand löste. Als würde sich die Sekunde in diesem Moment bis ins Unendliche ausdehnen, realisierte ich, dass das gesamte Gerüst zur Straße kippte, auf eine offene Stromleitung zu. Instinktiv warf ich mich zur Hausseite und konnte mich dort irgendwie an den Giebel klammern, sodass das Gerüst in seinen Stand zurückfand und mein gellender Schrei die Hilfe des Nachbarn mobilisierte.

Diesen Beinah-Unfall registrierte ich damals nicht als Seelenbotschaft in der Weise, dass ich vielleicht einmal mit diesen Renovierungsarbeiten aufhören sollte, die mich schon viel zu lange, fünf Jahre meines Lebens, beschäftigten. Nein, für mich wie auch für meinen Nachbarn war das lediglich ein Haken-Problem. Ich hatte einfach zu schwache Haken für die Verankerung des Gerüstes verwendet, die ich daraufhin mit langen Haken ersetzte, um dann selbstzufrieden sagen zu können: »Das Gerüst wirft so schnell nichts mehr um.«

Hätte mir damals jemand gesagt: »Überlege doch mal, was dir deine Seele mit dieser Beinah-Katastrophe sagen möchte«, ich hätte ihn für verrückt erklärt. Solch grundsätzliche Fragen tauchten auch in meiner Beziehung nicht auf, nicht einmal dann, als unser Kind bei der Geburt starb. Auch das war nur ein »äußeres« Problem, in diesem Fall ein Kunstfehler des behandelnden Arztes. Dieser wollte die Tagesschau nicht verpassen und war deshalb ärgerlich darüber, dass unser Kind so langsam auf die Welt kam. Ohne Absprache setzte er die Saugglocke an und gab dabei zu viel Gas (Saugkraft), wodurch unserem kleinen Jungen der weiche Kopf so in die Länge gezogen wurde, dass darin Blutgefäße platzten, woran er drei Tage später starb. Ich verklagte den Arzt, was ich besser hätte bleiben lassen sollen, denn ich bekam eine Gegenklage wegen Verleumdung und musste ganz schnell einen Rückzieher machen.

Mit dieser Auseinandersetzung kompensierte ich meine Traurigkeit und die meiner damaligen Frau und Mutter des Kindes gleich mit. Wir haben nie über die Seelenbotschaft dieses Todes gesprochen. Die Seele gibt es für mich erst, seit ich die ganze Geschichte meiner Heilung in meinem Buch *Unterwegs in die nächste Dimension* aufgeschrieben und mir damit bewusst gemacht habe. Vorher konnte ich über Querschnittslähmung nicht sprechen und machte um jeden Rollstuhlfahrer einen großen Bogen. Jetzt habe ich keine Berührungsängste mehr, denn ich konnte meinen Fall klären – erklären.

Sein Weltbild ändern

Albert Einstein sagte: »Gott würfelt nicht.« Damit drückte er aus, dass es in diesem Universum keinen Zufall gibt. Das Gesetz von Ursache und Wirkung gilt universell und ausnahmslos. Niemand wird »zufällig« krank oder gerät zufällig in einen Unfall. Es kann durchaus sein – und leider sogar sehr oft –, dass wir die Ursache einer Wirkung nicht (sofort) erkennen. Deshalb aber zu behaupten, für das Phänomen (die Wirkung) gäbe es keine Ursache, ist Unsinn. Auch Materialisten kennen und akzeptieren das Gesetz von Ursache und Wirkung, doch sie akzeptieren dabei keine geistigen Ursachen. Ihr Denken setzt erst ein, wenn sich bereits etwas materialisiert hat. Geistige Ursachen werden verneint oder in den Bereich der Spekulation verwiesen. Die Ursache eines Heuschnupfens beispielsweise liegt dann im Überangebot an Graspollen. Das reicht als Ursache natürlich nicht, denn sonst hätte ja ein Bauer, der den ganzen Tag über Heu häckselt, ebenfalls Heuschnupfen.

Das materialistische Argument lautet, der eine habe ein besseres Immunsystem als der andere. »Immunsystem« ist im wissenschaftlichen Sinne aber eine ebenso unbeweisbare Kategorie wie »Seele«. Bei beiden Begriffen handelt es sich lediglich um Hypothesen. Für deren Evidenz stellt man eine Kausalität her, die sich selbst bestätigt, weil sie auf nichts fußt, was man mit den fünf Sinnen wahrnehmen könnte. Es kommt also nicht darauf an, ob etwas objektiv existiert (so etwas gibt es ohnehin nicht), sondern nur darauf, ob der Begriff eine Struktur, und damit einen Handlungsspielraum bietet, mit dem eine bestimmte Entwicklung möglich ist.

Mir selbst bietet für die Entwicklung zur Heilung der Begriff »Seele« wesentlich mehr Handlungsspielraum als der Begriff »Immunsystem«. Denn die Seele besitzt weitaus größere Fähigkeiten als ein Immunsystem; außerdem fällt es leichter, mit der Seele zu kommunizieren als mit dem Immunsystem, weil die Seele sich gerne personalisieren lässt.

Der Materialist lehnt die Kategorie Seele ab, weil sie ihm zu viele geistige Aspekte beinhaltet. Er hält sich, wie im Fall Heuschnupfen, an den Begriff Immunsystem. Die Idee, ein Immunsystem zu stärken, besteht in der Medizin wie auch in der Erziehung darin, die Wesen (sprich Zellen und Menschen) abzuhärten. Mit anderen Worten: Sie werden gezwungen, etwas zu akzeptieren, was sie von ihrer Seele (oder von ihrem Wesen) her nicht mögen, was nicht ihrem natürlichen Bedürfnis entspricht. In meinem Fall führte das zu keinem Erfolg. Es mag Menschen geben, bei denen funktioniert eine solche Desensibilisierung, vielleicht haben sie dieses Erziehungskonzept von früh an akzeptieren müssen. Wenn bei ihnen dann der Arzt mit diesem Konzept die Schleimhäute zwingt oder abstumpft, Graspollen zu akzeptieren, dann mag dies in einem gewissen Rahmen sogar funktionieren. Diese biochemische Methode ermöglicht es einem jedoch nicht, den Heuschnupfen zu heilen, indem man lernt, in seiner Mitte zu bleiben und sich rechtzeitig gegenüber Interessen abgrenzt, die einem nicht guttun.

Wer sich wandeln will, muss zunächst wissen, wo er sich derzeit befindet, sonst spürt er die Veränderung nicht und weiß nicht, wo er beginnen soll. Vielleicht ist einem nicht mal klar, durch welche Brille man sich und die Welt betrachtet, das heißt welches Bewusstsein man besitzt. Man wird sich dessen meist nur rückblickend bewusst. Erst wenn man ein neues Verhalten praktiziert, wird einem klar, auf Grund welchen Bewusstseins man sich vorher verhalten hat. Wollen wir uns aber bewusst weiterentwickeln, lohnt es sich, zunächst eine Bestandsaufnahme des Ist-Zustandes zu machen.

Dafür genügt ein Blick in den Arzneischrank. Alles, was sich darin befindet, repräsentiert das materialistische biochemische Menschenbild – egal wie spirituell man sonst schon ausgerichtet ist. Alle diese Medikamente erhalten ihren Sinn nur dadurch, dass zumindest ein Teil des eigenen Denkens so weit an sie glaubt, wie man sich selbst bzw. seine Zellen als eine Art chemisches Labor betrachtet, in dem Substanzen gemixt und kombiniert werden, die das Befinden regulieren. Mit diesem Menschenbild wird der Glaube bedient, dass Denkprozesse (geistige Tätigkeiten) und chemische Prozesse losgelöst voneinander geschehen könnten.

Zu dieser Vorstellung kommt hinzu, dass sie meist auch noch die Annahme beinhaltet, chemische Prozesse seien den geistigen Prozessen (dem Denken) übergeordnet, das heißt, dass die Chemie im Körper unabhängig vom Denken wirkt. Das gibt dem materialistischen und dem dazugehörigen chemischen Menschenbild eine enorme Position in der Hierarchie des eigenen Seins. Doch wenn das Denken der Chemie untergeordnet sein soll – wer wäre dann der Chef der Chemie?

Um diese Frage zu beantworten, besitzt man mit einem materialistischen Weltbild keine Kompetenz. Entweder man mystifiziert die Antwort und begnügt sich mit dem pauschalen Begriff »Gott«, oder man kapituliert vor dem sogenannten Fachwissen, sodass man gar nicht erst anfangen muss, sich darüber schlauzumachen, was die Chemie im Körper alles anrichtet. Ich nehme einfach das, was angeboten wird, und ob mir das guttut oder ob es mich krank macht, ist nicht meine Verantwortung. An der Feinjustierung des eigenen materialistischen Menschenbildes beteiligen sich viele Berater, sodass man eigentlich permanent überfordert ist und deshalb einfach das annimmt, was man für gut hält. Dass das »gut« sich jeweils nach dem Menschenbild richtet, das man in sich trägt, ist einem normalerweise nicht bewusst. Davor sind auch die Fachleute nicht gefeit. Der Arzt beispielsweise muss seinem Pharmavertreter und den Expertisen, die dieser mitbringt, einfach glauben. Man glaubt dem anderen aber nur das, was sich mit dem eigenen Menschenbild verträgt.

Jeder glaubt nur dem, der sein Menschenbild teilt.

Zu jedem Menschenbild gehören Meinungsmacher. Die Meinungsmacher des materialistischen, biochemischen Menschenbildes sind der Wissenschaftler und der Arzt. Um ihre Autorität zu erhöhen, entpersonalisiert man sie und spricht nur von der Wissenschaft und der Medizin. Dass beide auch nur Religionen sind, verneinen sie tunlichst, um ihre Vormachtstellung nicht zu riskieren. Auch wenn beide regelmäßig zugeben müssen, dass sie sich geirrt haben – sogar bei den fundamentalen Erkenntnissen und bei den sogenannten Gesetzmäßigkeiten –, so besitzen sie dennoch den höchsten Rang im westlichen Glaubenssystem.

Aber auch die Wissenschaft entwickelt sich weiter. Es gibt mittlerweile sogar für das geistig-seelische Menschenbild wissenschaftliche Erklärungen in der Quantenphysik, der Neurobiologie, des Global Scaling, der Biologie, der Kognitionswissenschaften und der Gehirnforschung. Diese Erkenntnisse sind nur noch nicht tonangebend.

Es existieren unendlich viele Wege, um sein Bewusstsein weiterzuentwickeln. Und der am meisten genommene Weg ist der über die eigenen Schmerzen. Theoretisch gelangt man nur schwer zu einem anderen Glaubenskonzept. Das gilt auch für Heilberufler. Sie werden ihren Beruf erst dann auf ein anderes Menschenbild abstellen, wenn sie sich selbst gemäß dem geistig-seelischen Menschenbild wenigstens ein Mal schon erfolgreich geheilt haben und/oder ihre anderen Probleme erfolgreich durch einen Bewusstseinsprozess lösen konnten. Diese Heilberufler finden für die Praxis mit ihren Klienten im Kapitel *Andere im Selbstheilungsprozess begleiten* (S. 116 ff.) Erläuterungen, wie sie *Mental Healing* erlernen und anwenden können.

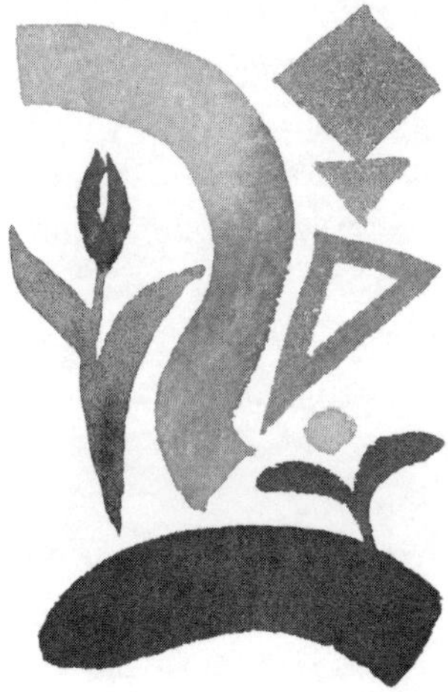

Die Praxis der Selbstheilung

Seelenschreiben®

In diesem Teil des Buches werden Sie nun die Praxis der Selbstheilung näher kennenlernen und auch praktische Erfahrungen machen können. Ein zentrales Element im *Mental-Healing*-Prozess ist das *Seelenschreiben*, dessen Anwendung ich auf den folgenden Seiten im Detail beschreibe. *In dieser Anleitung wechsle ich in der Anrede auf das Du*, das ich auch in meinen Seminaren verwende. Denn wenn es um unsere Schmerzen geht und die großen Probleme, die wir (bisher) nicht lösen können, befinden wir uns in einem sehr persönlichen Bereich, in dem das distanzierte Sie wenig Mitgefühl aufkommen lässt.

Suche dir für deinen Heil- bzw. Lösungsprozess ein aktuelles heftiges Problem (wir nennen es Projekt) aus, das du gelöst haben möchtest. Es spielt keine Rolle, ob es sich dabei um ein körperliches, Beziehungs-, Arbeits- oder finanzielles Projekt handelt. Für alle Projekte ist die Heilungsmethode *Mental Healing* im Prinzip gleich.

Beginne damit, egal ob als Erwachsener oder Teenie, alles aufzuschreiben, was *genau* es war, das dich verletzt oder beleidigt hat. So hast du zunächst einmal auf dem Papier stehen, was überhaupt das Projekt (Problem) ist. Es lassen sich nicht alle Projekte auf einmal lösen. Du musst dir angewöhnen, deine unterschiedlichen Baustellen nacheinander zu bearbeiten, sonst stehen irgendwann nur unfertige Bauruinen in deinem Leben herum, und du verlierst die Lust und das Zutrauen, dich auf geistige Art mit *Mental Healing* glücklich und gesund zu machen oder dafür zu sorgen, es auch zu bleiben.

Schreibe auch die Momente auf, die dich verletzt oder gekränkt haben, die nicht mehr zu ändern sind, weil die Person, um die es dabei geht, vielleicht nicht erreichbar ist oder von dir gar nichts wissen will oder vielleicht auch schon gestorben ist, oder was auch immer.– Schreibe alles so auf, als würde es *jetzt* gerade, *in diesem Moment* passieren. Es ist absolut wichtig, immer in der Gegenwartsform zu schreiben, egal wann die Szene so oder ähnlich stattgefunden hat. Außerdem schreibst du alles, was in der Szene gesprochen wurde, in direkter Rede, also wörtlich auf; das heißt, nicht in der dritten Person, sondern immer nur in wörtlicher Rede. Das ist ungewohnt, aber für den Heilungsprozess unbedingt notwendig. Du wirst es später selbst spüren, dass nur diejenigen Texte Kraft und Authentizität besitzen, die im Hier und Jetzt abgefasst wurden. Deshalb legst du den beteiligten Personen ihre Worte in der Ich-Form in den Mund.

Verzichte auf allgemeine Beschreibungen in der dritten Person, wie zum Beispiel: »Er verhält sich komisch.« Das ist viel zu ungenau. Schreib auf, was die Person wörtlich sagt und genau macht. Auf diese Weise bist auch du als Schreibender und Lesender unmittelbar im Geschehen. Das Verhalten ist dann nicht »komisch«, »verklemmt« oder sonstwie, sondern die Person sagt etwas wie: »Ob aus dir noch mal was wird?«, oder was auch immer. Am besten lässt du die beteiligten Personen so sprechen, wie sie damals gesprochen haben – also gegebenenfalls auch im Dialekt. Es gibt keine Zweifel, ob das, was du schreibst, auch wahr war. Deine Wahrheit ist die einzige Wahrheit. Und so, wie dir eine Begebenheit vorgekommen ist bzw. sie dir jetzt vorkommt, wenn du daran denkst, so schreibst du sie auch auf – ohne sie zu kommentieren.

Das ist meine Methode *Seelenschreiben**. Man schreibt quasi intuitiv. Das heißt: Nicht ICH schreibe, sondern ES schreibt. Man konzentriert sich lediglich darauf, dass man aus der Szene, die man am »Schlafittchen« hat, nicht aussteigt. Es geht darum, dranzubleiben, egal wie bruchstückhaft oder seltsam die auftauchenden Bilder im Innern einem vorkommen mögen. All das gehört zur intuitiven Recherche nach dem Schmerzbild, das mit dem Seelenschreiben ans Licht kommt.

Beim Schreiben darf dich niemand stören und niemand dich fragen, was du da schreibst. Selbst wenn du jemanden hast, der oder die

* Diese Methode ist auch in meinem Buch *HEILUNG – Das Wunder in uns* ausführlich beschrieben. Im vorliegenden Buch gibt es zusätzlich viele Beispiele und Erklärungen zum Seelenschreiben.

dein Vertrauen genießt, erzähle zunächst nichts, sondern schreib alles auf. Erst danach lies dieser Person vor, sofern zu ihr ein wirklich offenes Verhältnis besteht und sie dir helfen möchte, deine Lage zu verbessern. Du erhältst dadurch die Möglichkeit, nicht nur selbst, sondern durch den Blick des anderen deine Erfahrung zu reflektieren. Dafür dient das Aufschreiben. Auch wenn es niemanden gibt, dem man seinen Seelentext vorlesen könnte: Schon das eigene Sich-wieder-Vorlesen (wenn möglich, laut) bringt Erkenntnisse, zu denen man durch reines Nachdenken oder Erinnern niemals gekommen wäre.

Du kannst deiner Seele eine Stimme geben, ihr deinen Arm und den Stift leihen und sie schreiben lassen. Da nicht du schreibst, sondern du *schreiben lässt*, lässt du dir auch gleich deine Fragen beantworten. Du denkst nicht, du fragst nur und schreibst deine Fragen genauso mit wie die Antworten – egal, was sie beinhalten. Du verlangst von deiner Seele nicht, dass sie sich vernünftig äußert, sodass du sofort verstehst, was sie meint. Selbst wenn dein Verstand meint, dass sie den größten Blödsinn schreibt – oft kommt das Verständnis erst später beim Vorlesen und/oder bei mehrfachen schriftlichen Nachfragen.

Du kannst diesen Dialog mit deiner Seele viele Seiten lang führen – so lange, bis alles klar ist, was dich betrifft. Du musst dabei nur so ungestört und frei sein, dass du dich so äußern kannst, wie es gerade kommt: lachend, weinend, schreiend, schimpfend oder wie auch immer. Keiner darf daran Anstoß nehmen. Wenn es mal kräftiger zugehen muss und du Sorge hast, dass du unangenehm auffällst, dann schreie in ein Kissen oder geh raus und schreib im Wald oder auf einer Wiese weiter, wo du dich benehmen kannst, wie es dir gefällt. Auf jeden Fall soll alles aufs Papier, was dich bekümmert; auch die verwunderlichsten, seltsamsten Geschichten, die mit deinem derzeitigen Leben überhaupt nichts zu tun zu haben scheinen; wenn du sie vor deinem inneren Auge siehst und sogar noch einmal »erlebst« – dann bring sie aufs Papier.

Selbst wenn du denkst, das ist doch alles nur ausgedacht, dann sage dir: *Fantasie ist die Summe aller Leben*, und somit kann der Mensch sich nichts wirklich ausdenken. Jede Geschichte, die aus deinem Inneren aufsteigt, hat eine Bedeutung, du musst sie dir nur genau anschauen und darauf achten, nicht von einer Geschichte zur nächsten zu springen. Bleibe bei der einen, die sich zu deinem Projekt (Problem) in dir gezeigt hat, auch wenn dir zunächst nur ein Bild von ihr in deinem Kopf entstand. Es ist wie ein Puzzle, das du zusammensetzt. Allerdings hast du keine Vorlage und keine Ahnung, was am Schluss dabei herauskommt. Du siehst vielleicht irgendetwas, was du nicht einordnen kannst. Schreib es dennoch auf und hinterfrage es; schau, was als Nächstes kommt, schreibe auch das auf, und hinterfrage es erneut. Du musst wissen wollen, was war, was kommt, wo du bist, wer mit dir ist: Bist du Mann oder Frau, wie alt, drinnen, draußen, Winter, Sommer? Du willst es genau wissen.

Du kannst einen ganzen Roman schreiben, aber frage dich dabei immer wieder: »Was hat diese Geschichte mit dem zu tun, worunter ich heute, in diesem Leben leide? Was hat sie mit dem Projekt (Problem/Symptom) zu tun, das ich mir für diesen Prozess vorgenommen habe?« Auf diese Weise wirst du ganz bald Geschichten, Begebenheiten und sehr genaue Szenen in diesem und/oder einem anderen Leben finden, die einen bisher ungelösten Konflikt beinhalten, der dir bis heute Probleme, Sorgen, Kummer und Schmerz bereitet. Diese Szene ist dann das, was wir im *Mental Healing* das *Schmerzbild* nennen. Wenn du dieses Bild im Bewusstsein hast, also klar vor dir siehst und weißt, was da mit dir oder durch dich passiert ist, dann ist dies das Material für deine Heilung bzw. Lösung deines Problems.

Transformation durch Umschreiben

Wenn du das Schmerzbild durch *Seelenschreiben*® gefunden hast, beginnst du mit der Heilung durch »Umschreiben«. Du liest alle deine Texte noch einmal genau durch, und wenn dir dabei noch mehr Details klarwerden, fügst du sie in den Text mit ein. Es ist deshalb von großem Vorteil, den per Hand geschriebenen Text wörtlich (mit allen Unzulänglichkeiten) mit dem Computer abzuschreiben, und währenddessen (mit einer anderen Typen-Farbe) die Texte zu ergänzen.

Dadurch verdichtet sich der Selbstheilungsprozess mehr und mehr und wird dadurch immer wirkungsvoller. Je genauer die verletzende Szene in der Gegenwart und in wörtlicher Rede aufgeschrieben ist, desto gründlicher kann die Heilung erfolgen. Diese beiden Stil-Arten – *wörtliche Rede und Präsens* – sind auch für die Wirksamkeit der Umschreibung *von höchster Wichtigkeit.* (Intuition kennt keine Zeiten.)

Umschreibung bewirkt die Imagination einer neuen Wirklichkeit, mit der die alte verletzende Wirklichkeit von einer heilsamen Erfahrung rückwirkend ersetzt wird. Dazu der wichtige Hinweis: Umschreibung bedeutet nicht, etwas zu um*schreiben*, sondern es *um*zuschreiben! Das sind zwei völlig gegensätzliche Vorgehensweisen mit ein- und demselben Begriff, der nur durch eine unterschiedliche Betonung deutlich macht, was gemeint ist. Etwas zu um*schreiben* bedeutet, drumrumzureden. Etwas *um*zuschreiben hingegen heißt, der Angelegenheit einen völlig anderen Verlauf zu geben. Bei der Um*schreibung* ändert sich nichts, bei der *Um*schreibung jedoch alles.

So genau und so wirklich, wie die Leidensgeschichte ausgefallen ist, so wirklich wird nun auch die Umschreibung in eine Glücksgeschichte. Diese Geschichte entsteht jedoch nicht separat, so als hätte es die Leidensgeschichte nie gegeben – nein, du lässt die Leidensgeschichte sich so weit entwickeln, bis für dich das Leid zu viel wird. Und genau an diesem Punkt beginnst du, dich zu wehren, dir Respekt zu verschaffen, den Peiniger in seine Schranken zu verweisen, ihm klarzumachen, dass er jetzt *sofort und augenblicklich* mit seinem unerträglichen Verhalten aufhört. Egal, welche Begründungen er für sein verletzendes Verhalten hervorbringt (denn das ist alles zu verstehen – oder auch nicht), du sagst ihm jetzt auf dem Papier ganz klar, wo seine Grenzen liegen.

Sollten die Widerstände zu mächtig sein, dann ist dies lediglich ein Aspekt mehr in deiner Geschichte, für den du ebenfalls noch eine Umschreibung findest. So, wie es einmal geschehen war, darf es jedenfalls nicht bestehen bleiben, denn das macht krank. Alles, was in deiner kreativen Macht und Fantasie liegt, wird deshalb eingesetzt, damit dieser alte verletzende Horror ein für alle Mal für dich beendet ist.

Schreib auch auf, was die Übeltäter zu ihrer Entschuldigung vorzubringen haben. Du hast ja Zeit und auch Verständnis, aber du hast kein Verständnis dafür, wenn sie sich nicht jetzt und sofort ändern. Können sie es nicht oder wäre deiner Versöhnung damit nicht gedient, kannst du auch Rache an ihnen üben und sie bestrafen, so, wie es dein Gerechtigkeitsgefühl verlangt. Bedenke nur dabei, dass du selbst nicht zum Mörder werden willst, denn das würde dich auf Dauer wiederum nicht glücklich werden lassen. Wehr dich also so, dass du einerseits deiner Unterdrückung, deiner Misshandlung und deiner Demütigung endlich genügend Ausdruck verleihen kannst, und andererseits so, dass sich deine Wut voll und ganz austoben kann. Am Schluss aber muss der Dämon, der dich gepeinigt hat, befriedet sein.

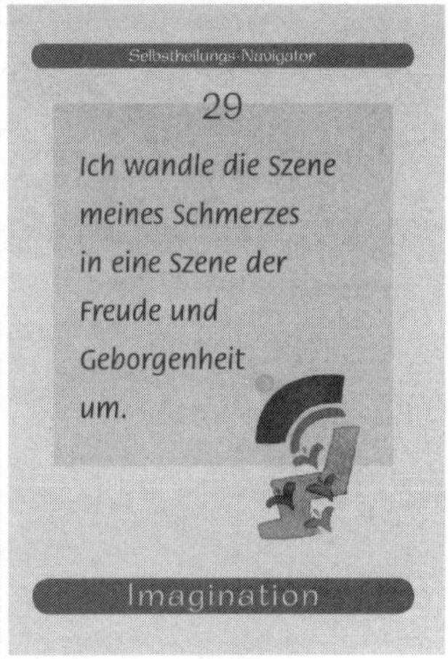
Selbstheilungs-Navigator
29
Ich wandle die Szene
meines Schmerzes
in eine Szene der
Freude und
Geborgenheit
um.
Imagination

Denn auch ein Dämon, Verbrecher, Kinderschänder – jeder hat ein Herz, und dieses Herz muss am Ende deiner Umschreibung auch dein Peiniger in sich gefunden haben; möglicherweise stellt sich dann heraus, dass auch er nur »ein ganz armer Hund« war, aber das gilt nun nicht mehr als Entschuldigung für brutales, menschenverachtendes Vorgehen. Gelingt die Umschreibung, ist dieser Mensch am Ende aus Einsicht und Reue geläutert und bittet dich in deiner Aufzeichnung inständig um Verzeihung für alles, was er dir angetan hat. Er gelobt ab sofort, sich zu ändern. Wenn er das nicht kann oder wenn ihm das zu leicht fällt, dann setze ihn in der von dir beschriebenen Szene der sozialen Ächtung aus. Mache in deiner Imagination sein Verbrechen öffentlich bekannt. Jeder soll sehen, was er dir zuleide getan hat. Sollte dies irgendjemandem in deinem Umfeld peinlich sein, dann ist jetzt die Stunde gekommen, auch damit auf deinem Papier abzurechnen, bis sich die anderen voll und ganz hinter dich stellen und für dich lautstark Partei einnehmen. Schreib alles auf. Es ist deine Heilung.

Am Schluss, wenn du die Entschuldigung deines Peinigers annehmen kannst, weil sie echt ist, dann hast du deine Heilung geschafft. Alles, was du je erleiden musstest und zu deinem heutigen Problem geführt hat, ist nun transformiert und befriedet. Eine völlig neue Beziehung ist zu dem ehemaligen Täter entstanden, denn auch dieser Mensch hat eine Seele, die er durch deine Umschreibung schließlich entdeckt hat.

Am Ende erhält die geläuterte Wirklichkeit sogar noch Humor. Das neue Leben muss Spaß machen. Du darfst dich freuen, du darfst witzig sein und alle anderen Beteiligten in der Szene auch. Du gönnst die durch deine Imagination (ausgedachte) entstandene Heilung allen, die dir Pein zugefügt haben. Du hast dich und sie von allem Schlechten befreit. Es bleibt nichts übrig, was noch an das alte Schicksal erinnern könnte, es verschwindet im Lachen über die neue, selbst erschaffene Wirklichkeit. Lachen ist die beste Medizin. Denn Lachen besitzt eine Frequenz, die unmittelbar Synapsen bildet, die bei den bisher im Groll, in Angst und Schrecken gelebten Zellen eine Information, das heißt eine Schwingung verbreiten, die sie zu völlig neuem Leben erwecken.

Entscheidend ist, dass du selbst diesen Prozess vorwärtstreibst. Du legst beim Schreiben deinen Peinigern die befreienden Sätze in den Mund, lässt sie handeln, wie du es für dein Glück brauchst. Wenn du es nicht tust, ändert sich nichts. Es ist *dein* Selbstheilungsprozess, die Peiniger helfen dir dabei nicht. Du überprüfst in deinem Gefühl, was erforderlich ist, damit du von allem Leid, aller Verletzung, allem Groll, dem ganzen Hass, von allem, was dich je geärgert und kleingemacht hat, und allem, was du nie hättest verzeihen können, vollständig befreit bist.

Wenn du dieses Umschreiben komplett vorgenommen hast, wird sich das Symptom verabschieden, denn seine Botschaft ist angekommen. Der Frieden ist hergestellt. Die Liebe obsiegt.

Schmerzbild und Versöhnung

Verständlicherweise kann eine Aussöhnung auch oberflächlich sein, ohne dass man genau weiß, was ausgesöhnt wird. Denn es ist gewiss nicht angenehm, sich das Verbrechen oder die Verletzung oder den Unfall, oder was immer es war, noch einmal ganz genau anzusehen und erneut zu erleben. Aber zumindest sollte klar sein, worauf sich die Versöhnung bezieht. Es handelt sich wohl kaum um eine echte Versöhnung, wenn man sagt: »Ich verzeihe dir«, sondern erst, wenn tatsächlich ein neues Verhalten gezeigt wird – ein Verhalten, das die Versöhnung schon beinhaltet. Ein solch neuer Charakter besitzt eine neue Qualität, und diese ist im Schnellverfahren nicht herzustellen. Doch selbst wenn es beim Umschreiben »nur« um eine imaginierte Versöhnung geht: Über diesen Punkt braucht man keinerlei Diskussion zu führen – das Verschwinden des Symptoms ist der Beweis dafür, dass die Versöhnung gegriffen hat.

Die Medizin, die diesen Prozess auf der geistig-seelischen Ebene nicht wahrnehmen kann, nennt solche Heilungen *Spontanheilung*. Doch jeder, der durch diesen Prozess gegangen ist, weiß, dass spontan nichts geheilt wurde. Beim Umschreiben bedarf es vielmehr eines hochkonzentrierten, bisweilen sogar sehr anstrengenden, intensiven Schreibprozesses. Er kann sich mitunter sogar über Tage hinziehen, bis die Umschreibung so konkret und so genau auf dem Papier vollzogen ist, dass dies eine vollständige Befreiung beinhaltet. Das ist Selbstheilung durch Eigenarbeit.

Arbeit ist es auch, vor der Umschreibung das Schmerzbild zu finden; es sich einzugestehen und sich die emotionale Qual des Wiedererlebens anzutun – all das hat mit spontaner Heilung wenig zu tun, aber sehr viel mit Bewusstseinserweiterung – mit Licht ins Dunkel bringen.

Der Prozess erscheint nur für denjenigen »spontan«, der meint, der Mensch sei ein materielles Wesen und bräuchte deshalb einen materiellen Input, um Wirkung erfahren zu können. Dass eine rein geistige Arbeit körperliche Wirkung erzielt, ist im materialistischen Weltbild nicht vorstellbar und daher auch nicht möglich. Also muss die Heilung durch eine Art »Wunder« passiert sein. Da es aber Wunder in der

Medizin nicht geben darf – denn wer sich wundert, gesteht ein, dass er etwas nicht verstanden hat –, wird eine solche nicht zu verstehende Heilung eine »Spontanheilung« genannt.

In der Medizin ist dies ein gerade noch geduldeter Begriff, denn man muss zur Kenntnis nehmen, dass Menschen auf medizinisch nicht erklärbare Weise gesund wurden und sie keinerlei materielle Zuwendung erhielten – so wie ich selbst bei meiner Querschnittslähmung. Mit dem Begriff »Spontanheilung« ist das unverstandene Kapitel einer »geistigen Heilung« oder einer »Heilung durch Bewusstwerdung« für die Medizin ad acta gelegt, und sie kann mit ihrem alten Menschenbild weiterarbeiten wie bisher.

Tiefenatmung

Um sich auf das Seelenschreiben einzustellen, ist die Tiefenatem-Übung das beste Mittel. Damit kann man in jeder Lage den sogenannten *Alpha-Zustand* verstärken: Dabei handelt es sich um den Zustand zwischen Wachbewusstsein und Schlafphase, um eine Art Dämmerzustand, in dem die Aktivität des Gehirns in einem Frequenzbereich zwischen 7 und 14 Hz liegt.

Auch zwischendurch, wenn einen der Prozess zu sehr mitnimmt, legt man mit der folgenden Übung eine bewusste Atempause ein:

Eine Hand wird entspannt und locker so auf den Unterbauch gelegt, dass der Daumen auf dem Bauchnabel liegt. Beim Einatmen sollte sich die Hand auf dem Unterbauch heben. Ist der Unterbauch wie ein Luftballon gut gefüllt, lässt man die Luft durch den leicht geöffneten Mund hörbar wieder entweichen. Um die Luftsäule zu spüren, können Sie mit der Hand den Unterbauch »ausdrücken«, gegebenenfalls ruckartig, wenn diese Verbindung zwischen Unterbauch und geöffnetem Ventil (Mund) noch nicht gut funktioniert. Das ist daran zu erkennen, dass sich beim Einatmen die Brust und sogar die Schultern bewegen. Bei der Tiefenatmung bleibt dieser Bereich vollkommen ruhig und entspannt.

Vielleicht ist auch die Kleidung um Taille und Hüften noch ein wenig zu lockern, damit die Tiefenatmung Platz hat. Hilfreich ist es auch, sich vorzustellen, dass die Luft über die Fußsohlen eingesaugt wird. Dadurch fühlen Sie sich mehr geerdet und lenken die Luft deutlicher in den unteren Bauchbereich. Ganz gleich, womit Sie sich innerlich gerade beschäftigen mögen: Lenken Sie Ihre Gedanken immer wieder diszipliniert zur bewussten Atmung. Atmen Sie ruhig und tief, ohne sich dabei anzustrengen.

Bei dieser ruhigen, entspannten Atmung dauert das Ausatmen vielfach länger als das Einatmen. Wenn der Unterbauch gut, aber locker gefüllt ist, wird die Luft nicht angehalten, sondern geht sofort über in das langsame Ausatmen. Gut ist es, dabei die Augen zu schließen und sich nur auf das Atmen zu konzentrieren. Das fällt leichter, wenn man laut ausatmet, weil sich dann das Gehirn über das Hörorgan mit dem Ausatmen identifiziert und nicht mit anderen Gedanken abschweift. Schon nach drei oder vier solchen langsamen, tiefen Atemzügen ist spürbar, wie die Gehirnfrequenz absinkt und den rationalen Bereich von über 15 Hertz verlässt.

Achten Sie aber darauf, dass die Frequenz nicht unter 7 Hertz fällt, denn dann schlafen Sie ein – und vorbei ist es mit dem *Seelenschreiben*. Wichtig bei dieser Übung ist, dass sich die Aufmerksamkeit auf die inneren Bilder richtet und nicht im Äußeren verweilt oder dort sogar zu suchen beginnt. Um nicht einzuschlafen, können Sie den Blick unscharf auf irgendein Ziel (z.B. eine Kerze) gerichtet lassen. Nach drei oder vier tiefen Atemzügen können Sie dann das Seelenschreiben fortsetzen. Es spricht nichts dagegen, diese Tiefenatmung mehrfach in den Prozess einzufügen.

Der Wille, gesund zu sein

Wenn Menschen gefragt werden, was ihnen das Wichtigste im Leben ist, antworten 80% der Bevölkerung: »Gesundheit«. Zugleich aber haben sie in dieser Frage die niedrigste Kompetenz. Das heißt, trotz aller Appelle der Gesundheitspolitiker sind die Menschen nicht in der Lage, Eigenverantwortung zu übernehmen – sie wissen schlichtweg nicht *wie.* Mit dem allseits propagierten, herrschenden Menschenbild ist dies auch nicht möglich. Unser größtes Projekt sollte es deshalb sein, unser Menschenbild zu ändern, das wir in uns tragen. Wie schon erwähnt, ist es aufgrund unserer Herkunft materialistisch geprägt. Aber wir merken immer öfter, dass sich mit diesem Bild viele Ziele nicht erreichen lassen, wie zum Beispiel das Ziel, gesund und glücklich zu sein und auch so zu sterben.

Diese Hoffnungslosigkeit, die sich in vielen gesellschaftlichen Krisen breitmacht, ist der ideale Zeitpunkt, sein Menschenbild weiterzuentwickeln in Richtung mehr Kompetenz, mehr Selbstständigkeit und mehr Handlungsfähigkeit.

Bisher erschien für manchen ein Wandel immer recht schwierig und aussichtslos, denn die Erfahrung lehrt: Kaum dass man sich wandelte, erkannte man, wie viel sich eigentlich wandeln müsste, damit man gesund und glücklich leben könnte. Vielleicht haben auch Sie schon diese Erfahrung gemacht. Doch die gute Nachricht lautet: Es muss sich bei anderen gar nichts wandeln, damit man sein Ziel erreicht, sondern nur das eigene Menschenbild. Das ist allein Ihre ganz persönliche Entscheidung, die von niemandem gefördert, aber auch von niemandem verhindert werden kann, außer von Ihnen selbst.

Manch einer denkt – oder verhält sich zumindest so –, er brauche nicht noch gesünder und glücklicher zu werden, als er es jetzt schon ist. Um diese Einstellung zu verwirklichen, gibt es viele Möglichkeiten. Es gibt aber auch die gegenteilige, krassere Haltung, mit der man sogar absichtlich kränker und unglücklicher werden will, als man es jetzt gerade ist, nach der Devise: »Es geschieht meiner Mutter ganz recht, dass es mich an den Fingern friert, weil sie mir keine Handschuhe kauft.« Man kann bei diesem Leitspruch die Mutter auch gegen Gott austauschen oder gegen das ungerechte Schicksal. In jedem Fall will man sich selbst auf diese Weise so schädigen, dass irgendwann doch jemand Mitleid mit einem bekommt. Dieses Verhalten hat immer einen sehr verletzten inneren Kern, der durch Seelenschreiben erst einmal offen gelegt werden muss. Dazu gehört aber der Wille, *jetzt und sofort* gesünder und glücklicher leben zu wollen und dafür die Verantwortung zu übernehmen. Solche Entschlüsse können in jeder Lage gefasst werden, sie brauchen keine besonderen Umstände, auch dann nicht, wenn man sich bereits vollständig in die Hände der Materialisten gegeben hat.

Heilung – warum nicht jetzt?

Wie kann ein solcher Entschluss ausgedrückt werden? Einige Beispiele: Formulieren Sie, was Sie sein möchten: Sagen Sie es laut und schreiben Sie es auf. Sie können den Entschluss auch singen, statt ihn nur zu sprechen; Sie können ihn malen, statt ihn nur zu schreiben und Sie können ihn tanzen, statt ihn nur zu singen: »Ich bin ein geistiges, mich selbst liebendes und selbst heilendes Wesen.«

Mit dieser Affirmation setzen Sie Ihren Bewusstseinswandel in Gang. Es ist ein großer, lebensverändernder Entschluss, der in der Lage ist, eine ganze Religion zu ersetzen. Eine Religion vertritt zwar auch ein spirituelles Menschenbild, aber sie übt zugleich auch massive Herrschaft aus. Dafür braucht sie eindeutig materialistische Glaubensanteile. Diese Verquickung von Befreiung und Machterhalt macht es schwierig, innerhalb einer Religion in seine spirituelle Entwicklung zu gehen. Mit der Affirmation »Ich bin ein geistiges, mich selbst liebendes und selbst heilendes Wesen« bleibt man frei von verabsolutierten virtuellen Welten, die in allen Religionen bestehen. In keiner Religion kann man sein eigener Guru sein. Dies ist zwar auch das Schwierigste im Leben, aber dafür ist es ein freies, authentisches, selbstbestimmtes Leben, für das jeder Mensch geboren ist.

Wenn Sie ein Menschenbild in sich tragen, dass keiner Materie anhaftet und alles Existierende als eine Folge geistiger Impulse erkennt, folgen Sie keinen Dogmen mehr. Geistige Impulse lassen sich nicht verabsolutieren, außer man erklärt sie zur allein gültigen Wahrheit, so wie viele Religionen es tun. Mit etwas innerlichem Abstand dazu lässt sich auch diese Verabsolutierung als geistiger Impuls erkennen. Der Geist ist frei und kann sich alles vorstellen, was er möchte. Wenn er sich etwas als die absolute Wahrheit vorstellen möchte, ist dies eine virtuelle, selbst erschaffene oder übernommene Vorstellung – mehr nicht.

Es geht deshalb nicht um die Frage »Was ist wahr oder falsch?«, sondern um »Was *betrachte* ich als wahr oder falsch?« Dies ist ein großer philosophischer Unterschied, denn demgemäß lässt sich über Wahrheit nicht mehr streiten – sie existiert objektiv nicht (mehr). Mit diesem geistigen Menschenbild kann Toleranz um sich greifen. Das Interesse für den anderen Menschen wächst. Neugierig versucht man nun zu verstehen: Was betrachtet diese Frau, dieser Mann oder dieses Kind als seine Wahrheit? Jeder hat seine eigene Wahrheit, und es ist nur gerechtfertigt, mitfühlend und auch notwendig, genau hinzuschauen, um die Wahrheit des anderen Wesens zu erkennen.

Mit dieser philosophischen Haltung können wir übrigens auch auf Tiere zugehen und wunderbare Kommunikationserfahrungen mit ihnen machen. Ein Tier spürt sofort, ob ich seine Wahrheit erfasst habe. Als Erstes sehe ich, wer ich für das Tier bin. Man muss einem Tier genauso wenig wie einem Menschen sagen, ob das Bild, das in seinem Kopf von ihm über mich existiert, stimmt oder nicht stimmt. Es stimmt immer, denn es ist das Bild, wie ich ihm erscheine, und von dort aus beginnt unsere Kommunikation. Bin ich mir bewusst, dass auch mein subjektives Gehirn so funktioniert, dann kann ich mein Bild vom Gegenüber modulieren: Dann brauche ich nicht zu denken: »Ach, was für ein süßer kleiner Hund«, sondern, wenn ich genau hinschaue, darf ich auch denken: »Oh, welch große Persönlichkeit!«, und mich entsprechend verhalten. Und schon verändert das Tier das Bild, das es von mir im ersten Moment auf Grund seiner Erfahrung mit solchen wie mich hatte. Wenn ich etwas Geduld und viel Feingefühl mitbringe, kann ich dies auch mit sehr menschenscheuen Tieren erleben.

Manche Menschen haben auch zu Pflanzen ein solch einfühlsames Verhältnis. Es heißt dann, sie hätten einen »grünen Daumen«. Dabei tun sie nichts weiter, als sich auf das Wesen ihrer Pflanze genauso einzustellen wie auf andere Wesen auch. Bei vielen mit einem grünen Daumen klappt das bei Pflanzen übrigens besser als bei Menschen, weil Pflanzen nicht so kompliziert sind.

Im Zusammenhang mit Pflanzen erfuhr ich eines Tages von einem ganz bösen Experiment: Da wollte ein Wissenschaftler wissen, ob Pflanzen auch Wesen sind, und hat deshalb seinen rauchenden Kollegen gebeten, mit seiner glühenden Zigarette seinem Gummibaum ein Loch in ein Blatt zu brennen, während er die Frequenz des Gummibaums mit einem einfachen Potentiometer maß. Der Frequenzausschlag war heftig. Nach ein paar Wiederholungen dieses eigenartigen wissenschaftlichen Experiments zeigte der Potenzometer schon denselben Ausschlag, wenn der Kollege nur bei der Tür hereinkam, bevor er die Blätter erneut malträtierte. Die Gewissheit, dass Pflanzen auch nur Wesen sind »wie du und ich«, erhielt der Wissenschaftler, als der Gummibaum den »Schrei« (Frequenzausschlag) schon ausstieß, als der Kollege draußen auf dem Parkplatz vorfuhr, der weder in Sicht- noch in Hörweite zum Gebäude war, in dem das Experiment stattfand.

Pflanzen sind Wesen wie du und ich.

Was lernen wir daraus? Wenn ich stets davon ausgehe, dass alle Wesen geistige Wesen sind, dann spielt sich auch alles auf der geistigen Ebene ab: So wie ich denke, so bin ich – und so ist die Welt und so ist mein Gegenüber und so ist alles.

Alles gespielt

Wie schaffen wir es, kraft unseres freien Geistes eine neue Wirklichkeit zu erschaffen? Ein gutes Beispiel ist der Schauspieler. Er hat immer denselben Körper, spielt aber ständig andere Wesen. Sein Körper, seine Materie scheint – bei einem guten Schauspieler – immer exakt das zu repräsentieren, was er geistig sich vorstellt zu sein.

Insofern ist ein Schauspieler ein Medium, der seinen Körper verschiedenen Seelen ausleihen kann – auch solchen Seelen, die von Autoren erfunden wurden. Je authentischer die Autoren ihre Charaktere erschaffen haben, desto mächtiger sind deren Seelen, die der Schauspieler in sich hineinlässt. Am mächtigsten sind jene Charaktere, die sich auf historische, real gelebte Wesen beziehen, die ihre Seelenbedürfnisse verwirklicht haben und in der Rolle des Schauspielers wiederauferstehen. Aber auch ausgedachte Charaktere sind so reich und so authentisch, wie der Autor seine eigenen Erfahrungen in diese Figuren hineingelegt hat.

Wenn ein Schauspieler etwas kann, was im Prinzip jeder kann, heißt das, dass wir ebenso gut ein anderer, eine andere Person sein könnten als die, die wir jetzt zu sein meinen. Jeder besitzt die Größe des Größten und das Kleine des Kleinkariertesten. Wir sind geistige Wesen. Der Körper ist nachgeordnet. *Bestimme deine Rolle, und du wirst sie ausfüllen.* Da es zu bestimmten Rollen auch ein bestimmtes Publikum gibt, wird sich, wenn man eine solche Rolle spielen möchte, auch das entsprechende Publikum einstellen. Man braucht zum Beispiel kein außerordentlicher Mensch sein, um ein Außenminister zu werden, man muss die Rolle nur annehmen und spielen. Es ist nicht schwer, ein Maler zu sein, wenn man sich in dieser Rolle vollständig akzeptiert und sich entsprechend inszeniert. Es ist nicht unnatürlich, die Rolle eines klassischen, liebevollen Großvaters oder einer Großmutter auszufüllen, wenn man die Rolle liebt. Es ist nicht unnatürlich, ein erfolgreiche/r UnternehmerIn oder ein/e SängerIn zu sein.

Vielleicht ist man bei seinem ersten Auftritt noch etwas unsicher. Dafür macht man sich vorher ein Drehbuch, in das man seine Rolle im Präsens und in wörtlicher Rede exakt so aufschreibt, wie man sich ausmalt, mit seiner Rolle glücklich zu sein und die Beteiligten auch. Das funktioniert, dafür muss man kein Berufsschauspieler sein.

Es geht dabei stets um die Hürde, von der materiellen Identität zur geistigen Identität zu wechseln. Wenn Ihnen die geistige Identität Ihres Seins selbstverständlich ist, dann können Sie sich die Rolle, die Sie spielen möchten, aussuchen. Auch solche Rollen, die Ihnen oder anderen zunächst vermessen oder lächerlich erscheinen. Je mehr Sie Ihre Rolle akzeptieren, desto selbstverständlicher füllen Sie sie im Geiste aus – ob Bettler oder König, ob Mörder oder Heiliger, ob Politiker oder Familienvater, ob geschätzter Angestellter oder gut bezahlter Arbeiter, jeder ist jeder. Mit der »*Als-ob*«-Haltung können Sie in jede Rolle schlüpfen und dabei Gefühle gewinnen, die Sie in jenem Wesen, das Sie »spielen« bzw. zu sein glauben, noch gar nicht kannten. Frappierend ist es beispielsweise, als Sehender in die Haut eines Blinden zu schlüpfen, und wenn es nur für ein paar Stunden ist. Danach besitzt man eine Erfahrung und Ehrfurcht vor dem Blindsein, wie sie kein Wort, Text oder Film je erreichen könnten.

Die Tatsache, dass wir geistige Wesen sind, besagt aber noch lange nicht, dass wir gute Wesen sind. Es besagt lediglich, dass sich alles geistig Vorstellbare mit genügend Energie auch entsprechend materialisieren, also verwirklichen kann. Am desolaten Zustand der Menschheit sieht man: Was mit Energie gedacht wird, realisiert sich auch.

Der Mensch hat noch nicht begriffen, dass er jeden Moment seine Rolle wechseln kann. Die materiellen Bedingungen dienen dabei nur als Requisiten der gewählten Rolle. Und die Requisiten bestimmen nicht die Rolle, sondern umgekehrt die Rolle die Requisiten. Beispiel: Wenn jemand eine fürchterliche Ehe in Armut lebt, dann ist auch das eine Rolle, die er angenommen hat und ausfüllt. Wäre ihm bewusst, dass er ein geistiges Wesen ist, könnte er sich hinsetzen und eine andere Rolle für sich ausdenken und niederschreiben, die er lieber spielen würde und dabei festlegen, wie seine Mitspieler sich verhalten. Es ist freilich Arbeit, bis man eine solche Rolle konzipiert und sich jede Mitspieler-Rolle überlegt hat und welche Requisiten dazugehören. Aber es ist die beste Methode, um sich aus seinem Elend zu befreien.

Bestimme deine Rolle, und du wirst sie.

Überlegen Sie: Welche Requisiten brauchen Sie, um die Rolle des Glücklichen, des gesunden Menschen vollständig einzunehmen?

Ohne das Bewusstsein von sich selbst als geistiges Wesen werden Sie nicht gesund sterben, und das wollen wir alle, um die besten Voraussetzungen für den ultimativen Rollenwechsel bei uns zu schaffen. Wiedergeburt ist für jeden ein Rollenwechsel, um sich weiterzuentwickeln. Mit einem neuen Namen, einem neuen Pass, oft auch mit dem anderen Geschlecht, meist auch mit einer neuen Mutter und einem neuen Vater – alles Indikatoren dafür, neue Erfahrungen zu machen, anhand derer man üben kann, ein besserer Mensch zu werden. Alles in allem: ein Neustart.

Wie neu, das bestimmt Ihr Bewusstsein, mit dem Sie Ihre bisherige Rolle verlassen. Betrachten Sie Ihr Leben als Rolle oder als mehrere

Rollen, die Sie mit diesem Körper und meistens mit dieser einen Pass-Identität spielen wollen: Dann besitzen Sie auch die Freiheit zu wählen, in welchem Film Sie Ihr nächstes Leben leben.

Karma

Um an dieser Stelle keine Illusionen aufkommen zu lassen: Das Bewusstsein ist in seiner Entwicklung immer an das gebunden, was es bisher glaubte. Man nennt dies auch *Karma*. Viele missbrauchen diesen aus der östlichen Philosophie stammenden Begriff als Determinismus, also als Aussage, das Leben sei vorherbestimmt, und niemand habe die Möglichkeit, sich die erwünschte Rolle selbst auszusuchen. Wenn dem so wäre, würde dies eine ebenso gravierende Einengung des Lebens bedeuten wie die Vorstellung, wir seien materielle, körperliche Wesen. Mit beiden Philosophien erfahren wir unser Leben als Schicksal, das uns keine Wahl lässt. Was also sollte man tunlichst unter Karma verstehen, um sich mit diesem Begriff das Leben nicht einzuengen?

Karma heißt auf Sanskrit: »Aktion, Handlung, Tat, Tun etc.« – Mein Karma ist demnach das, was ich tue. Mein momentanes Tun ist Ausdruck dessen, was ich bisher getan habe. Meine Zukunft ist Ausdruck dessen, was ich jetzt tue. Da das Tun immer mit dem Denken beginnt, hat das momentane Denken natürlich mit dem bisherigen Denken viel gemein und kann nicht willkürlich von ihm gelöst werden. Neues Denken baut stets auf dem alten Denken auf. Das ist das Gesetz vom Karma, und darin liegt sowohl die Vorbestimmtheit eines Schicksals als auch die Selbstbestimmtheit dieses Schicksals. Wenn Sie zum Beispiel bestimmen: »Ich will das glauben, was ich in diesem Buch lese«, dann bestimmen Sie Ihr Schicksal entsprechend dem Bewusstsein, das Sie sich beim Lesen aneignen. Genauso können Sie aber entscheiden: »Ich glaube nicht, was ich lese, meine Skepsis ist meine Sicherheit« – dann wird sich auch das realisieren.

Sollten Sie beschließen, Ihr Bewusstsein zu erweitern, bieten sich dafür die schriftlichen Übungen aus meinem Buch *HEILUNG – das Wunder in uns* an. Sie geben sich damit die Möglichkeit, eine neue Wirklichkeit zu kreieren. Dafür schreiben Sie die dazugehörenden

Dialoge, sodass Sie sie tatsächlich empfinden (siehe auch S. 88 ff.). Das gelingt oft nicht auf Anhieb, und es muss so manches Mal gefeilt werden, bis sie wirken und in Fleisch und Blut übergehen. Doch das ist dann Ihre Heilung.

All das kann gelingen, wenn Sie sich immer wieder klarmachen: Der Körper ist dem Geist nachgeordnet. Somit sind Sie in der Lage, die neue Wirklichkeit wahr zu machen. Wäre der Geist nicht Chef, wäre die neue Wirklichkeit nicht zu kreieren und das Gesetz der Handlung (Karma) nicht auszuführen. Die geistige Freiheit, sich auszudenken, was man will, ist die Basis für die Freiheit des Lebens mit der Möglichkeit, sein Schicksal selbst zu bestimmen.

Damit etwas zu einer Handlung werden kann, muss die Handlung zunächst im Bewusstsein angelegt werden. Bevor Sie also irgendeine neue Rolle in Ihrem Leben ausführen möchten, müssen Sie sie denken können – und zwar so genau und detailliert wie möglich! Erst in der konkreten Ausgestaltung einer Rolle wird sie zur Wirklichkeit, das heißt, erhält sie Glaubwürdigkeit und wirkt. Die erste Manifestation – noch bevor es zu einer Handlung kommt – ist das Skript. Die direkte Rede und die Gegenwartsform (Präsens) prägen den Text. Ihn dann in tatsächliche Handlungen umzusetzen, ist die nachgeordnete Leistung.

Geistige Freiheit ist die Basis, um sein Schicksal selbst zu bestimmen.

Äußerst hilfreich für den Start in eine neue (möglichst glücklich und gesund machende) Wirklichkeit ist ein »Drehbuch«. Damit vergeuden Sie keine Energie in hilflosen praktischen Versuchen, sondern kreieren Ihr Ziel. Schreiben Sie also zunächst den »Film« nieder, den Sie leben möchten. Damit bekommen Ihre Handlungen eine neue Ausrichtung. Anders ausgedrückt: Die Handlungen bekommen eine neue Matrix oder ein neues Muster, eine neue Schwingung. Diese Erlebnisqualität zu erschaffen ist die menschliche Kreativität, aus der Freiheit, Kompetenz und Selbstbestimmtheit hervorgehen. Sie lassen sich nun nicht mehr durchs Leben treiben, sondern kreieren es sich. All das beginnt immer im Geist.

Da diese Methode keinerlei Unterschiede macht, welches Leid es zu heilen gilt, ist das Anwendungsfeld grenzenlos. Die Grenzen der

Heilbarkeit liegen allein in den Bewusstseinsgrenzen des Betroffenen. Jedes zu heilende Leid – selbst dann, wenn die Umstände und Bedingungen eines Leids und/oder Symptoms bei zwei oder mehreren Wesen (Menschen wie Tieren) gleich erscheinen – ist nach *Mental Healing* immer ein individueller Einzelfall und muss für seine erfolgreiche Heilung individuell gelöst werden. Es gibt keine Symptome, die genau gleich zu behandeln wären.

Gemäß des körperlichen, biochemischen Menschenbildes der Schulmedizin müssen allgemeingültige Krankheitsbilder erstellt und gleichermaßen behandelt werden. Nach dem geistig-seelischen Menschenbild des *Mental Healing* muss für eine Heilung die individuelle, geistige Ursache einer Krankheit/eines Symptoms erkannt und gewandelt werden. Die Ursache einer Krankheit abstrakt und allgemeingültig zu beschreiben, kann zwar eine grobe Orientierung bieten, doch nachhaltige Heilung erfordert, den vorliegenden, persönlichen und ursächlichen Tatbestand eines Symptoms bewusst zu machen und dann »umzuschreiben«.

Bewusstseinswandel

Wie bin ich eigentlich auf *Mental Healing* gekommen? Wie schon in diesem Buch angedeutet, durfte ich es erleben in einem Bereich, in dem jede grobstoffliche Medizin aufgibt: bei einer kompletten Querschnittslähmung durch einen Sturz vom Dach meines Hauses aus 15 Metern Höhe auf Asphalt. Meine Geschichte ist hinreichend bekannt durch meine Bücher, Filme und Vorträge. Was die Medizin damals, 1982, als Spontanheilung bezeichnete, als ich nach einem Jahr die Querschnittsklinik auf zwei Beinen verlassen konnte, recherchierte ich anschließend in mehr als zwei Jahrzehnten in 14 Kulturen rund um den Globus. Ich wollte herausfinden, wie Spontanheilung funktioniert. Erst jetzt, nachdem ich das, was ich bei diesen Reisen herausgefunden habe, in ungezählten Fällen unterschiedlichster Erkrankungen – von unheilbar bis vererbt und chronisch – erfolgreich vermitteln konnte, schreibe ich dieses Buch. Es stützt sich ausschließlich auf die Heilungsprozesse, die in meinen Seminaren erfahren werden.

Physiologisch gab es keine Erklärung, weshalb meine Nerven im Rückenmark wieder zueinandergefunden hatten, da vielfache Computertomografie, Milografie und Sensibilitätstests und vor allem die eigene Empfindung den Unterkörper ab der Taille als tot registriert haben. Es musste sich also um ein Wunder handeln, als ich mich wieder bewegen konnte. Was ist ein Wunder? Etwas, das mein Denken nicht für möglich erachtete. Nachdem sich aber in über 20 Jahren intensiver Erfahrungen mit sogenannten Wundern aller Art mein Denken sehr stark verändert hat, ist das, was ich damals erlebte, für mich heute kein Wunder mehr. Mein Verstand kann es inzwischen erklären, und es ist machbar und wiederholbar. Dabei werden genau die Kriterien erfüllt, die die Wissenschaft an Tatsachen knüpft.

Bewusstsein verändert Materie.

Heute kann ich zusammenfassend sagen: Bewusstsein verändert Materie. Damit befinde ich mich in Übereinstimmung mit der modernen Physik. Das beruhigt und trägt dazu bei, nicht an dem Erlebten zu zweifeln oder gar zu verzweifeln. Verglichen mit der herrschenden Medizin müsste dies aber der Fall sein. Ihr wäre es vermutlich lieber, wenn es Fälle wie mich nicht gäbe, denn dann wäre für viele die medizinische Welt in Ordnung. Die allgemeine Entwicklung ist aber nun schon so weit, dass Sie dieses Buch in Händen halten und wenn Sie wollen, mit Ihrem eigenen Bewusstseinsprozess zum allgemeinen Konsens auf dieser mehr geistigen Bewusstseinsstufe beitragen können. Flankiert wird dieses Vorhaben von der Neurobiologie, sodass es für die Schulmedizin bald keine Hürde mehr sein wird, ebenfalls den Paradigmenwechsel zu vollziehen.

Doch unabhängig davon, wie lange die Schulmedizin benötigt, um eine Methode wie *Mental Healing* zu verstehen: Der Einzelne braucht nicht darauf zu warten – er kann sich dieses Verständnis selbst ohne Vorbedingungen verschaffen und anwenden. Mit dem Wandel des Menschenbildes eröffnet sich ein verblüffender Wirkungsraum.

Das geistig-seelische Menschenbild erlaubt es, so lange an seinem Heilbild zu arbeiten, bis es wirkt. Das Heilbild muss allerdings aus dem echten, wirklichen Leid als Opfer und/oder Täter hervorgegangen sein, sonst wirkt die Transformation nicht. Dieser Bewusstseinswandel ist ein individueller Prozess, unabhängig von den herrschenden Machtverhältnissen und deshalb sofort durchführbar.

Prophylaxe

Die Prävention ist dafür der wichtigste Ansatz. Ich halte sie für den effektivsten Weg, um mit bescheidenen Mitteln für wesentlich mehr Gesundheit in der Gesellschaft zu sorgen. Angefangen bei unseren Kindern: Wenn wir ihre rechte Gehirnhälfte nicht verkümmern lassen, können sie kontrollierte, intuitive Erfahrungen machen, die ihnen ihr Leben lang ein Menschenbild vermitteln, mit dem sie sich ein glückliches und gesundes Leben gestalten können.

Dafür sollte man beginnen, Intuition systematisch von Klein auf zu fördern, und zwar nach den Rahmenbedingungen der bisher erforschten Gehirnarchitektur. Vom Kindergarten an könnte unsere rechte Gehirnhälfte auf überparteiliche, konfessionsfreie, vollkommen unmystische Weise trainiert werden, sodass es jedem erlaubt ist, auf sein persönliches Glaubenssystem aufzusatteln. Die unterschiedlichen Glaubenssysteme müssen dabei zutiefst respektiert werden. Auch wenn jemand an seinen Talisman glaubt, wird das geachtet und ihm gezeigt, wie er sein Bewusstsein so erweitern kann, dass er die Kraft seiner Gedanken richtig einzuschätzen lernt.

Kinder lernen dies am schnellsten, denn in ihrem Spiel praktizieren sie, mit der Kraft ihrer Gedanken eigene Wirklichkeiten zu erschaffen, die sie emotional ausfüllen. Doch das können wir auch als Erwachsene noch lernen, um uns unsere eigenverantwortliche, eigene Wirklichkeit gedanklich und intuitiv zu erschaffen. Die Funktion unseres proportional übergroßen Gehirns, das 20% unserer Energie verbraucht, aber nur 3% unserer Masse ausmacht, ist es, die unsere Wirklichkeit erschafft. Wie wir wissen, kommen 90% unserer Wahrnehmung aus unserem eigenen Fundus. Also machen wir uns das positiv zunutze. Denn zu unserer Wirklichkeit gehören nicht nur Krankheiten, sondern auch Gesundheit und Glück.

Diesen Zusammenhang bereits Schulkindern spielerisch und durch einfache Übungen zum Lebensinhalt zu machen, garantiert einen ganzheitlichen Menschen, der beide Gehirnhälften gleichermaßen nutzt. Das ist unser Ziel. Das ist auch mein persönliches Ziel, selbst wenn wir von solcher Prophylaxe politisch noch etliche Wahlperioden entfernt sein mögen.

Im folgenden Abschnitt können wir ein wenig eintauchen in die kindliche Imaginationsfähigkeit von einst und uns daran erinnern, dass alles da war – und *noch immer da* ist! Denn diese Schöpferkraft besitzen wir von Anfang an. Erinnern wir uns, als wir noch Kinder waren ...

Kindliche Imaginationsfähigkeit bewahren

Du bist ein geistiges Wesen. Das, was du dir ausdenkst, wird deine Wirklichkeit, und nicht länger das, was ist. Das, was ist oder war, war teilweise nicht schön, es hat dich nicht froh und glücklich gemacht. Mit der neuen, detailgenauen schönen Geschichte fühlst du dich wesentlich wohler. Das ist genau so wie früher, als du noch im Sandkasten gespielt hast. Da habt ihr – oder da hast du – vielleicht solche kleinen Förmchen gehabt, ihr habt gekocht und gebacken, es sind dabei kleine Sandkuchen entstanden, und ihr habt gespielt, wie toll die schmecken. Das eine war ein Schokoladenkuchen, das andere ein Erdbeerkuchen. Ihr konntet spielen, was ihr wolltet, und ihr habt dabei so getan, als wenn es wahr wäre.

Es war auch wahr, denn ihr habt es euch ja so gedacht, und das, was ihr euch im Sandkasten erdacht habt, das stimmte auch. Wenn du gesehen hast, wie schön der Kuchen deiner Spielkameradin aussah, konntest du sie fragen: »Was hast du denn für einen schönen Kuchen gebacken?« Sie konnte antworten: »Einen Schokoladenkuchen!« Du fragtest: »Darf ich den mal probieren?«

»Ja, aber ganz vorsichtig.«

Du hast dann ein bisschen Sand probiert und gesagt: »Mmmmmhh – der ist gut.«

Deine Freundin hat gelacht und gefragt: »Darf ich deinen Kuchen auch mal probieren? Was ist es denn für einer?«

»Erdbeerkuchen!«, hast du gesagt.

Auch sie hat dann probiert und gesagt: »Mmmmmhh, der ist ja

noch besser als meiner!« Und ihr habt wieder ganz doll gelacht. Plötzlich war die Zeit um, und deine Mama rief dich zum Essen. Als sie dich sah, schaute sie dich ganz erschrocken an und sagte: »Mach mal den Mund auf!« Ahnungslos öffnetest du den Mund – und schon setzte es eine Ohrfeige. »Wie oft habe ich dir gesagt, du darfst keinen Sand essen«, herrschte dich deine Mama an. »Im Sand sind Sandflöhe, und die Katzen machen hinein, da kannst du ganz schlimme Krankheiten bekommen.« So schimpfte sie dich laut, und du hast geweint. Vielleicht konntest du ja noch herauspressen: »Aber wir haben doch nur unsere Kuchen probiert.« Vielleicht hast du aber schon nichts mehr gesagt und dich in eine Ecke verkrochen, denn du wusstest schon, was die Mama antworten würde: »Lass diesen Unsinn. Ein für alle Mal verbiete ich dir, Sand zu essen!«

Dabei war dein Bruder noch viel schlimmer, denn er hat mit Papas bestem Tintenfüller Eisenbahn gespielt und die Leute richtig ein- und aussteigen lassen. Eisenbahn hat er auch mit dem Messer am Tisch gespielt. Die Mama hat immer gesagt, er soll das lassen, aber er spielte seine Geschichten trotzdem immer zu Ende. Das hat die Mama rasend gemacht. Für sie ist ein Füller ein Füller und ein Messer ein Messer. Besonders schlimm war, dass es Papas bester Füller war und das Messer angeblich scharf – alles Dinge, die einem Kind, und in diesem Fall meinem Bruder, verboten wurden.

Sie hat ihm zu Weihnachten zwar eine Eisenbahn geschenkt, aber die hat er nicht gebraucht. Wenn ich mitgespielt habe, hab ich genauso wie er gespielt. Wir brauchten bloß irgendein Teil, dem wir sagen konnten, du bist jetzt das und das oder die Puppe spricht so und so – und schon war es echt. Beim Einschlafen, wenn das Licht schon aus sein musste, brauchten wir nicht mal so ein Teil. Wir haben uns einfach eine Geschichte erzählt, abwechselnd, ergänzend und das war genauso toll, genauso echt. All das, was wir uns ausgedacht haben, konnten wir auch sehen, auch wenn's dunkel war. Wir sind zusammen steile Berge hochgeklettert, auch mal wie Vögel nebeneinander geflogen – das war ein tolles Gefühl, alles ging. Wir mussten es nur langsam machen und uns gegenseitig ganz genau sagen, was gerade passiert, dann wurden die

Kraftvolles Denken erschafft kraftvolle Wirklichkeiten.

Geschichten immer spannender. Stephan, mein Bruder, war richtig gut im Geschichtenausdenken. Wir mussten nur aufpassen, dass wir nicht plötzlich laut wurden, denn dann hat die Mama geschimpft, weil wir noch immer nicht schliefen. Sie hat uns dann gedroht, dass wir getrennte Zimmer bekommen.

Wie wichtig es doch ist, Kindern ihren Raum für ihre Wirklichkeit zu lassen – ein kostbarer Schatz, den es zu bewahren gilt.

Schizophrenie ist unsere Natur

Mehrere Wirklichkeiten zu leben, wird allenfalls noch Kindern zugebilligt. Erwachsene jedoch, die sich so wie Kinder verhalten, werden als Schizophrene bezeichnet und in die Psychiatrie eingeliefert. Es darf nur eine Realität geben, alle anderen sind unwahr. Für Kinder aber sind beide wahr: Ihre Kuchen sind Kuchen, und Sand ist zugleich Sand. Tintenfüller sind Tintenfüller, und ein Eisenbahnzug ist ein Eisenbahnzug. All das kann nebeneinander existieren und mit Leben erfüllt sein. Kein Kind hat Probleme, sich auf diesen Ebenen gleichzeitig zu bewegen. Man kann sie jedoch nicht als schizophren bezeichnen. Wenn aber Erwachsene sich so verhalten, die eigentlich gelernt haben sollen, dass es nur *eine* Wirklichkeit gibt, werden sie eingesperrt. Dabei wollen sie nur ihre Imaginationsfähigkeit nicht aufgeben. Aus ihr ist das gesamte Universum entstanden und entsteht immer neu.

Am Anfang ist Geist. Mit diesem Bewusstsein werden wir geboren. Bis etwa zum achten Lebensjahr können wir dieses Denken stückweise bewahren, doch dann holt uns das Bewusstsein unserer heutigen Gesellschaft ein, vertreten durch die Familie, das Fernsehen oder andere Bezugspersonen. Als unser Geist noch Chef war, konnte Sand zu Kuchen werden, und der Kuchen musste so unterschiedlich schmecken, wie unser Geist das wollte. Wir haben nur so getan, als würden wir ihn essen, aber das reichte schon, um sich an ihm zu freuen und ein echtes emotionales Erlebnis zu haben, mit dem wir uns rundum wohlfühlten. Wir lachten so, weil wir durch unsere eigene Vorstellungskraft zwei Wahrheiten gleichzeitig erfahren konnten.

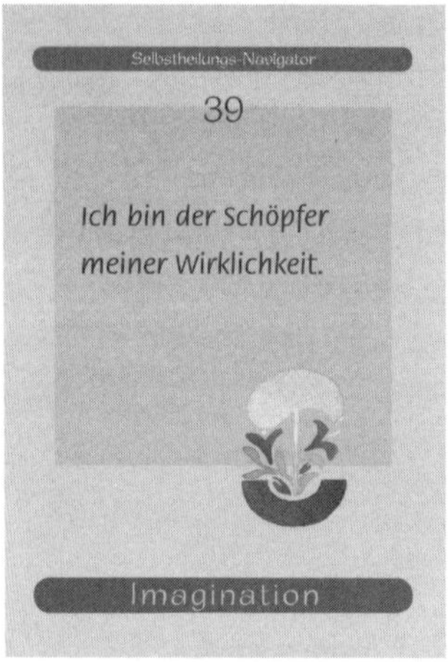

Im *Mental Healing* wenden wir genau diese Fähigkeit heute wieder an und lassen das, was wir uns ausdenken, voll zur Wirkung kommen. Es ist hilfreich, dafür die Augen zu schließen, um dem inneren Bild, der Farbe, dem Geruch und dem Wort unsere volle Aufmerksamkeit zu schenken. Die neuen Bilder sollen sich verdichten. Sprechen Sie deshalb laut aus, was sich vor Ihrem inneren Auge tut. Sie können die entscheidenden Momente auch zeichnen oder malen, und am besten ist es, alles aufzuschreiben, in wörtlicher Rede und im Präsens, sodass es passiert, wenn Sie es denken.

Je konkreter die Vorstellung, je größer die Details, desto wirksamer wird die neue Wirklichkeit (siehe dazu auch das Kapitel *Seelenschreiben*, Seite 88 ff.).

Reflexion

Durch die Intuition wollen wir an Erkenntnisse gelangen, zu denen wir rational keinen Zugang besitzen. Wenn wir unsere Intuition nicht nur spontan und unbewusst nutzen wollen, dann brauchen wir eine Methode. So wie für rationales Vorgehen gibt es auch für das intuitive Vorgehen ganz bestimmte Regeln. Sie gehören zu einer Fragetechnik, die sowohl im Seelengespräch als auch im Seelenschreiben zur Anwendung kommt. Denn bevor wir mit unserer Intuition neue Wirklichkeiten imaginieren, die uns gesund und glücklich machen sollen, müssen wir erst einmal wissen, was uns krank und unglücklich gemacht hat. Diesbezüglich wissen wir, dass es für jedes Symptom (Problem/Projekt) eine präzise Ursache geben muss. Rational ist es uns zwar kaum möglich, die ursächliche Begebenheit zu erinnern, aber intuitiv gelingt das – wenn wir methodisch vorgehen.

Die Ursachenrecherche sollte nur mit sogenannten internen Fragen geführt werden, also solchen, die aus der Intuition aufsteigen (z.B. »Warum ist mir immer so schwindlig, wenn ich …? Wo wird geschwindelt? Wer schwindelt?« etc.). Externe Fragen sind verfehlt, weil sie in die Abstraktion und auf eine Meta-Ebene führen (z.B. »Der Schwindel ist eine sehr verbreitete Krankheit – ist es also chronisch, wenn …?«). Mit internen Fragen erlauben wir uns, spontan aufgetauchte Bilder, Töne und Empfindungen wahrzunehmen und sie zu hinterfragen. Unser Gesprächspartner ist dabei die eigene, personalisierte Seele. Es lassen sich für das Seelengespräch beliebig viele Wesen personalisieren (z.B. Lebende oder Verstorbene, Organe, Zellen, Wesen aus inneren Bildern/Träumen etc.). Externe Fragen führen aus den aufgestiegenen Bildern/Informationen heraus, anstatt sie zu verdichten. Interne Fragen bleiben im Kontext der inneren Logik.

Beginnen Sie die Recherche mit der Beschreibung Ihres Symptoms oder Problems. Entscheidend für den Erfolg ist, dass es sich hierbei nicht um eine medizinische Beschreibung handelt, sondern um das *gefühlte* Phänomen. Oft hilft hier eine »Als ob …«-Formulierung: »Mein … (Symptom) fühlt sich an, als ob …« Wissenschaftliche Beschreibungen (insbesondere lateinische Fachbegriffe) tragen wenig zum Heilprozess bei, weil sie von der Seele wegführen. Es ist sicherlich hilfreich, eine genaue Diagnose zu besitzen, die rein technisch, körperlich, sachlich beschreibt, was nicht in Ordnung ist. Aber wesentlich für die Ursachenforschung ist, wie sich das Symptom *anfühlt.* Dabei verwenden Sie am besten Adjektive, die auf den noch unbewussten und verdrängten Inhalten beruhen. Sie gilt es sofort zu notieren – auch wenn sie nicht sinnvoll oder »nur« spontan gemachte Beschreibungen sind. Sobald Sie diese Worte vor sich auf dem Papier haben, hinterfragen Sie sich, woher Sie den Begriff oder das damit beschriebene Gefühl kennen. Wie alt ist es? Mit welchem Erlebnis könnte es zusammenhängen?

Wenn sich in solchen Momenten die Ratio einschaltet und diese Gedanken als reine Fantasie oder gar Unsinn abwertet, wird sie ignoriert. Die Ratio hat jetzt Pause. Gefragt ist in diesem Prozess die Intuition, und da kann zunächst vieles noch sehr unklar bleiben. Die Abers werden entschlossen abgeschnitten – cut!

Der erste Eindruck zählt

Wichtig ist hierbei, das erste Bild wahrzunehmen und es sofort aufzuschreiben, bevor man anfängt, es zu bezweifeln oder zu modifizieren. Die Frische des ersten Bildes oder des ersten Gedankens gibt es immer nur einmal. Es erleichtert den Prozess, wenn man sich angewöhnt, zunächst diesen ersten Moment zu notieren, bevor alle möglichen *Abers* aus der linken Gehirnhälfte hinzukommen.

Wenn Sie das Gefühl haben, in der Recherche nicht weiter- bzw. tieferzukommen, gehen Sie in Ihrem inneren Film zurück zu dem Bild (oder Ton), den Sie nicht bezweifeln, der schon auf dem Papier steht. An dieser Stelle orientieren Sie sich neu, lesen, was Sie dazu aufgeschrieben und gefühlt haben, hinterfragen das, was vorhanden ist, und ergänzen es mit weiteren Details: auch Details, von denen Sie vielleicht glauben, sie seien nicht zielführend, wie beispielsweise die Fragen nach Jahres- und Tageszeiten, innen – außen, Alter, Kleidung, Körperhaltung, Abstand zum Geschehen etc. Je stärker Sie ein Bild kon-

Jeder ist der Regisseur seines eigenen Lebensfilms.

kretisieren, desto leichter wird es Ihnen fallen, das verdrängte Geschehen zu rekonstruieren. Führen Sie sich gegebenenfalls auf wie ein Detektiv oder rufen Sie laut, um herauszufinden, ob es noch jemanden gibt. Sie müssen in den Bildern aktiv werden. Es nützt wenig, abzuwarten, ob eine Erkenntnis oder sonst irgendetwas Unvorhersehbares passiert. Halten Sie sich stets vor Augen, dass Sie jetzt der Regisseur Ihres inneren Filmes sind und jene Personen und jenes Ambiente ins Geschehen bringen, die für die Rekonstruktion des Verdrängten notwendig sind. Gehen Sie dabei langsam vor und steuern Sie das Geschehen bewusst zu dem Punkt, wo es für Sie ganz unangenehm wird.

Es geht darum, sich Mut zu machen und davon überzeugt zu sein, dass es so schlimm, wie es einmal war, nie wieder kommen kann. Man wird nicht sterben, wenn man die verdrängte Szene – das Schmerzbild – noch einmal erleben muss. Es kann sein, dass dabei längst verlorene Schmerzen wieder auftauchen. Doch sie bringen einen nicht um, sie zeigen nur, dass man tatsächlich an die Ursache des Projekts (Problems/Symptoms) gelangt ist. Kommt alles, was dort Schlimmes gewesen ist, ins Bewusstsein, ist die Möglichkeit der Heilung da.

Um Licht ins Dunkel zu bringen, können Sie sich auch selbst provozieren, indem Sie testweise das, was passieren könnte, ins Extreme bringen und aufschreiben. Löst dies Betroffenheit aus, indem körperliche Reaktionen eintreten, es Ihnen beispielsweise heiß oder kalt wird, das Herz zu rasen beginnt oder Tränen fließen, dann sind all das Indikatoren dafür, dass Sie sich auf der richtigen Fährte befinden. Wenn die projektierten Extreme Sie nicht berühren, wissen Sie auf jeden Fall, dass Sie in dieser Richtung nicht weiter suchen müssen.

Sollte jedoch das hochkommende Drama Sie lähmen oder in Panik versetzen, dass Sie nicht weiterkommen mit der Rekonstruktion des Schmerzbildes, dann können Sie parallel mit der Umschreibung beginnen. Dort lassen Sie Helfer auftauchen, die Kraft und Mut machen, das gesamte Geschehen/Verbrechen aufzudecken und voll beim Namen zu nennen, sodass am Ende die gesamte Tat wörtlich und unverblümt auf dem Papier steht. Verbinden Sie das dabei aufgetretene Gefühl mit dem Symptom (Schmerz/Problem/Projekt) und überprüfen Sie, ob zwischen den beiden ein Zusammenhang besteht? Was tut sich mit dem alten Leiden (Symptom)? Ist eine Veränderung spürbar?

Ansonsten gilt für den Ablauf generell: Wenn das Schmerzbild bewusst geworden ist, widmen Sie sich intensiv der Umschreibung. Machen Sie sich dabei schriftlich noch einmal bewusst, welches Leid, welcher Konflikt aufgelöst, geheilt werden soll.

Andere im Selbstheilungsprozess begleiten

Auf Grund der gewohnten Struktur im Gesundheitswesen ist das Bedürfnis des Klienten tief verankert, vom Arzt oder Therapeuten an die Hand genommen zu werden. Das ist beim *Mental Healing* nicht anders, denn Selbstheilung ist noch lange keine Selbstverständlichkeit, mit der jeder Mensch aufwächst. Um diesem Bedürfnis nachzugehen, besteht auch für Heilberufler die Möglichkeit, sich zum *Mental-Healing*-Begleiter (*MHB*) aus- und weiterbilden lassen, um primär mit dem geistig-seelischen Menschenbild zu arbeiten.

Die meisten Heilberufler begnügen sich mit Symptombehandlungen. Die wirkliche Ursache beim Patienten zu finden, überfordert sie jedoch oft. Sie werden dabei von Zweifeln und Ungenauigkeiten geplagt und vertrauen deshalb lieber auf Geräte, Pendel oder Karten. Selbst wenn man davon überzeugt ist, dass jedes Symptom eine geistige, individuelle Ursache haben muss, so verbringen viele Heilberufler ihre meiste Zeit damit, die Ursache des Symptoms beispielsweise in einer zellbiologischen Dysfunktion des Patienten zu suchen.

Für den Klienten ist dies wenig hilfreich, weil ihm das Ergebnis suggeriert, sein Körper sei ein selbstständiges, von seinem Geist unabhängiges Wesen biologischer Art. Damit kein Missverständnis entsteht: Es ist ohne Zweifel sehr wertvoll und hilfreich, eine körperliche Diagnose für einen Schmerz oder eine Dysfunktion zu bekommen, denn die körperliche Symptomatik beinhaltet eine Körpersprache, die wertvolle Hinweise für die Suche nach der geistigen Ursache geben kann. Doch diese Körpersprache darf für den Heiler nicht bindend sein. Sie ist eine hypothetische Möglichkeit, mehr nicht. Daraus auf einen Konflikt zu schließen, den es bei dem Klienten persönlich geben muss und der offenbar bis heute nicht gelöst ist, wäre dogmatisch und würde die Eigenkompetenz des Klienten unterminieren.

Stellt sich der Heiler unter den Leistungsdruck, selbst erkennen zu müssen, was die Ursache für das Symptom seines Klienten ist, muss er zum einen sehr viel Erfahrung haben, zum andern eine enorme Intuition, die im ausgeprägtem Stadium »Hellsehen« genannt wird. Dabei sucht der Heilberufler die Bestätigung seines Klienten. Man kann seinem Klienten sehr leicht den Satz »Ja, das muss es sein« suggerieren, wenn man sich als Heiler entsprechend meisterlich inszeniert. Die oberste Aufgabe eines *Mental-Healing*-Begleiters (*MHB*) ist es jedoch, die *Eigenkompetenz* des Klienten zu fördern.

Dieses Ziel wird allerdings aus beidseitiger Hilflosigkeit meist nicht erreicht, wenn keine fundierte Ausbildung in *Mental Healing* erfolgt ist. Der Klient stellt Erwartungen an den vermeintlich Wissenden, und dieser glaubt oft, er müsse solche Erwartungen erfüllen, um seine Bezahlung und seinen Status als Heilberufler zu rechtfertigen. Im Grunde handelt es sich bei solchen Heilsitzungen um Ego-Spiele. Der Heiler maßt sich eine Kompetenz an, die er seinem Klienten im selben Umfang wegnimmt. Wenn der Heiler meint, die Zusammenhänge zwischen der körperlich-symptomatischen Ebene und der geistig-seelischen verstehen zu müssen und sich darin jahre- oder jahrzehntelang trainiert, dann besteht die große Gefahr, dass er dieses Wissen und seine entwickelte Sensibilität auch anwendet – und schon bevormundet er den Klienten, der dadurch weniger Chancen hat, in seine eigene Kompetenz zu gelangen.

»Alles, was sich materialisiert, hat eine geistige Ursache.« Das ist das Einzige, was ein Heiler wirklich wissen und vertreten muss. Er hat nichts anderes zu tun, als dem Klienten dessen eigene Haltung zu reflektieren und die Seelenanteile in seinen Worten widerzuspiegeln. Der *Mental-Healing*-Begleiter lernt, sein Ego zu zügeln, auch wenn seine Absichten noch so edel und hilfreich erscheinen: Die Eigenkompetenz des Klienten geht vor. Es zählt nur das, was der Klient selbst aus seinem Unterbewusstsein hervorholt. Der Respekt vor der Eigenverantwortung des Klienten dient als Sicherheit, dass durch den Heilungsprozess nichts aktiviert wird, was der Klient nicht bewältigen kann. Diese Sicherheit ist sehr, sehr wichtig.

Beim Mental Healing *werden keine Symptom-Diagnosen gestellt, selbstverständlich auch nichts verabreicht und auch keine Ursachen für das Leiden des Klienten vorgegeben*, deshalb ist es nicht möglich, dem Klienten zu schaden. Das Einzige, was passieren könnte, wäre, dass nichts passiert und der Klient bleibt wie er war. Den Arbeitsbegriff »Seele«, den beispielsweise der Psychotherapeut gegebenenfalls als Synonym für das Unbewusste benutzt, diesen Begriff definiert das *Mental Healing* als die Personifizierung der Intuition, durch die jeder Mensch den Zugang zu seiner eigenen Weisheit besitzt. Damit besitzt der *MHB* ein Werkzeug bzw. ein Strukturierungsinstrument, mit dem der Klient ganz sicher sein kann, dass in seinem Bewusstsein nur das auftaucht, was er verarbeiten kann. Da die Verarbeitung stets eine subjektive Herausforderung darstellt, ist es für den *MHB* unmöglich einzuschätzen, welche Wirkung es auf den Klienten hätte, wenn er die Ursache enthüllen würde. Die Enthüllung muss in der Hand des Klienten bleiben. Unter Umständen wird dadurch das Tempo des Heilungsprozesses langsamer, aber dafür nachhaltiger.

Schmerzbilder, die der Klient nicht selbst gefunden hat, können die Lebensqualität des Klienten massiv beeinträchtigen. Das zeigt sich mitunter auch in therapeutischen Verfahren, wenn dem Klienten vermittelt wird, welches Trauma ihm noch nicht bewusst wäre und bearbeitet werden müsste. Ich habe schon viele Klienten im Seminar oder am Telefon gehabt, die berichteten, dass man ihnen mal gesagt hätte, sie hätten dies oder jenes Schreckliche in diesem oder in einem früheren Leben erlebt oder getan, und darüber denken sie heute noch nach und fühlen sich entsprechend verunsichert und hilflos. Sie fragen sich immer wieder: »Ist das wirklich wahr? Kann es wahr sein? Soll ich es glauben?« und so weiter. Manchmal liegt die gemachte Aussage schon Jahrzehnte zurück und beunruhigt den Klienten noch heute. So etwas darf von einem verantwortungsvollen Heilberufler nicht ausgehen. Kein Klient darf überfremdet werden.

Dennoch ist ein *Mental-Healing*-Begleiter nicht passiv und unwichtig. Ganz im Gegenteil – er kann den Bewusstwerdungsprozess des Klienten sehr stark beschleunigen und dabei eine äußerst hilfreiche Funktion erfüllen. Wie sieht das aus?

Es ist ganz natürlich, dass der Betroffene sich oftmals scheut, an die Ursache seines Schmerzes selbst heranzugehen. Solange ihm das Vertrauen fehlt, die Ursache rückwirkend ändern zu können, aufzulösen oder »umzuschreiben«, wird ihm der Mut fehlen, sich den Schmerz anzusehen; denn das bedeutet, den Schmerz noch einmal zu spüren – wer will das schon? Der *MHB* kann sehr viel dafür tun, dieses notwendige Vertrauen aufzubauen. Dafür braucht er eine solide, durch Eigenerfolge gefestigte philosophische Basis, um seinen Klienten überzeugend erklären zu können, weshalb es möglich ist, die Wirklichkeit rückwirkend zu verändern, sodass die neue, glücklich und gesund machende Wirklichkeit stärker wird als die alte, die krank und schwach macht. Auch dieser Aspekt zeigt sich erst im Gespräch selbst. Dabei entscheidet die *Fragetechnik* über die Qualität des *MHB:* Auf welche Weise hinterfragt, spiegelt und reflektiert er die Worte des Klienten? Das folgende Beispiel zeigt, worauf es ankommt.

Praxisbeispiel: Mörderische Kopfschmerzen

Sagt zum Beispiel eine Klientin, sie habe »mörderische Migräne« und meint, mit diesem Adjektiv wolle sie lediglich die Stärke ihrer Kopfschmerzen umschreiben, so hat der *Mental-Healing*-Begleiter die Aufgabe, diesen Hinweis zu beachten und der Klientin bewusst zu machen, indem er *ihr* dieses Adjektiv spiegelt – wiederholt. Damit ist auch die Frage erlaubt, um welchen Mord es sich dabei handeln könnte? Man kann davon ausgehen, dass der Klientin kein Mord bewusst ist, sonst hätte sie dieses Adjektiv nicht so scheinbar zufällig gewählt. Die Frage nach dem Mord darf aber nicht vom *MHB* dahingehend verstärkt werden, dass er sagt, dass es da einen Mord geben *muss*. Wenn dazu kein Bild oder kein Gedanke bei der Klientin aufkommt, wäre das nun eine typische Hausaufgabe für das *Seelenschreiben* (siehe S. 88 ff.) oder eine sofort anzugehende Alpha-Arbeit (*Seelengespräch*) in der Gruppe.

Die Klientin geht zu Hause oder aber in der (Gruppen-)Sitzung – dort in Begleitung eines *MHBs* – in einen entspannten Zustand, gegebenenfalls mit einer kurzen Tiefenatemübung (siehe S. 96 f.), und schließt die Augen. Die Gruppe bildet mit der Klientin einen stützenden Kreis, indem sie sich die Hände reicht. Braucht die Klientin für ihre intuitive Recherche freie Hände, genügt es, sie von ihren Nachbarn lediglich berühren zu lassen. Das gibt ihr Halt und verstärkt ihr Vertrauen, sich den Schmerz hinter dem Symptom anzusehen.

Mein Gespräch mit der Klientin Gisela (G):

Clemens Kuby (K): Seit wann hast du die mörderischen Kopfschmerzen?

G: Schon immer.

K: Auch als Kind?

G: Ich glaube ja.

K: Statt glauben spüre nach: Seit wann etwa?

G: Na, ich hatte sie wohl schon in der Schule.

K: Kannst du dich daran erinnern?

G: Ja.

K: Hast du je von einem Mord gehört?

G: Nein.

K: Erstaunlich, es wird doch in unserer Gesellschaft dauernd von Mord gesprochen. Die meisten Zeitungen und Unterhaltungsfilme sind voll von Morden.

G: Du meinst also auch das, was im Fernsehen kommt?

K: Ja. Egal, wo immer dir ein Mord zu Ohren oder sogar vor die Augen gekommen ist.

G: Wenn im Fernsehen so eine Mordgeschichte kommt, das kann ich nicht ansehen, da muss ich wegschalten.

K: Wann war das das letzte Mal?

G: Ach, es ist gar nicht lange her, so eine Tatort-Folge ... (*Die Klientin verstummt)*

K: Was war da?

G: Ich musste ausschalten.

K: Was war da?

G: Ich weiß es nicht mehr genau.

K: Und ungenau?

Die Klientin wird unruhig, der sich an den Händen haltende Kreis wird jetzt sehr wichtig. Die Nebensitzer der Klientin legen ihr die Hände auf den Rücken. Die Klientin nimmt ruckartig ihre Hände hoch und vergräbt darin ihr Gesicht.

K: Was war da? (*Der* MHB *darf sie jetzt nicht abdriften lassen. Jetzt ist die Hilfe von ihm gefordert, die beim Seelenschreiben das Papier erfüllen würde.*)
K: Mein Vater war im Gefängnis.
K: Sag bitte: Mein Vater ist im Gefängnis.
G: Es hat sich später herausgestellt, dass er unschuldig war.
K: Stopp!

An einer solchen Stelle darf man als erfahrener MHB *der Aussage des Klienten nicht folgen, denn damit begibt man sich mit ihm auf die Meta-Ebene, die nicht hilft. Meta-Ebenen sind die Ebenen der Ratio. Auf dieser Ebene können wir keine rückwirkende Umschreibung der Vergangenheit erreichen, weil wir dann an Raum und Zeit gebunden sind, da bleibt die Vergangenheit Fakt. Also gehen wir zurück und festigen das Hier und Jetzt auf der Seelenebene:*

K: Wie alt bist du, während dein Vater im Gefängnis ist?
G: Klein.
K: Wie klein? Vor der Schulzeit oder bist du schon in der Schule?
G: Nein, in der Schule bin ich, glaube ich, noch nicht.
K: Kannst du schon laufen?
G: Ja. Ich bin so vier – fünf.
K: Okay. Wo wohnst du? Weißt du das?
G: Ja.
K: Siehst du etwas von der Wohnung oder dem Haus, in dem ihr wohnt?
G: Ja, sehr gut.
K: Was siehst du da?
G: Ich sehe den Flur. (*Pause*)

Diese Pause verrät eine Betroffenheit.

K: Was siehst du im Flur?

Anmerkung: *Wer sich in solchen Situationen selbst befragt, also ohne Begleitung ist, hält sich an seinen zuletzt niedergeschriebenen Satz: »Ich sehe den Flur.« Schon aus Selbstliebe darf man jetzt nicht aus der Szene aussteigen.*

Man muss sich ganz im eigenen Heilungsinteresse der seit Jahrzehnten quälenden Migräne so stark disziplinieren, dass man aufs Papier bringt, was man da gerade sieht.

Die Selbstbeobachtung ist das wichtigste Werkzeug bei der Selbstheilung. Betroffenheit signalisiert subjektive Wahrheit. Spürt man Unangenehmes im Flur, können es nicht die Möbel oder der Teppich sein, die dieses Gefühl produzieren, also fragt man sich: Was ist da los im Flur?

Der MHB *fragt noch einmal:* Was siehst du im Flur?
G: Zwei Polizisten.

Für den Fortschritt der Recherche ist es nicht wichtig, schnell zu sein, sondern solide vorzugehen. Deshalb zunächst die Frage:

K: Sind die Polizisten in Zivil oder in Uniform?
G: Uniform!

Solche Selbstverständlichkeiten müssen abgefragt werden bzw. im Selbstheilungsprozess schriftlich festgehalten werden, damit das eigene Bild vor dem inneren Auge nicht wieder in Frage gestellt werden kann, das so konkret nun erinnert ist. Der Verdrängungsmechanismus »Ich erinnere mich nicht« verliert damit an Basis. Sollte es im nächsten Moment psychisch wieder belastend werden, indem der Widerstand vor dem Schmerzbild die Erinnerung trübt, muss es ein zuverlässiges Bild geben, von dem aus die Rekonstruktion des Schmerzbildes wieder aufgenommen werden kann.

Je heikler die Szene ist, die jetzt hochkommt, desto umfassender – mit allen Requisiten – gilt es, das bisher gewonnene Bild wahrzumachen.

K: Welche Farbe haben die Uniformen?
G: Grün.

Der Klient ist bereit, jede Frage sofort zu beantworten, die ihm die Chance lässt, auf sein Schmerzbild nicht weiter einzugehen. Diese Bereitschaft wird ihm aber zum »Verhängnis« seiner Verdrängung, wenn er gleich wieder sagen möchte: »Da erinnere ich nichts. Da weiß ich nichts mehr. Da war ich ja auch noch so klein« etc. Deshalb ist es gut, sich alle Details genau aufzuschreiben (bzw. genau nachzufragen), bevor man weitergeht. Dies verhindert, dass man sich selbst vormacht, da wäre nichts. »Was soll da gewesen sein?« Selbst die sofort im Bewusstsein aufgetauchten Polizisten redet man sich dann wieder aus als schemenhafte, fragwürdige Assoziation, der es nicht lohnt, nachzugehen. Hat man aber die ganze Szene mit der wörtlichen Rede aufgeschrieben: K: »Was sagen die Polizisten?« / G: »Ist dein Vater da?« – ist der Klient wieder im Hier und Jetzt, und das Geschehen wird nicht bezweifelt und kann wegen seiner Detailgenauigkeit auch nicht wieder verdrängt werden.

G: Ich dreh mich um und laufe laut rufend ins Wohnzimmer: »Papa, Papa!!!« Papa hört mich. Er kommt mir in der Wohnzimmer-Tür entgegen.

Es ist gut, auch hier wieder das Tempo aus der Rekonstruktion des Schmerzbildes zu nehmen, indem man (sich) fragt:

K: Schau dir den Papa genau an. Ist er im Pyjama oder was hat er an?

Es ist eine effiziente Technik, absurde oder extreme Vorschläge für die Erinnerungsrecherche zu machen, weil daraufhin eine präzisere Antwort erfolgt als beispielsweise auf die Frage: »Was hat der Papa an?« oder noch schlechter: »Beschreibe mal, wie der Papa aussieht? Was hat er gerade getan?« Solche unspezifischen Vorschläge erlauben dem Klienten, sich erneut in die Verdrängung zu flüchten. Mit solchen Fragen – insbesondere wenn man zwei und mehr Fragen auf einmal stellt – überfordert man den Klienten. Hintereinander gestellte Ja-/Nein-Fragen lassen ihn jedoch aus dem Unterbewusstsein heraus sofort entscheiden. Damit konkretisiert sich das Bild so schnell und so eindeutig, dass es eine gute Basis bietet, um in der Rekonstruktion bis zur ganzen Wahrheit vorzustoßen.

G: Hosen, ganz normal. So seine Strickjacke, die er immer anhat.
K: Gut! Präge sie dir ein, mach sie dir ganz deutlich. Hat er etwas in der Hand?
G: Nein! Oder doch: Eine Zeitung.
K: In der Rechten oder Linken?
G: In seiner Rechten.

Man könnte meinen, dieses »Nein!« sollte man stehen lassen, weil es doch darum geht, immer dem ersten Gedanken zu vertrauen und ihn aufzuschreiben. Das »Oder doch« ist aber kein »Aber«, es drückt nur aus, dass der Klient noch nicht hingeschaut oder hingefühlt hat, weil er sich mit solch unwichtigen Dingen gar nicht beschäftigen will. Der Horror, der ihm im Nacken sitzt, lenkt ihn ab, deshalb korrigiert er das Nein.

Wenn er zuvor eine konkrete Basis gelegt hat, die es ihm nicht erlaubt, zu denken: »Jetzt sehe ich nichts mehr, muss er sich eingestehen, dass er gerade noch sogar feststellen konnte, dass Papa in der rechten Hand seine Zeitung hat. Dann kann er auch sehen, was eine Minute später im Flur los ist. Mit solchen konkreten Details überlistet man seinen eingeübten Verdrängungsmechanismus.

K: Was passiert jetzt?
K: Ich greife nach seiner Hand. Ich habe Angst vor den Polizisten.
K: Was macht der Papa?
K: Er legt die Zeitung weg, nimmt mich hoch auf seinen Arm und geht mit mir auf die Polizisten zu, die noch im Flur bei der Wohnungstür stehen. *(Pause)*

K: Schau hin! Was passiert?

Oft, wenn man so weit gekommen ist, springt der Klient direkt in den Schmerzmoment und fühlt so wie damals. Wenn das passiert, lässt man es zu, und der Klient spürt diesen Moment mit dem dazugehörigen Schmerz. Man muss dafür sowohl in der Gruppensitzung als auch beim Seelenschreiben die passende Umgebung vorbereitet haben, sodass keine Zensur in der Äußerung des Schmerzes ausgeübt wird – wodurch auch immer. Dieser Moment ist die Basis für die Umschreibung. Wir gehen dennoch weiter mit dem, was nach und nach, Sekunde für Sekunde abläuft, so lange, bis das volle Schmerzbild ins Bewusstsein gelangt ist:

K: Was sagt der Papa?
G: »Guten Tag.«
K: Was sagen die Polizisten?
G: »Sind Sie Herr ....?«

Selbstverständlich soll im Seelengespräch oder beim Seelenschreiben der Original-Name genannt werden, damit möglichst hohe Authentizität gewahrt bleibt.

G: »Ja!!!«, sagt Papa.

Die Klientin schluchzt laut auf. Der Kreis hält sie. Auch wer diese Recherche mit sich allein durchführt, soll laut aufschluchzen dürfen. Wenn in einem solchen Moment auch nur die leiseste Hemmung auftritt, jemand könnte einen hören und versuchen, sich um einen zu kümmern, erlaubt man sich solche Emotionen nicht. Bei Angst vor Nachbarn benutzt man am besten ein Kissen zur Dämpfung seines Jammerns und Weinens. Unterdrückt man diese Emotion, fehlt einem etwas Wesentliches vom Gefühl des Schmerzbildes. Doch trotz der Emotion muss die Recherche weitergehen, wenn man genau wissen möchte, was geheilt werden soll.

K: Was sagt die Polizei?
G: »Sie sind verhaftet!« Die Beamten gehen auf ihn zu und legen ihm Handschellen an. »Wir müssen Sie leider mitnehmen. Sie stehen unter Mordverdacht.«
K: Das sagen sie?
G: Ja!
K: Was machst du?
G: Nichts.
K: Ist sonst jemand in der Wohnung?
G: Ich weiß nicht.
K: Wo ist denn deine Mama?
G: Ich weiß nicht. Jedenfalls wissen es bald alle Nachbarn. Keiner spricht mehr mit uns. Die schauen uns nur noch so komisch an.

Die Klientin steigt mit dieser Erklärung aus dem Hier und Jetzt aus. Man kann nun mit aussteigen wie hier oder – wenn genügend Energie da ist – bei der Frage nach der Mama wieder einsteigen.

K: Du bist etwa drei, sagtest du ...
G: Drei oder vier.

K: Wie lange muss dein Papa ins Gefängnis?

G: Ich weiß es nicht mehr, ich glaube aber, nicht lange. Meine Mama hat mir später erzählt, dass er bald wieder frei war, denn der Mordverdacht hat sich als haltlos herausgestellt.

K: Offenbar hat das deine Kinderseele nicht beruhigen können.

G: Offenbar nicht. *(Der Klientin kommen wieder die Tränen.)*

K: Weißt du jetzt, woher deine Migräne stammt?

G: *Nickt.*

K: Wie fühlt sie sich im Moment an?

G: Sie platzt gerade.

K: Was machst du, damit es zu diesem Kopfschmerz nie mehr kommen kann?

G: Ich zerbreche mir nicht mehr den Kopf, ob mein Vater ein Mörder ist.

K: Super! Was brauchst du dafür?

G: Ich muss es glauben.

K: Wie machst du das?

Ja, wie macht sie das? Diese Frage ist die Frage nach dem, was heilt. Materialisten würden fragen: Was heilt Kopfschmerzen? Auch wenn die Pharmaindustrie für ein Kopfschmerzmittel wirbt, das angeblich die »Selbstheilungskräfte« bei 36 Sorten von Kopfschmerzen aktiviert, verkauft sie Medikamente. Doch man muss die Ursache heilen, wenn man wirklich die Selbstheilungskräfte aktivieren möchte. Medikamente betäuben nur. Die Ursache liegt, wie immer, in einem persönlichen Erlebnis des Leidtragenden. Was liegt näher, als dieses ursächliche, Kopfschmerzen bereitende Erlebnis aus der Welt zu schaffen? Wie so etwas rückwirkend funktioniert, schauen wir uns in den nächsten Kapiteln an.

Imagination

Jede geistige Heilung hängt von der Glaubwürdigkeit der neuen Wirklichkeit ab. Wie ist sie zu erreichen? Da auf der Seelen- bzw. intuitiven Ebene alles *jetzt* passiert, gibt es auf der mentalen Ebene keine Barrieren von Raum und Zeit. Deshalb formulieren wir die Umschreibung oder Imagination im Präsens (in der Gegenwartsform) und in wörtlicher Rede – so, wie wir es auch bei der Rekonstruktion des Schmerzbildes machen. In unserer Sprache haben das Wort und der Wortstamm »Wirklichkeit« mit dem Wort »Wahrheit« nichts zu tun. Nur die rational ausgelegte Definition von »Wirklichkeit« meint, Wirklichkeit müsse auch wahr sein. Doch das ist reine Annahme, die dem Begriff »Wirklichkeit« nicht gerecht wird. Die Wirklichkeit heißt lediglich *Wirklichkeit*, weil sie *wirkt*, und nicht, weil sie wahr sein muss. In der Rationalität – mit dem Konzept von Raum und Zeit – muss die Wirklichkeit wahr sein, um zu wirken. Auf der Ebene der Intuition hingegen kennen wir beliebig viele Erfahrungen, bei denen die Wirklichkeit eine komplette Illusion ist, aber dennoch wirkt – zum Beispiel im Kino.

Im Kino

Der Mensch sitzt im Kino und sieht Szenen, die ihn emotional sehr stark bewegen. Dies führt bei vielen Menschen dazu, dass ihr Puls zu rasen beginnt. Manche vergießen dabei sogar Tränen, wenn es besonders sehnsuchtsvoll zugeht oder wenn auf der Leinwand jemand stirbt. Für die Ratio ist dies ein absurdes Verhalten, denn sie weiß, dass nach den Dreharbeiten niemals Leichen herumliegen, egal wie viel Tote es im Film gab. Ein Schauspieler kann sich x-mal erschießen lassen und die grauenhaftesten Dinge erleben, ohne dass ihm dabei auch nur ein Haar gekrümmt wird. Wir wissen natürlich, dass diese Szenen beliebig wiederholbar sind, bis Kameramann und Regisseur zufrieden sind. Dennoch lassen wir uns auch von Lug und Trug zu echten körperlichen Reaktionen hinreißen.

Dabei könnten wir bei solchen Szenen doch völlig gelassen bleiben und – egal wie dramatisch sie inszeniert sind – sie als exzellente schauspielerische Leistung wahrnehmen, die vermutlich auch gut bezahlt wird. Selbst der Tod auf der Leinwand bietet keinen Grund, zu erschrecken, denn in Realität stirbt niemand. Unser Bewusstsein ist also in der Lage, zu wissen, dass es sich um eine Illusion handelt, für die man an der Kinokasse bezahlt, und doch reagieren wir so, als sei die Illusion wahr.

Dieser Mechanismus lässt sich natürlich mit Sachverstand und Skepsis zerstören. Ich kann mich beispielsweise neben Sie ins Kino setzen und Ihnen fortwährend ins Ohr flüstern: »Stimmt nicht. Die Tränen der Schauspielerin sind Glycerin oder mit Zwiebeln hervorgerufen.« Und wenn der Schauspieler die Klippen hinunterstürzt, sage ich Ihnen: »Dafür wurde (im Bild nicht sichtbar) ein Gerüst mit einer Matratze aufgestellt, die ihn sanft abfängt; für den freien Fall in die Tiefe haben sie eine Puppe genommen; und unten gibt es vor der Nahaufnahme wieder einen Schnitt (einen Bildwechsel) im Film, durch den die Puppe gegen den Schauspieler ausgetauscht wird, der nun scheinbar zerschmettert auf dem Boden drapiert wird. Das Blut, das an ihm klebt, ist selbstverständlich künstlich. In Wahrheit geht es dem Schauspieler bestens, er hat noch nicht einmal eine Schramme davongetragen. Die Wunden sind ihm plastisch aufgemalt und er verhält sich entsprechend.«

Fazit: Sie geraten in Konflikt und gehen mit mir nicht mehr ins Kino, denn ich mache Ihnen mit meiner Rationalität jeden Film kaputt.

Genau dieser Konflikt läuft im übertragenen Sinn auch zwischen Medizin und Selbstheilung ab: Sie wollen den Film genießen, sich diese Illusion voll zu Gemüte führen, sodass sie bei Ihnen körperlich wirkt, Sie heulen, fiebern und starke Gefühle erleben. Ich, der Wissenschaftler, mache Ihnen Ihren Glauben an die Illusion lächerlich. Ich erkläre Ihnen mit meinem Sachverstand und vernünftiger Wahrnehmung, dass alles, wofür Sie bezahlt haben, nur aus Lug und Trug besteht und nichts davon wahr und echt ist. Dasselbe passiert, wenn die Medizin dem geistigen Heilen Scharlatanerie vorwirft. Am liebsten würde die Medizin solche Schamanen verbieten, die nichts anderes machen, als ihre

Klienten mit Illusionen zu heilen. Konsequenterweise könnte man dann auch jedes Kinoerlebnis verbieten.

Aber dazu kommt es nicht, denn auch Mediziner und Skeptiker gehen gerne ins Kino. Und wer weiß, vielleicht werden sie sich dabei eines Tages auch bewusst, wie geistiges Heilen funktioniert.

Im Kino ist alles, was ich erlebe, im Jetzt. Im Kino gibt es weder Vergangenheit noch Zukunft. Unabhängig davon, ob es sich um einen historischen Schinken handelt oder um eine Science-Fiction-Story: Alles ist *jetzt*. Ein Film, der die Gegenwartsform nicht bedient, kann nicht erfolgreich sein. Damit es zu körperlichen Reaktionen kommt wie Tränen, Anstieg der Pulsfrequenz, Bauchweh und Übelkeit, Glücksgefühle und Freudentränen, muss der Film intuitiv wirken. Das kann er jedoch nur, wenn das Geschehen als real empfunden wird – so, als wäre man mit dabei. Und dies kommt nur zustande, wenn strikt darauf geachtet wird, dass sich die Handlung in der Gegenwartsform und selbstverständlich in direkter, wörtlicher Rede entwickelt. Das Präsens ist die Sprache der Seele – ohne Anbindung an eine echte Zeit und an einen echten Ort.

Eine starke Illusion erzeugt starke körperliche Reaktionen.

Rational wissen wir natürlich – sogar während wir den Film anschauen –, dass alles, was wir sehen und hören, eine Illusion aus Licht und Schatten ist. Diese Wirkung lässt sich teilweise noch verstärken, wenn es heißt, der Spielfilm beruhe auf einer wahren Geschichte oder es handele sich gar um einen Dokumentarfilm. Medizinisch ausgedrückt ist Kino (Film, TV etc.) ein reiner *Placebo-Effekt*. Dieser Begriff ist leider negativ besetzt, obwohl die Gehirnforschung nachweist, dass ohne den Placebo-Effekt nichts wirkt. Der Mensch kreiert sich seine Wirklichkeit immer selbst. Deshalb muss Wirklichkeit auch nichts mit Wahrheit zu tun haben. Wirklichkeit ist das, was wirkt – basta.

Illusionen wirken

Jeder von uns weiß also, dass er auf Illusionen ebenso mit echten Gefühlen reagieren kann, wie auf tatsächliche Begebenheiten. Ein Filmregisseur, der diese Fähigkeit »schamlos« ausnützt und 98% seines Publikums zum Heulen bringt, bekommt für diese Manipulation den

Oscar. Ein Selbstheiler, der dasselbe macht und ebenso wie der Regisseur eine Illusion produziert, die wirkt, wird von der Schulmedizin zum Esoteriker abgestempelt. Dabei macht er nichts anderes wie ein Regisseur mit einem Film – die Illusion wirkt.

Seit über 40 Jahren produziere ich Filme, Dokumentarfilme. Viele Menschen glauben, der Dokumentarfilm sei wahr, im Gegensatz zum Spielfilm. Es ist rührend zu sehen, wie viele Menschen ihren Wahrheitsbegriff verteidigen; sogar professionelle Dokumentarfilmer wollen die Illusion, die sie produzieren, als Wahrheit verkaufen und lügen sich dabei unaufhörlich in die eigene Tasche. Denn: Mit jedem Objektivwechsel und jedem Schnitt in einer Szene – egal welcher Art, ob mit Laien oder Profis besetzt – manipuliert ein Filmemacher die »Wahrheit«. Deshalb ist auch der »Dokumentarfilm« ein Metier, das sich der kreativen Illusion bedient. Meinen Studenten habe ich oftmals sagen müssen, dass es den Dokumentarfilm im Sinne einer dokumentierten Wahrheit nicht geben kann. Alles, was sie an dem Film tun, ist Manipulation, und die Wahrheit gibt es ohnehin nicht.

Manche meinen aber, die Überwachungs-Kamera im Bankschalter produziere noch einen echten Dokumentarfilm, weil sie 24 Stunden am Tag läuft und mit ihrem Weitwinkelobjektiv den gesamten Raum erfasst. Abgesehen davon, dass ein solcher Film niemanden interessiert, außer es passiert dort irgendetwas Außergewöhnliches wie ein Bankraub, zeigt auch dieser Film nicht die Wahrheit: Er zeigt nämlich nicht, wo die Kamera in diesem Raum angebracht ist; wir können also aus diesem Film niemals die Wahrheit über den gefilmten Raum erfahren, denn die Kamera spart sich selbst bzw. alles, was das Objektiv nicht erfassen kann, aus. Zugleich hat Werner Heisenberg mit seiner Unschärferelation erwiesen, dass der Betrachter durch das Betrachten das Betrachtete verändert, man also niemals in der Lage ist, ein objektives Bild von etwas zu erhalten.

Langer Rede kurzer Sinn: Es gibt in diesem Universum nur Subjektivität. Dementsprechend funktioniert auch unser Gehirn.

Materialisten kann diese Feststellung bekümmern, denn sie hätten gerne etwas Festes in ihrer Welt, woran sie sich halten können, so etwas wie Materie. Doch wir sollten froh sein, dass es dieses Feste nicht gibt und auch nicht geben kann – und das ausnahmslos. Denn nur deshalb besitzen wir die Fähigkeit, uns und alles andere zu heilen, das heißt rückwirkend wieder in die Harmonie zu bringen. Das ist für Materialisten, die wir alle mehr oder weniger sind, schwer anzunehmen. Dennoch: Nichts muss so bleiben, wie es einmal entstanden war. Und genau das ist das Tor zur Selbstheilung. Ein anderes kenne ich nicht.

Mit dem Descartesschen, auf Rationalität ausgerichteten Weltbild kommen wir zu keiner Selbstheilung. Denn das, was uns krank gemacht hat, lässt sich mit diesem Weltbild nicht mehr ändern. Wir könnten höchstens probieren, die einst krank machenden Erfahrungen zu verdrängen. Wenn uns das nicht gelingt, lernen wir sie auszuhalten und versuchen, sie nicht zu wiederholen. Dieses Konzept funktioniert nur leider nicht. Die krank machende Erfahrung wirkt weiter. Und das ist gut so, denn wie sollten wir je Frieden und Wohlbefinden erschaffen können, wenn die alten Verbrechen Verbrechen blieben? Zu sagen: »Schwamm drüber, wir vertragen uns wieder; komm her, ich als dein Opfer verzeih dir, und du als mein Täter entschuldigst dich« – in der Praxis kommt so etwas kaum vor, denn wer möchte sich an das zu entschuldigende Verbrechen noch mal erinnern? Die meisten sind froh, wenn man davon nicht mehr spricht und man es verdrängt lassen kann. Doch damit geschieht keine Heilung.

Alles ist gut

Spirituelle Heiler, die angetreten sind, Liebe und Verständnis in die Welt zu bringen, haben meist keine Lust auf »Schauergeschichten«. Ein Heiler, der täglich mit vielen Klienten zu tun hat, wird müde, sich jedes Mal das Leid seiner Klienten anzuhören. Er schützt sich, indem er seine Ohren auf »Durchzug« stellt – hier rein und dort raus. Anders weiß er seinen Beruf oftmals nicht auszuüben. Würde er jedes Mal in die Krankengeschichte des Klienten einsteigen und sich anhören, welch furchtbares Leid dieser Mensch hat durchmachen müssen, würde er sich nach getaner Arbeit selbst elend fühlen und nach ein paar Jahren krank, so denkt er – und wird es auch, wenn er so denkt.

Fühlt der Klient sich ernst genommen, wenn der Heiler auf »Durchzug« stellt? Oder soll der Heiler erst gar nicht nach den möglichen Ursachen einer Krankheit suchen lassen?

Viele spirituelle Heiler fragen sich, wozu das gut sein sollte, wenn letztlich doch die Liebe alles heilt. Der Heiler muss seinen Klienten doch nur dahin führen, letztlich allen alles zu vergeben und alles wird gut. Zumindest wird so oftmals gearbeitet. Wenn es funktioniert, bin ich tief beeindruckt. Da, wo es nicht funktioniert, glaube ich, kommt man nicht umhin, die »Schauergeschichten« ins Bewusstsein zu holen; denn erst dann wissen die Betroffenen, was genau zu vergeben ist. Noch bevor man aus vollem Herzen wirklich vergeben kann, gibt es meistens Wut, Klage, Strafe, Buße und Reue. Diese Stationen (Gefühle) lassen sich nicht abstrakt oder allgemein erleben, sondern sie müssen noch einmal real erlebt werden. Wenn der unerträglich lang aufgestaute Kummer und die unterdrückte Wut nicht herauskommen, ist man für die wahre Versöhnung nicht bereit. Und auch die Versöhnung selbst braucht reale Szenen – und zwar mit allem Drum und Dran –, damit sie wirksam ist.

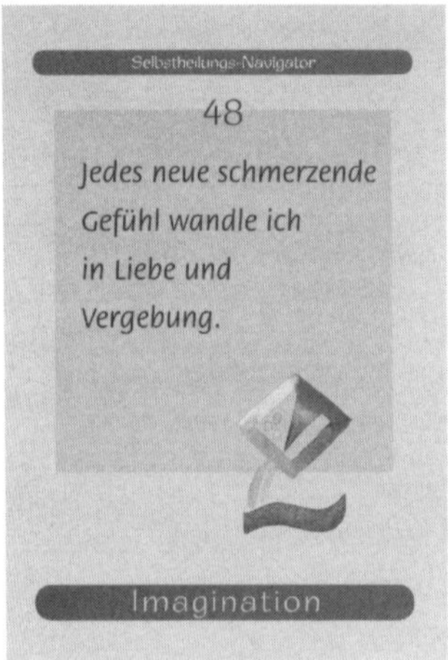
Selbstheilungs-Navigator
48
Jedes neue schmerzende Gefühl wandle ich in Liebe und Vergebung.
Imagination

Wenn ich weiß, wem ich vergebe und für was ich vergebe, dann ist ein Versöhnungsritual sehr wirksam. Solange jedoch die wahren Tatbestände noch unaufgearbeitet im Unterbewusstsein rumoren und man nicht klar im Bewusstsein hat, was tatsächlich passiert ist, können Vergebung und Verzeihung nicht wirklich greifen. Auch wenn man als Täter um Verzeihung bittet und sich selbst ebenfalls zu vergeben hat, wirkt dies erst, wenn auf dem Tisch liegt, was tatsächlich vorgefallen ist. Wir kommen also nicht umhin, die »Schauergeschichten« ans Tageslicht zu bringen.

Für den *Mental-Healing*-Begleiter gibt es dabei eine Methode, während der Arbeit und danach in bester und froher Stimmung zu bleiben – unabhängig davon, wie groß das geschilderte Leid ist. Jeder, der sich als geistig-seelisches Wesen definiert, begreift sich zugleich als geistig-seelisches Kontinuum, das schon unendlich oft seine Form gewechselt hat. Auf diese Weise kann man sich vorstellen, selbst schon viele Male in anderer Gestalt gelebt zu haben und dabei nicht nur Opfer, sondern auch Täter gewesen zu sein. Das heißt: Wer sich selbst auch als Täter, Peiniger, Verbrecher, Mörder und sonstiger Übeltäter vorstellen kann, der kann als Opfer seinen Tätern wesentlich leichter vergeben, als wenn er sich ausschließlich in der Opferrolle sieht. Das gilt auch für den Heilberufler selbst.

Die Abneigung, sich die Ursachen eines Symptoms anzusehen und an den dabei auftauchenden schmerzhaften Geschichten mitzuleiden, beruht auf einem falschen christlichen Verständnis – für eine liebevolle Begleitung gibt es nämlich einen großen Unterschied zwischen Mitleid und Mitgefühl: Mit*leid* hilft weder dem Leidenden noch dem Begleiter, weil die Grenzen zwischen beiden verschwimmen und der Helfenwollende so nicht mehr in der Lage ist, wirklich zu helfen. Mit*gefühl* hingegen ist eine liebevolle Zuwendung, die neugieriges Interesse am Schicksal des Betroffenen hat, ohne zu verwechseln, wer wer ist. Spürt man allerdings bei der Ausbreitung einer Leidensgeschichte eine persönliche Betroffenheit, nimmt man sie dankbar als Hinweis an und schaut in seinem eigenen Leben nach der offenbar noch nicht aufgelösten Geschichte.

Befindet man sich in einer solchen Situation als Gruppen- bzw. Seminarmitglied in der Runde, kann man diese Gelegenheit wie ein »Trittbrettfahrer« nutzen und parallel – sozusagen im Schlepptau des arbeitenden Klienten – seinen eigenen Schmerz lösen. Die Aufgabe als *MHB* ist es, dem Klienten zur Erkenntnis des Musters zu verhelfen, von dem sein Leid ausgeht. Er leidet nicht mit, sondern hat die Aufgabe, das Bewusstsein zu befördern. Das ist eine sehr schöne Aufgabe, weil sie dazu beiträgt, Leid zu mindern und aufzulösen. Was gibt es Beglückenderes als eine solche Arbeit? Es ist eine wunderbare Aufgabe, Klienten einzeln oder in kleinen und großen Gruppen darin zu begleiten, die leidvolle Ursache rückwirkend zu harmonisieren.

Seelengespräch mit Sina

Ein Beispiel, wie Vergebung und Versöhnung konkret erreicht werden:

> Hinweise auf Ziffern in den Kommentaren beziehen sich auf die nummerierten Aussagen des Dialogs in der linken Spalte.

Sina (S), Clemens Kuby (K)		Mein Kommentar
1.	**K:** Sina, ich hab gedacht, dass wir mal anfangen.	Wir befinden uns in einer Gruppen-Sitzung, in der jeder mit seinem SHP (Selbstheilungsprozess) einmal drankommt.
2.	**S:** Ich möchte aus meiner Opferrolle heraustreten. Also, ich fühle mich oft bedroht, und da möchte ich einfach mal rauskommen.	Wenn eine Klientin, wie S., ihr Problem nicht körperlich definiert oder sonstwie konkret benennt, muss man dazu Fragen stellen.
3.	**K:** Wann war das letzte Mal, dass du im Opferdasein warst?	Um zu wissen, was sie hat, frage ich nach einer ganz konkreten Erfahrung.
4.	**S:** Vor ein paar Tagen.	Wir kommen der Sache immer näher.
5.	**K:** Was war da passiert?	
6.	**S:** Da war ein Hausmitbewohner, und der hat so spaßeshalber gesagt, dass ich einen anderen Hausmitbewohner nicht fertigmachen soll. Da … hab ich mich gleich verletzt gefühlt und so …	Mit dieser Beschreibung zeigt sich, dass es keinen Sinn macht, das Symptom nach irgendwelchen allgemeinen Schmerzbildern verstehen zu wollen. Es zählt nur der subjektive Faktor.
7.	**K:** Und wie fühlst du dich, wenn du Opfer bist?	Es zeigt sich: Sieben Schritte sind erforderlich gewesen, um an das Symptom heranzukommen.
8.	**S:** Das tut in der Brust weh, so hier … *(sie zeigt, wo ihr auf der Brust oben in der Mitte ein Schmerz sitzt).*	Jetzt haben wir den Seismographen, mit dem wir kontrollieren können, ob das, was passiert, wirksam ist.

9.	**K:** Geh mal rein in das Gefühl.	Man muss davon ausgehen, dass der Schmerz für sie jederzeit verfügbar ist, sonst wäre es kein Problem, welches der Behandlung bedarf.
10.	**S:** Ja, das ist schmerzhaft.	Das ist der Ausgangspunkt für alles Folgende, auf den man sich immer wieder beziehen muss.
11.	**K:** Aha.	Von hier aus starten wir.
12.	**S:** Es knautscht sich so zusammen.	»Knautscht« ist wohl mehr als ein »Autsch«.
13.	**K:** Wir können uns ja mal die Hände dazu geben, damit wir irgendwie tiefer hineinkommen – alle.	Wenn es darum geht, ein subjektives Gefühl – einen Film des anderen aufzunehmen, verstärkt sich die Konzentration durch das Händegeben (bei allen in der Gruppe).
14.	**K:** Brennt das, ist das heiß – kalt? Beschreib das mal.	
15.	**S:** Ja, es ist schwer zu sagen, es ist …	
16.	**K:** Wo sitzt es denn genau?	Wir versuchen, ihr Gefühl aufzunehmen, um es als Seismograph für die Wirksamkeit des anstehenden Prozesses wahrzunehmen.
17.	**S:** Hier sitzt es, und es zieht sich dann alles zusammen. Innerlich, das Innere knautscht sich dann so zusammen.	
18.	**K:** Wenn es ganz stark werden würde, was würde dann mit dir passieren?	Es hilft immer, sich das Phänomen (Gefühl) im Extremzustand zu vergegenwärtigen.
19.	**S:** Ja, dann bin ich bloß so'n kleines Stückchen Elend – so! So was, was man wegwerfen kann, so ein kleines zerknautschtes Ding.	Das Extrem gibt einem sogleich Orientierung, um welches Problem es sich handelt.
20.	**K:** Wie alt bist du da ungefähr, wenn du sagst, so ein »Kleines«?	Die Fragen sollen immer einen Bezug zu dem bisher Erreichten haben, damit der Faden nicht reißt.
21.	**S:** Na ja, ich kenn das schon von früher.	Solche Angaben sind sofort zu präzisieren.

22.	**K:** Was heißt früher? Wie alt warst du da?	Solche Angaben sind sofort zu präzisieren.
23.	**S:** Na, so sechs, denke ich mal.	
24.	**K:** Erzähl! Was passiert da?	
25.	**S:** Na ja, bei meinen Eltern. Wenn ich mit denen zusammen war und es wurde dann gesagt, dass ich eben falsch und schlecht bin und so – ja …	»Falsch sein«, »schlecht sein«, heftige Verletzungen.
26.	**K:** Geh doch mal in so ein Bild, in dem dir das gesagt wird. Geht das?	Für die Heilarbeit brauchen wir die konkrete Handlung, mit der der Schmerz erschaffen wurde.
27.	**S:** Ja, ich hab das Bild schon.	Diese Bilder liegen nie weit weg. Der Klient braucht nur die Erlaubnis durch die Situation (das Setting), sie auszusprechen.
28.	**K:** Erzähl, wie sieht das aus? Wo bist du da?	Solange wir keine konkrete verletzende Szene haben, lässt sich nichts richten. Das wäre bei Gericht genau so.
29.	**S:** Ja, da bin ich bei meinen Eltern im Wohnzimmer, und die sitzen mir gegenüber am Tisch und haben mich zu einer Aussprache geholt, und ich sitz da gegenüber und ...	Schritt für Schritt nähern wir uns der Ursache ihres heutigen Problems oder besser gesagt: der Ursache ihres bis heute andauernden Problems.
30.	**K:** Die haben dich da rein geholt. Wann merkst du, dass da jetzt was kommt? Schon als sie dich gerufen haben oder erst jetzt?	Man darf nicht lockerlassen und gleichzeitig nichts vorgeben, was als Manipulation wirken könnte.
31.	**S:** Ja, da kommt es schon ...	
32.	**K:** Wie bist du gerufen worden?	Nach der wörtlichen Rede zu fragen, ist entscheidend.
33.	**S:** Ja, so: »Wir müssen mit dir sprechen.«	

34.	**K:** Wer hat das gesagt?	Verletzungen gehen immer von einer konkreten Person aus, auch wenn es sich um eine Gruppe handelt.
35.	**S:** Mein Vater.	
36.	**K:** Mach das mal, so wie er das sagt, auch mit dem Dialekt, genau so, wie er das sagt.	Man muss darauf insistieren, den Moment der Verletzung zu erleben. dann haben wir das Material für die Heilung.
37.	**S:** Also: (*strenger Ton*) »Wir müssen jetzt mit dir reden. Komm!!!«	
38.	**K:** Ah	Wir sind im Hier und Jetzt angekommen.
39.	**S:** Das ist gleich so ein Energieschuss, dass …	
40.	**K:** Bleib drin. Mach es so, dass wir den Energieschuss spüren.	
41.	**S:** Ja: »Wir müssen jetzt mit dir reden, komm!« --- So etwa.	Das »So etwa« ist bereits die Meta-Ebene und sollte vermieden werden.
42.	**K:** Okay, jetzt gehst du mit.	
43.	**S:** Ja also, mir geht's dann erstmal schlecht.	
44.	**K:** Wo geht's dir schlecht?	
45.	**S:** Na, hier (*sie zeigt wieder auf die Mitte ihrer Brust*).	Da, wo es zuerst (Schritt 12, 17, 19) geknautscht hat.
46.	**K:** Auch schon gleich?	
47.	**S:** Ja, ich weiß ja, was da immer kommt.	Wir könnten dies als Hinweis nehmen, eine frühere Szene als Ursache zu suchen, aber es scheint, dass der Inhalt der Verletzung kein anderer wäre als der, an dem wir jetzt schon sind.
48.	**K:** Also kennst du es noch länger?	
49.	**S:** Ja also, das ist so ein Wiederholungsmuster. Eine typische Situation. Also die gab's x-mal.	
50.	**K:** Wenn du diesen Ton hörst: »Wir müssen mit dir reden«, und wenn du dein Gefühl jetzt ausdrücken musst, was sagst du da?	Es ist anzunehmen, dass sie nichts gesagt hat, sondern sich gehorsam an den Wohnzimmertisch setzte, um …?

51.	**S:** Ja, da muss ich jetzt schon rauskommen, ne!?	Hier beginnt also die »Umschreibung«. – Rekonstruktion des Schmerzbildes und Umschreibung können parallel erfolgen.
52.	**K:** Ja.	Die Umschreibung ist der Heilprozess.
53.	**S:** Weil, ich bin jetzt schon …	Der Heilprozess macht Mühe, um den Schmerz zu überwinden und etwas zu tun, wozu man sich bisher nie in der Lage fühlte.
54.	**K:** Sag einfach, wie es dir geht.	
55.	**K:** Stell dir mal vor, du bist 6 Jahre alt, jetzt sagst du …? Wie hast du ihn angesprochen?	Ohne vorzugeben, wie sie jetzt auftreten soll, führe ich sie bis an die Kante, wo sie springen muss. Vorher gebe ich noch eine Unterstützung für die *wörtliche Rede*.
56.	**S:** Na, gar nicht.	Die Sechsjährige spricht ihren Vater nicht an? Der Konflikt zwischen ihnen muss dann entsprechend heftig sein.
57.	**K:** Na, irgendwie.	
58.	**S:** Ne.	
59.	**K:** Wieso? Er ist doch dein Vater.	
60.	**S:** Aber nicht in der Situation. Da ist er zwar mein leiblicher Vater, aber in der Situation eigentlich mein schlimmster Feind *(Tränen kommen)*.	Es zeigt sich, wie bei jedem SHP: Man braucht keine spektakulären Szenen, um an das Schmerzbild zu kommen.
61.	**K:** »Dein schlimmster Feind.«	Ich wiederhole das nur, damit diese Erkenntnis im Bewusstsein haften bleibt.
62.	**S:** Ja, weil ich da fertiggemacht werde, bei den Gesprächen. Da wird alles gegen mich ..., dass ich schlimm bin, dass ich egoistisch bin, dass ich alles falsch gemacht habe und wie schlimm ich ihnen zusetze, wie sie unter mir leiden und …	Jetzt wissen wir, was Sina meinte mit »Opferrolle« (2). Die aktuelle Geschichte mit dem Mitbewohner erweist sich, wie immer, als Fingerzeig der Seele, dass es einen ungelösten Konflikt gibt, den sie rückwirkend harmonisiert haben möchte.
63.	**K:** Dann sag ihm das jetzt gleich, wenn er dich ruft, wie du dich fühlst.	Die kleine Sina kann mit ihrem heutigen Bewusstsein das alte Leid jetzt abwenden. »Für meine glückliche Kindheit ist es immer früh genug.«

64.	**S:** Also mir geht's total scheiße mit diesen …	Wir müssen ständig wachsam sein, damit der Konflikt so konkret wie möglich rekapituliert wird, um wirksam zu sein.
65.	**K:** Sag ihm das. Sag: »Du …«	
66.	**S:** (*tiefer, schwerer Atemzug*) Ich hasse deine scheiß Gespräche.	Die Umschreibung greift.
67.	**K:** Oh ha. Jetzt bist du aber mutig.	Da gehe ich leider auf die Meta-Ebene, die man vermeiden sollte, aber Lob macht auch Mut.
68.	**S:** Ja, ja.	
69.	**K:** Was sagt er jetzt?	
70.	**S:** Ja, das ist ihm scheißegal und stimmt alles gar nicht.	Sie bleibt auf der von mir benutzten Meta-Ebene, indem sie in der 3. Person von ihm spricht. Das zeigt, wie gefährlich es ist, als *MHB* auf die Meta-Ebene zu gehen.
71.	**K:** Moment, sagt er wirklich: »Mir ist das scheißegal?« Sag wörtlich, was er sagt.	Je genauer wir bei den beteiligten Personen bleiben, desto wirksamer die Umschreibung.
72.	**S:** Ne, das sagt er nicht.	Es wäre fahrlässig, eine neue Szene zu erschaffen, die unglaubwürdig klingt und das alte Muster nicht wirklich aus den Angeln hebt.
73.	**K:** Eben! Sag! Mach! Du kennst ihn.	Subjektiv ist das für S. ein sehr schwieriger Moment.
74.	**S:** Ja, das siehst du total falsch. Du hast den Fehler, und der Fehler ist nur bei dir. Und du bist schuld und das müssen wir klären, damit du dich änderst.	S. füllt das alte Schmerzbild noch mal mit konkret erlittenem Inhalt. Das ist gut für die Befreiung, denn man muss genau wissen, wovon man sich befreit.
75.	**K:** Frag ihn, was willst du überhaupt von mir? Warum machst du dieses Programm? Frag ihn das …	Ich drücke jetzt wieder aufs Tempo, wobei ich mich bemühe, keine konkreten Vorgaben zu machen.
76.	**S:** Warum machst du das? Warum willst du immer herrschen und all deine Sachen durchsetzen, egal wie es den anderen geht und wie es mir dabei geht.	Es löst sich was. S. hat die Kraft gefunden zu klären. Das ist bereits ein Stück Heilenergie.

77.	**K:**	Und was sagt er?	Die Wirksamkeit muss sich erweisen.
78.	**S:**	Das ist alles nicht wahr, was du sagst. Das stimmt alles überhaupt nicht.	Das zeigt, die Fronten sind noch härter. S. muss noch viel massiver werden.
79.	**K:**	Was antwortest du darauf?	
80.	**S:**	Es stimmt *doch*. Aber da bin ich schon …	Jetzt schwinden ihr die Kräfte. Es wäre falsch, sie jetzt aussteigen zu lassen.
81.	**K:**	Nicht aussteigen. Du bist in der Szene drin. Du hast die Arme verschränkt …	Ihre Körpersprache zeigt jetzt, dass sie noch gut weitermachen kann.
82.	**S:**	Es stimmt nicht, und du lügst und es ist nicht wahr, und du willst einfach herrschen, du willst deine Meinung behalten und immer recht haben, und alle anderen haben nicht recht und ich hab nicht recht, und ich mach nicht mehr mit, ich hab keine Lust mehr, ich will auch gleichwertig sein und ich will auch gesehen werden und ich hab die Schnauze voll, immer zu leiden und immer gesagt zu bekommen, dass ich ein furchtbar schlechter Mensch bin, und da fühl ich mich total schlecht und ich mach nicht mehr mit, ich will nicht.	Jeder Heilungsprozess braucht die Abrechnung mit der Verletzung. Es wäre fatal, wenn man ohne die Wut herauslassen zu können, sofort zur Versöhnung übergehen würde. Das verletzte Kind wäre um seinen Schmerz betrogen und die Versöhnung könnte später nie echt sein. Trotz Wut und Anklage ist der Vater noch weit davon entfernt, einzulenken oder gar Reue zu zeigen. S. ist noch lange nicht frei.
83.	**K:**	Wer könnte helfen? Was sagt die Mama? Könntest du sie dazuholen?	Auch wenn man weiß, dass ihr damals wohl niemand beistand, sonst hätte sie nicht so gelitten, muss ich danach fragen, damit das Schmerzbild in seinem ganzen Ausmaß sichtbar, d.h. bewusst wird.
84.	**S:**	Ne.	
85.	**K:**	Warum nicht?	
86.	**S:**	Ne, die ist eingewickelt. Also, die hat er im Griff.	Also ist ihre Mutter ihre Leidensgenossin und könnte sich mit ihr darüber solidarisieren, wenn …
87.	**K:**	Ja, dann geh doch zur Mama hin und sag ihr, dir geht's doch genauso mit ihm wie mir.	

88.	**S:** Ja, also das bringt nichts. Ich hab immer versucht, auch die Mutter mit zu retten ... aber …	Diese Feststellungen sind wichtig und sollten nicht ausgespart werden, weil am Ende auch die Mutter transformiert sein muss, sonst wird es keine glückliche Kindheit.
89.	**K:** … aber jetzt! Du musst dich jetzt retten, und vielleicht wenn du dich mit ihr zusammenschließt, dann ist es mit ihr möglich, vielleicht?	
90.	**S:** Ne, ich muss den Kampf mit dem Vater gewinnen.	Das ist interessant. Es gibt offenbar eine offene Rechnung mit dem Vater, die älter ist als die aktuelle Familie.
91.	**K:** Alleine?	
92.	**S:** Ja!	Aber darauf können wir jetzt nicht eingehen. Das kommt später. Jetzt realisieren wir nur das aktuelle Gefühl.
93.	**K:** Dann mach es jetzt!	
94.	**S:** *(Schluck)* … ja, es ist aber in real nicht so.	Es ist eben doch in der Realität so. S. kämpft heute mit ihrem Vater wie offenbar schon in mehreren Leben.
95.	**K:** Natürlich nicht.	Das ist eher ironisch von mir gemeint.
96.	**S:** Ja, das ist schwer *(stöhnt)*.	… weil es sich nicht länger hinausschieben lässt.
97.	**K:** Wenn du hinspürst: Du musst diese neue Szene, diese neue Wirklichkeit spüren. Er steht immer noch im Flur. Es geht jetzt um alles.	Das visualisierte Ambiente bietet in solchen Situationen immer eine Basis, von der aus die Imagination real weitergehen kann.
98.	**S:** He! Ich bin deine Tochter, warum willst du mich immer fertigmachen, das ist doch Unsinn. Du kannst mit mir auch vernünftig reden und sagen, warum du mich jetzt verändern willst. Da steckt doch irgendwas dahinter? Irgendeine Angst, oder so was.	Interessant, wie geschickt S. ihrem Vater eine Brücke von Anklage und Wut zur Einsicht und Reue baut. Indem sie den »Dämon« Angst konstatiert, nimmt sie ihm seine Macht und bietet ihm dafür Menschlichkeit an. Das zeigt die Größe ihrer Seele.
99.	**K:** Hat er das alles gehört, was du gesagt hast?	Mit dieser Frage möchte ich die neue Qualität in der Beziehung Tochter-Vater nur noch stärker verankern.

100.	**S:** Aber das ist natürlich neu. Das ist jetzt plötzlich nicht mehr der (normale) Ablauf.	Die Gefahr, die neue Wirklichkeit (Umschreibung) nicht zu glauben, erhöht sich sofort, wenn man auf die Meta-Ebene ausweicht.
101.	**K:** Du hast ihm ja ein paar Fragen gestellt: *Warum machst du das so?* Jetzt muss er dir doch irgendetwas antworten.	Die Aufgabe des *Mental-Healing*-Begleiters ist es, den Klienten im Geschehen zu halten, bis die »Umschreibung« vollzogen ist.
102.	**S:** Ja, da würde das Alte kommen, dass ich nicht recht habe.	Es kann kein Problem in der Szene geben, das man nicht auch in der Szene lösen könnte. Dafür ist der Klient sein eigener Regisseur. Er darf nicht auf die Meta-Ebene, wie hier, ausweichen.
103.	**K:** Also, dann gehst du vielleicht noch näher an ihn heran.	Die Körperlichkeit und die Requisiten in einer Szene erhöhen ihre Wirklichkeit.
104.	**S:** Ja, okay, ich geh näher ran.	
105.	**K:** Vielleicht fragst du ihn mal, ob er dich überhaupt spürt?	
106.	**S:** Ja, ich könnte ihn fragen, ob er Angst vor mir hat.	
107.	**K:** Ja!	
108.	**S:** Vati, hast du Angst vor mir, weil ich auch stark bin? Und dass du Angst hast, dass ich dir über …, dass ich dich nicht genug wahrnehme und dich achte und so?	Jetzt hat der Feind (Schritt 55-61) doch plötzlich einen Namen: »Vati.« Ein Feind, der vor einem Angst hat, kann so schlimm nicht mehr sein. Sie baut ihm weiter die Brücke.
109.	**K:** Und was sagt er?	
110.	**S:** Ja, hat er schon.	Jetzt entsteht die neue, heilende Qualität.
111.	**K:** Der hat Angst vor dir?	
112.	**S:** Ja. Der will seine Felle retten *(lächelnd)*.	
113.	**K:** Ja, wie denn das? Warum hat er denn Angst vor dir? Das ist ja erstaunlich.	

114.	**S:** Ja, weil ich so jähzornig und wütend und auch sehr kämpferisch bin.	Interessant, in dem Moment, wo S. ihren Vater aufweichen kann, weicht auch sie auf durch Selbstkritik.
115.	**K:** Dann bist du ja genauso wie er.	
116.	**S:** Jaaa *(fast stolz, lacht laut)*. Wir sind sehr ähnlich.	Die schmerzhafte Konfrontation zwischen Vater und Tochter lässt jetzt nach.
117.	**K:** Wie sieht das aus, wenn ihr richtig miteinander …?	Auch wenn es Kampf ist, aber die Ähnlichkeit versöhnt.
118.	**S:** Ja dann schreien wir schon.	
119.	**K:** Ja?!!	
120.	**S:** Ja! *(zufriedene Miene)*	
121.	**K:** Und wie geht das dann ab? Wer gewinnt?	
122.	**S:** Na ja, bisher immer der Vater *(traurig)*.	
123.	**K:** Wenn du gewinnen wolltest, wie sähe das aus?	
124.	**S:** Na, dann würde ich sagen, ich hab dich lieb. Und ich möchte es aber auch, dass du aus Liebe handelst und nicht aus Angst.	S. steuert bereits eine Lösung für ihr altes Konfrontationsmuster an. Dennoch darf man sich mit allgemeinen Akklamationen nicht zufrieden geben.
125.	**K:** Wie machst du das? Wo? Wo sagst du ihm: *Ich hab dich lieb*?	
126.	**S:** Na, im Flur.	Die Umsetzung in eine konkrete Szene zeigt sofort, wie viel der neuen Wirklichkeit noch an Tiefe und Echtheit fehlt.
127.	**K:** Im Flur?	
128.	**S:** Ja, ich bleib da, da ist es sicher.	
129.	**K:** Ja und wenn du sagst, ich hab dich lieb, spürt er das? Wie machst du das?	Wer meint, er könne mit Allgemeinplätzen die Transformation erreichen, irrt meistens.
130.	**S:** Na ja, in dem Moment spürt er es noch nicht. Da muss ich schon näher rangehen.	Wenn eine Heilung nicht greift, dann findet man den Grund dafür in der mangelnden Konkretisierung.

131.	K: Dann mach mal was.	
132.	S: Ja, dann muss ich ja meine Angst vor meinem Vater überwinden.	Und schon sind wir an der nächsten Zwiebelschicht, die es aufzulösen gilt.
133.	K: Ja. Das ist ja auch jetzt gefordert, irgendwo müsste jetzt …….	
134.	S: Ja, da müsste ich schon näher rangehen …	Der ganze Körper dient als Seismograph.
135.	K: Wie wäre ein Satz, der dir richtig guttut?	Die Umschreibung manifestiert sich in den konkreten Worten und Blicken.
136.	S. He! Ich akzeptiere dich und du bist okay. Du hast genauso recht wie ich.	Zu schnell ist gefährlicher als zu langsam, weil darunter die Wirksamkeit leidet.
137.	K: Würde er das sagen, da im Flur?	Um die Wirksamkeit zu überprüfen, muss man lediglich überprüfen, ob das Setting einer glaubwürdigen Wirklichkeit entspricht.
138.	S: Wahrscheinlich nicht. Da müsste man wahrscheinlich doch sitzen.	
139.	K: Ja, dann mach das jetzt mal.	Die Umsetzung einer neuen Gefühlsqualität in die Handlung bewirkt die Heilung.
140.	S: Ja, dann aber auf die Couch und nicht auf die Anklagebank.	Der Klient weiß selbst sehr genau, wann sein Film stimmt und wann noch nicht.
141.	K: Gut, dann geh mit ihm auf die Couch.	
142.	S: *(stöhnt).*	Handlungen zählen mehr als Worte.
143.	K: Was sagst du zu Vati?	Aber auch die müssen stimmen.
144.	S: Los komm, Vati, wir reden über das Problem und wir setzen uns gegenüber, aber in einer gemütlichen Atmosphäre, und dann reden wir in Ruhe über das Problem.	So kommt der neue Umgang miteinander zustande und die alte, schmerzende Wirklichkeit verliert an Bedeutung.

145.	K:	Okay, dann mach das jetzt. Nimm ihn bei der Hand, zieh ihn aus dem Flur raus … geht er mit?	Mit konkreter Handlung muss das alte Muster aufgelöst werden.
146.	S:	Ja, er geht etwas widerstrebend mit.	
147.	K:	Okay! Siehst du das Sofa? Könnt ihr euch dort hinsetzen?	
148.	S:	Ja, die Mutti setzt sich rechts daneben und ich sitz gegenüber.	Gut, dass S. ihre Mutter zwischenzeitlich nicht vergessen hat. Denn auch ihr neues Verhalten ist am Ende für die Heilung wesentlich.
149.	K:	Gegenüber? Wolltest du nicht neben ihm sitzen?	Wie gesagt, die Handlungen zeigen exakt, wo der Konflikt (noch) steht und was dementsprechend zu tun ist.
150.	S:	Ne.	
151.	K:	Warum nicht?	
152.	S:	Ne, weil ich das von Tochter zu Vater klären will.	Die versöhnliche Tendenz von 108, 124, 136 findet noch nicht ihre Form.
153.	K:	Sina, du musst dabei glücklich werden. Diese neue Wirklichkeit muss dir wirklich was Neues bringen. Was wäre das Schönste?	Das ersehnte Schöne ist zu schön, um wahr zu sein. Wir trauen es uns meist nicht zu imaginieren, so stark zieht der alte erlittene Schmerz noch an uns.
154.	S:	*(weinend)* Na, wenn er mich in den Arm nehmen würde und sagen würde, dass ich okay bin.	Indem man das Licht am Ende des Tunnels sieht, gewinnt man die Kraft für die Schritte bis dorthin.
155.	K:	Aber das kann er doch nicht, wenn du dich da auf die andere Seite vom Tisch setzt. Wie soll er dich da in den Arm nehmen können? Du musst einen Schritt auf ihn zumachen. Kannst du rübergehen? Kannst du dich neben ihn setzen?	Mit der Handlung als Ausdruck der neuen Beziehungsqualität, brechen wir das alte Muster auf. Das ist wirkungsvoller als alles Reden und Akklamieren. Jetzt fängt die echte Versöhnung an.
156.	S:	*(schluchzend)* Ja, dann setze ich mich in die Mitte.	Schritt für Schritt …

157.	K:	In die Mitte von beiden. Und wo hast du ihn jetzt? Auf welcher Seite?	Die Nachfragen (Konkretisierungen) dienen dem Fühlen. Das Fühlen bewirkt die Synapsenbildung.
158.	S:	*(weinend)* Rechts von mir.	
159.	K:	Ja, und spürst du ihn da?	
160.	S:	Ja. Dann muss ich erst mal damit klarkommen, dass ich in der Mitte sitze.	Wir sind hier mitten im Heilungsprozess.
161.	K:	Kannst du dich erinnern, dass du ihn je so gespürt hast?	Um diesen im Bewusstsein zu verankern, soll einem das Neue klar werden.
162.	S:	Ne.	
163.	K:	Dann sag ihm das doch: Schau mal, Vati, so jetzt …	Ich sage nicht, was sie sagen soll; ich will sie nur dahin führen, etwas zu sagen.
164.	S:	Spür mich doch mal als deine Tochter und nicht als dein …, als jemand, der an deiner Autorität sägt.	Worte sind die erste Manifestation einer Wirklichkeit.
165.	K:	Wenn du ihm jetzt sagst: *Schau mal, wenn wir uns jetzt nicht streiten würden …*	Es ist nicht ganz korrekt, ihr solch einen wörtlichen Vorschlag zu machen. Den Ausdruck »an einer Autorität sägen« wollte ich jedoch übersetzen in die Erfahrung »streiten«.
166.	S:	Ja, wenn wir uns nicht streiten würden, sondern in Ruhe reden würden, was bei dir kommt, welche Ängste ich bei dir auslöse –, welche Ängste du bei mir auslöst, dann ...	Stück für Stück entsteht eine neue Vater-Tochter-Beziehung.
167.	K:	… Ja, dann sag doch: *Vati, könnten wir uns vielleicht sogar mal umarmen oder …?*	Jetzt presche ich schon wieder vor, was der Nachhaltigkeit des Selbstheilungsprozesses (SHP) schaden kann ...

168.	S:	… vertragen! *(lachend)*	… aber die Klientin passte meinen Vorschlag an den Stand ihres SHP an, und so sollen Vorschläge auch verstanden werden. Sie sind immer nur Vorschläge. Der Klient muss die Freiheit behalten, zu entscheiden, was er von einem Vorschlag übernehmen möchte und was nicht.
169.	K:	Ja, schau mal. Nimm ihn doch vielleicht noch ein bisschen näher.	Ich rücke weiter mit meinen Vorschlägen, um die Grenzen des SHP zu erweitern.
170.	S:	*(nach Luft schnappend)* Also ich fühl den halt als riesig groß und mit einer unheimlichen Energie, die mich bedroht, und ich bin ja noch so klein.	Hier zeigt sich, dass der Heilungsprozess immer ein subjektiver ist und man seine Grenzen von außen nicht beurteilen kann, deshalb S-HP.
171.	K:	Wo spürst du seine Energie? Wenn du deine Hand auf seine Energie legst, wo bist du da an seinem Körper?	Auch der Begriff »Energie« soll sich konkretisieren, damit der SHP weitergeht.
172.	S:	An der Schulter, da ist es weniger.	
173.	K:	Wenn du dich einfach mal ihm an die Schulter legst …	Solange man im Szenario des Klienten bleibt, darf man die Details nutzen, um weiterzukommen.
174.	S:	*Hohoho.* Also im Friedensfall können wir das machen, aber …	Das Schmerzbild (Schritt 62) ist noch nicht ganz aufgelöst.
175.	K:	… dann mach es jetzt!	Es gilt, den »Friedensfall« auszubauen, auf die ganze Beziehung …
176.	S.	*(stöhnt).*	… auch wenn es schwerfällt.
177.	K:	Vielleicht willst du ihn mal schütteln, nimm ihn … du hast doch Kraft in den Armen. Wenn du ihn richtig um den Hals nimmst und sagst: *Spürst du mich nicht?*	Um im SHP schneller vorwärtszukommen, ist es erlaubt zu provozieren oder mit Humor zu arbeiten …

178.	**S:**	Na, ich würde die Hand auf sein Herz legen und sagen: *He, ich bin deine Tochter!*	Mit dem Konjunktiv zieht sie sich aus der Brisanz der Lage etwas heraus.
179.	**K:**	Ja, mach das, leg deine Hand …	Das lässt sich aber gleich wieder abfangen, indem man in die Handlung geht.
180.	**S:**	Ja, da ist er.	
181.	**K:**	Kommst du unter seine Jacke?	
182.	**S:**	Ja, ich würde sie hier drauflegen *(zeigt auf ihr Herz).*	S. schüttelt ihn nicht, sondern sie schmilzt ihn langsam auf. Das entspricht ihrem Bedürfnis (98, 124).
183.	**K:**	Ja, mach das mal bei ihm.	
184.	**S:**	He, ich bin deine Tochter, du brauchst dich vor mir nicht zu fürchten. Ich will nur genauso leben wie du. Und wir können uns auch friedlich einigen, und wir müssen uns nicht gegenseitig bekämpfen und bedrohen und kämpfen und … Wir können auch aus dem Inneren heraus handeln, ehrlich und ruhig von Vater zu Tochter.	Dass S. bei diesen Worten mit der Hand sein Herz berührt, hat eine ganz andere Dimension als alles, was bisher an Heilung schon geschehen ist.
185.	**K:**	Auf deiner Brust, da, wo es sich immer so zusammengekrampft hat, da musst du ihn spüren. Damit du richtig …	Hier beginnt sich der Kreis jetzt allmählich zu schließen. Das Symptom (Schritt 8) wird durch neuen Inhalt gelöst.
186.	**S:**	Ja, dann müsste ich aufstehen ...	Das ist der Vorteil der konkreten Szene: Die Umstände diktieren einem, sich authentisch und wahr zu verhalten.
187.	**K:**	Dann sag: *Vati, steh mal auf, lass dich richtig umarmen.*	Ich dränge hier jetzt im Moment fast schon wieder zu viel. Mit mehr Zeit käme S. selber auf diese Handlung.
188.	**S:**	*(in Tränen)* Genau, dass man die menschliche Verbindung und die … wir sind so ähnlich. Da sollten wir wirklich lieber Freunde sein, statt Feinde.	Die Imagination produziert echte Gefühle, wie im Kino, auch wenn wir wissen, dass alles nur ausgedacht ist; aber es ist eben Wirklichkeit, denn es wirkt.
189.	**K:**	Und was sagt er?	

190.	**S:** Ja, das sieht er schon auch so.	Dritte Person zählt nicht!
191.	**K:** Wie sagt er das? Höre es, wie er es sagt.	Grundregel: »Wörtliche Rede« einfordern.
192.	**S:** Er lacht und sagt, dass wir beide Dickköpfe sind *(lachend)*.	Ich schaffe es nicht, sie bleibt in der dritten Person. Aber dafür geht die Handlung weiter.
193.	**K:** Ja gut, dann nimm mal seinen dicken Kopf in die Hand. Nimm ihn, reib ihn und schüttle ihn, bis du es in der Brust spürst.	Handlungsvorschläge sollen dem Klienten seine emotionalen Grenzen deutlich machen.
194.	**S:** *(schluckt)* Nicht so einfach.	Deshalb dürfen die Vorschläge auch provozieren ...
195.	**K:** Was heißt, nicht einfach? Jetzt geht es doch.	... und sollen sie auch.
196.	**S:** Ja, dass wir uns umarmen und dass wir mal lachen über uns.	
197.	**K:** Was sagt denn die Mutti, wenn sie euch so sieht?	Die Mutter darf nicht außer Acht gelassen werden, auch wenn dieser SHP noch nicht direkt mit ihr zu tun hat.
198.	**S:** Ja, die ist ganz zufrieden.	
199.	**K:** Wenn sie euch da beide sieht ...?	
200.	**S:** Ja, auch etwas erleichtert.	
201.	**K:** Lass sie doch das aussprechen. Was sagt sie, wenn sie erleichtert ist? Welchen Satz sagt sie?	Wie immer, so geht es auch hier, um mehr Konkretisierung, gleichbedeutend mit mehr Manifestation ...
202.	**S:** »Na endlich!«	... und sofort wirkt die Konkretisierung.
203.	**K:** Na endlich!	Diese Haltung der Mutter hilft S., ihr Verhältnis zum Vater zu heilen.
204.	**S:** »Ihr zwei Kampfhähne.«	Die Mutter weiß offenbar, was bei denen geheilt werden muss.
205.	**K:** Was brauchst du noch für einen Satz vom Vati? Was muss er noch sagen?	

206.	S:	He, ich mag dich und du bist total okay.	Das sind die Heilsätze. Natürlich hätte sie sie auch sofort zu Beginn des Gespräches nennen können. Jetzt hat sie sich diese Sätze aber mit einer neuen Wirklichkeit erarbeitet, und das macht sie erst wirkungsvoll.
207.	K:	Sag ihm: *Endlich sagst du das.*	
208.	S:	Na, ich will noch ein bisschen mehr hören.	Jetzt kommt das Seelenbedürfnis zum Tragen.
209.	K:	Ja gut, lass dich das hören. Was sagt er? Du hast ihn da im Arm, lass ihn reden.	
210.	S:	He, ich bewundere dich auch, wie du …	
211.	K:	… *(lachend)* was du für ein Dickkopf bist …	Solche Scherze reduzieren die Kraft des Schmerzbildes.
212.	S:	Ja.	
213.	K:	Ja, für was bewundert er dich?	
214.	S:	Na, für meinen Kampfesmut und für meine Zielstrebigkeit und dass ich auch Frieden schließen will und dass ich auch ihn nicht immer nur bekämpfen will.	Solche Aussagen einer Sechsjährigen lassen karmische Beweggründe für das bisher schlechte Vater-Tochter-Verhältnis vermuten.
215.	K:	Sag mal, wart ihr zwei mal Krieger oder was wart ihr zwei?	Deshalb erlaube ich mir, diese Vermutung auszusprechen. Ein solches Bewusstsein nimmt viel vom derzeitigen Leidensdruck.
216.	S:	Ja, bestimmt.	Sieht man eine Beziehung als ein lebensüberschreitendes Kontinuum, werden viele Verstrickungen verstanden, unter denen man vorher gelitten hat.
217.	K:	Sag ihm doch mal: Wir zwei könnten jetzt irgendwie …	
218.	S:	He, wir zwei könnten das Kriegsbeil begraben! Und wenn wir zusammen Freunde sind und Vater und Tochter, dann können wir richtig was bewegen und dann könnten wir die Energie für was Positives, für ein gutes Familienleben verwenden.	Das Kriegsbeil scheint ein altes Symbol für die Beziehung dieser beiden Wesen zu sein; nicht gerade für eine Vater-Kind-Beziehung, die sie jetzt haben, aber dafür nutzen können, den alten Krieg zwischen sich beizulegen.

219.	**K:**	Was sagt er dazu?	Ohne dass einem das Karma bewusst zu sein braucht, kann es im Heute empfunden und bewertet werden.
220.	**S:**	Das findet er gut.	
221.	**K:**	Lass dich das spüren. Lass ihn mal seine Hände benutzen und dass er dich vielleicht auch mal hochhebt …	
222.	**S:**	*(stöhnt).*	
223.	**K:**	… »du meine Tochter« und er dich richtig drückt, sodass dir die Luft wegbleibt.	Diese Vorschläge sollen die Grenzen ihres alten Musters nochmals erweitern.
224.	**S:**	Na, na.	
225.	**K:**	Darf er das nicht?	
226.	**S:**	Ich will erst freigegeben werden.	Und schon zeigt sich, was es braucht, um die Grenze zu erweitern.
227.	**K:**	Du willst freigegeben werden – mmhh.	
228.	**S:**	*(stolz)* Ja!	Dieses »Ja« ist zu über 80% karmisch motiviert.
229.	**K:**	Du willst freigegeben werden, ist es aber nicht auch schön, ihn zu spüren?	Der Konflikt von S. mit ihrem Vater als Kampfgenosse überschattet das heutige Kindsein.
230.	**S:**	Aber noch nicht. Ich will erst freigegeben werden und dann meinen Vater spüren.	Folgerichtig will S. zunächst die ältere Geschichte ins Reine bringen.
231.	**K:**	Welcher Satz gibt dich frei? Was müsst ihr tun oder sagen?	Würde mir als *Mental-Healing*-Begleiter das Bewusstsein von der Wiedergeburt fehlen, könnte ich hier nicht adäquat reagieren.
232.	**S:**	Na, ich kann mal gucken: Ich probier mal: »He, du bist frei, du bist ein eigenständiger Mensch und du bist klasse und du meisterst dein Leben *(unter Tränen)* und ich unterstütze dich und *(holt das Taschentuch heraus und wischt sich die Tränen ab).* …	S. geht direkt jetzt, wo sie vor ihrem Vater steht und ihre Hand auf seinem Herzen hat, das an, was seit Urzeiten zwischen ihnen steht, und schon löst sich etwas (Tränen) Gravierendes auf. Wobei die dahinterliegende Geschichte in einer anderen Sitzung oder im Zuge ihrer eigenen Alpha-Arbeit (Seelenschreiben) ans Tageslicht geholt werden kann, sollte das Verhältnis noch mal getrübt sein sollte.

233.	K:	Für ihn muss das doch auch eine Erleichterung sein?	In der Konkretisierung dieses uralten Konfliktes muss seine Rolle ebenso real werden.
234.	S:	Stimmt. Aber ein Vater heult ja nicht.	Sie hätte auch sagen können: ein *Krieger* heult nicht.
235.	K:	Wieso?	Wieder soll ihr eine Grenze bewusst werden ...
236.	S:	Hat er noch nie gemacht. Tränen sind immer was Schlimmes und ...	... und das gelingt mühelos, weil wir jetzt schon in diesem Fahrwasser sind.
237.	K:	Dann sag doch: Vati, du willst auch nicht immer so ein Holz-/Dickkopf sein.	Wenn ihr Herz sprechen kann/darf, dann soll jetzt auch sein Herz sprechen dürfen.
238.	S:	Dir würde es auch besser gehen. Du würdest nicht so viel Herzschmerzen und Herzanfälle kriegen, wenn du ein bisschen menschlich bist und nicht immer ...	Schon erweist sich, dass wir hier nicht an einer fiktiven Grenze arbeiten, sondern an echten Beklemmungen.
239.	K:	Hat er das? Hat er auch Herzanfälle?	Es ist erstaunlich, welche Zusammenhänge intuitiv in einem SHP aufgedeckt werden und das Gesamtbild bestätigen.
240.	S:	*(nickt).*	
241.	K:	Na bitte, dann nimm ihn jetzt so, dass du sein Herz richtig – ganz gut pochen hörst.	
242.	S:	He, guck mal, Vati, du hast ein Herz und du hast auch ein weiches Herz, und lausch mal auf dein weiches Herz, damit nicht nachts deine Herzanfälle kommen.	Jetzt wirkt sich die Heilung der Vater-Tochter-Beziehung nicht nur auf sie, sondern auch ganz direkt auf ihn aus. Das ist das Schöne an dieser Arbeit: Nicht nur eine Person heilt sich, sondern das Umfeld gleich mit.
243.	K:	Leg doch mal dein Ohr an seine Brust ...	Der Prozess muss zu Ende geführt werden.
244.	S:	Hohoho *(verzieht das Gesicht).*	

245.	K:	… damit du es hörst und sagen kannst: *Vati, ich höre dein Herz, du hast eins, du hast tatsächlich eins.*	Das emotionale Neuland ist heikel. Als *Mental-Healing*-Begleiter muss ich weiterführende Brücken bauen.
246.	S:	*(lachend)* Ich glaube, ich würde meine Stirn gern auf sein Herz legen und auf seine Brust.	Der Krieger kuschelt sich nicht an die Brust des anderen Kriegers, so wie ein Kind beim Vater, dafür muss noch einiges gelöst werden.
247.	K:	Ja genau.	Und immer mit dem Klienten mitgehen …
248.	S:	Ja, und er nimmt seine Hände und legt sie auf meinen Kopf.	Nun wird es tatsächlich harmonisch.
249.	K:	Ja, und hält er dich gut an seiner Brust? Wie ist es für dich, wenn du seine Hände da spürst?	Dieses Gefühl muss ins Bewusstsein gelangen, sodass S. es später immer wieder abrufen kann.
250.	S:	Ja, das ist es. Es ist gut. Ich glaub, das erleichtert ihn auch ein bisschen, weil er dann nicht so eisig ist.	Das neue, entkrampfte Verhältnis bekommt für S. nun Wirklichkeit in diesem Leben.
251.	K:	Wie hat er dich genannt?	Mit dieser Frage kann sie sich als *Kampfgenossen* aufgeben und zur kleinen, süßen Tochter mutieren.
252.	S:	Ja manchmal »Zwickl«, ja aber …	
253.	K:	Zwickl, das ist gut.	
254.	S:	He, Zwickl, du machst dein Ding und du bist stark und packst es und ich geb dich frei; und ich bin stolz auf dich, geh deinen Weg. Und wenn du Hilfe brauchst, wenn du mich brauchst, dann bin ich für dich da.	Es ist erstaunlich, wie schnell der Kampfgenosse freigegeben wird, wenn er das Kleinkind-Dasein als Zwickl für sich akzeptiert.
255.	K:	Was sagt die Mutti …?	Jede Heilung geschieht »zum Wohle aller«.
256.	S:	… »Das ist super.«	
257.	K:	… na dann …	
258.	S:	In Freiheit fühle ich mich viel besser. Und dann kann ich auch wieder zu dir kommen.	Jetzt kann S. ihr neues Leben als Tochter ihres ehemaligen Kampfgenossen annehmen und genießen.

259.	**K.** Wie ist jetzt das neue Verhältnis, wenn der Vati dich nicht mehr so unterdrückt und nicht mehr dominieren will? Wie läuft es dann?	Zum Schluss muss sich die Heilung natürlich auf das Heute auswirken.
260.	**S:** Wenn wir jetzt miteinander reden wollen?	
261.	**K:** Ja.	
262.	**S:** Dann müsste er vielleicht mal in die Mitte. Ich glaube, das würde ihm guttun.	S. hat die *Mental-Healing*-Methode schon verinnerlicht. Sie arbeitet im Hier und Jetzt mit konkreten Handlungen.
263.	**K:** Ja, das ist ja auch eine Lösung, und ihr beiden Frauen habt ihn zwischen euch.	
264.	**S:** Eine rechts und eine links.	
265.	**K:** Wie fühlt er sich da?	Immer wieder abfragen, wie die Handlungen wirken, das verstärkt die Erfahrung.
266.	**S:** Da fühlt er sich klasse.	
267.	**K:** Und wie fühlst du dich?	
268.	**S:** Ja, auch klasse. Und die Mutti kriegt auch mal eine Bedeutung.	In das Heilbild sind alle wichtigen Bezugspersonen zu integrieren.
269.	**K:** Ja, ihr macht aus ihm noch einen ganz lieben, ruhigen …	
270.	**S:** Ja, da ist er auch sehr glücklich in dieser Konstellation.	
271.	**K:** Wenn du ihm sagst: *Schau, wenn du deinen Kampf lässt, dann hast du auch keine Herzschmerzen mehr.*	
272.	**S:** Genau. Guck mal, wir haben dich alle beide lieb, und wir wollen dich nicht bedrohen und wir wollen nicht bedroht werden; und wir können ganz ruhig reden über das, was du brauchst und was ist, und wir haben dich beide lieb. Guck mal, wie wir hier sitzen.	Die Aussagen für das Heilbild werden vorrangig von der karmischen Verletzung geprägt, bei der Drohen und Bedrohtsein eine ganz andere, viel existenziellere Rolle gespielt haben als in diesem Leben. Trotzdem lässt sich dieser Konflikt in diesem Leben heilen.

273.	**K:** Atme das richtig in diese verknautschte – was hast du gesagt –	Das Heilbild muss sich am Ende immer auf das Symptom beziehen, mit dem man den SHP begonnen hat, sodass die Effektivität des SHP körperlich nachvollzogen werden kann.
274.	**S:** Verknautschte.	
275.	**K:** Da muss das jetzt rein. Und es muss ganz frei und groß werden.	Mit dem Atem lassen sich die Gefühle in den Zellen etablieren.
276.	**S:** Das befreit, ja, ich hab ihn rechts und links die Mutter. Das tut schon gut *(unter Tränen)*.	Hier ist nun eine Etappe – ein Seelengespräch – abgerundet. Vorher aufzuhören, wäre ungut für die Klientin gewesen, denn ihr Bewusstsein hätte das Ergebnis noch nicht erkannt. Diese Disziplin-Etappen vom SHP zu Ende zu führen, sollte man auch aufbringen, wenn man mit sich alleine arbeitet und das Schreiben als Reflektor verwendet.
277.	**K:** Können wir es da lassen?	
278.	**S:** Ja, ich hätte gern noch mehr davon.	Das ist verständlich und das muss auch folgen, auf die eine oder andere Art.
279.	**K:** Kannst du ja machen, du kannst ja weitermachen damit, aber auf keinen Fall weniger. Mehr geht immer.	Wichtig ist, dass die Klientin ihren eigenen SHP-Erfolg nicht durch den Umgang mit Menschen einer ganz anderen Bewusstseinslage in Zweifel zieht und damit ihre neue ausgedachte Wirklichkeit schwächt.
280.	**S:** Ja, das fühlt sich gut an.	Das kann sie erst, wenn sie gefestigt ist durch die Erfahrung, dass das Verhältnis zum Vater tatsächlich ein anderes geworden ist.
281.	**K:** Ja?	Dann kann man sie nicht mehr verunsichern.
282.	**S:** Ja! Danke.	

Hinweis: Dieses Gespräch ist auf der DVD *Lebe Deinen Film* zu sehen (siehe S. 379).

Informationen heilen

Wie wir in den vergangenen Abschnitten gesehen haben, können auch Illusionen durchaus echte Gefühle hervorrufen. Diese Erkenntnis lässt sich noch etwas wohlklingender ausdrücken, indem man sich klarmacht: Informationen können heilen. Ebenso können Informationen aber auch krank machen. Diese Tatsache ist inzwischen auch wissenschaftlich unstrittig. Informationen bilden 400 bis 4000 mal schneller Synapsen als materielle Intervention – sprich gespritzte oder geschluckte Medikamente und OPs oder andere physiotherapeutische Maßnahmen.

Um dies prinzipiell nachzuvollziehen, ist die Wissenschaft nicht nötig, sondern das zeigt uns auch unsere Alltagserfahrung. Gehen wir noch einmal zurück zum Beispiel von Brigitte, der gekündigten Frau (siehe S. 44 f.), die aufgrund dieses Vorfalls erkrankte und nach medizinischen Kriterien operiert worden wäre. Zwar hätte Brigitte – wie erwähnt – vermutlich nur die Information gebraucht, dass die Kündigung ein Versehen war usw., um sich wieder gesund zu fühlen; realistischer ist es aber, davon auszugehen, dass die Firma nicht anruft und die Kündigung bestehen bleibt. Das heißt, Brigitte bekommt eben nicht die entscheidende Information, die sie gesund machen würde, und deshalb prägt sich das körperliche Symptom weiter aus.

Da der Arzt, selbst wenn er den Zusammenhang zwischen Geist und Materie oder zwischen Information und Körper genauer kennen würde, diesem kranken Menschen nicht den Arbeitsplatz erhalten kann, bliebe ihm nichts anderes übrig, als am Ende doch zu operieren, bevor ein Geschwür den Magen lahmlegt. Vielleicht gäbe es beispielsweise auch einen Heilpraktiker, der das Magenproblem auf sanftere Weise behandeln könnte, und/oder es würde dieser Frau irgendein verständiger Arzt eine Psychotherapie verschreiben, die sie als Arbeitslose stabilisieren könnte. Doch all das würde den Schock, den der Satz »Sie sind entlassen« bei ihr ausgelöst hat, nicht ungeschehen machen. Jede Maßnahme, ihre Gesundheit wiederherzustellen, wäre auf der Ebene des rationalistischen Menschenbildes nicht möglich. Es könnte aber sein, dass sie sich trotz der materialistischen Maßnahmen heilen kann, weil sie selbst indirekt Zugang zu ihrer Seele bekommt.

Doch der Weg über die Seele lässt sich auch willentlich und direkt beschreiten. Da das Gehirn zwischen Fakt und Fiktion nicht unterscheidet, kann die Fiktion (Illusion) einer positiven Information selbst erschaffen werden. Wenn wir am Beispiel von Brigitte bereits gesehen haben, dass der Mensch ein Informationswesen ist – zumindest was die körperliche Reaktion auf negative Informationen angeht –, dann ist es den Versuch wert, umgekehrt vorzugehen; das heißt: mit positiven Informationen positive körperliche Reaktionen hervorzurufen.

Das Gehirn unterscheidet nicht zwischen Fakt und Fiktion.

Wie schaffen wir es, dass die ausgedachte oder imaginierte Information (Fiktion) genauso glaubwürdig ist wie die tatsächlich erhaltene Information, das Faktische? Oder richtiger gesagt: Wie schaffen wir es, dass die Fiktion stärker wirkt als das Faktische und dieses in unserem Bewusstsein ersetzen kann? Selbst wenn das Gehirn von seiner Architektur her zwischen Fakt und Fiktion nicht unterscheiden kann, so kann man sein Gehirn trotzdem daran hindern, die Fiktion wie ein Fakt anzunehmen. Mit Sachverstand und Skepsis beispielsweise lässt sich der Wahrheitsgehalt jeder Fiktion in Frage stellen, wie wir am Beispiel des Kino-Besuchs (siehe S. 127 ff.) gesehen haben. Damit lässt sich der Fiktion ihre Wirksamkeit nehmen, wie auch jedem Placebo. Umgekehrt aber, wenn wir an den Placebo glauben wollen und unser eigener Verstand diese Fiktion nicht zerstört, kann er für unsere Wahrnehmung genauso Fakt werden, wie das Filmerlebnis im Kino.

Ich frage deshalb bei Sina nach, ob ihre Imagination vom neuen Verhältnis zu ihrem Vater gewirkt hat?

Sina antwortet mir: *Meine tiefen seelischen Wunden von 15 Jahren Psychoschwankungen und 21 Jahren elterlichem Gefängnis sind überwunden, vernarbt und geheilt. Schon ein paar Tage nach unserem Gespräch meldete sich mein Vater bei mir, was seit Jahren nicht passiert war. Wir haben uns getroffen, umarmt und zusammen geweint. Wir wurden ein Herz und eine Seele. Zu meinem nächsten Geburtstag schenkte er mir ein Auto. Das war vor der Heilung absolut unvorstellbar. Mein neues Verhalten hat ihn zutiefst erstaunt, wie mich auch seines zu ihm. Er gab von sich aus sogar viele Fehler zu, das hätte ich ihm nie zugetraut. Ich bin total glücklich über diesen Wandel.*

Glaubwürdigkeit entscheidet

Es gibt unendlich viele Beispiele für die Erlebnisfähigkeit des Gehirns, mit fiktiven Inhalten Erfahrungen zu machen, die einem »in echt« nicht zur Verfügung stehen. Der riesige, weltweite Erfolg von Computerspielen basiert genau auf dieser Fähigkeit unseres Gehirns. Aber auch Sex per Telefonstimme bedient sich der Fähigkeit, mit Illusionen körperliche Reaktionen zu erzeugen. Das funktioniert nicht nur bei Männern, Frauen können sich mit fiktiven Inhalten genauso sexuell erregen wie Männer. Es handelt sich um eine grundsätzliche Fähigkeit unseres Gehirns, die wir auch für unsere Heilung verwenden können.

Es bedarf also keines echten, wahren Erlebnisses, um echte, wahre Gefühle zu haben. Wir können jede Handlung untersuchen und werden feststellen, dass letztlich der imaginäre Anteil den realen Anteil bei weitem übersteigt. In der Medizin gibt es dazu kluge, frei denkende Köpfe wie Professor Dr. med. Franz Porzsolt, Direktor des Instituts *Evidence Based Medicine* an der Universität Ulm, der sogar die Meinung vertritt, dass letztlich jedes Medikament ein Placebo ist und den größten Anteil seiner Wirksamkeit aus den *Informationen* bezieht, die mit der Einnahme eines Medikaments verbunden sind.

Nach unserem herrschenden Wahrheits- und Wissenschaftsverständnis muss die hohe Wirksamkeit eines Medikaments durch eine Studie »bewiesen« werden, möglichst durch eine amerikanische. In Afrika hingegen haben die Aussagen der Ahnen den höchsten Plausibilitätsgrad – dagegen kommt trotz christlicher Missionsarbeit die Glaubwürdigkeit der Bibel nicht so stark an. Und im Arabischen besitzt das, was im Koran steht, den höchsten Wahrheitsgehalt. Die Subjektivität von Wahrheit ist also nicht nur individuell abhängig, sondern auch vom übergeordneten *Knowledge-Frame*, wie Professor Dr. Ernst Pöppel den Plausibilitätsrahmen nennt – also kulturbedingt.

Aufgrund der Funktionsweise unseres Gehirns – und zwar völlig unabhängig davon, ob es in einer schwarzen, weißen, roten oder gelben Haut steckt – ist jedes Ereignis zunächst neutral, und es ist Aufgabe der jeweiligen Gesellschaft, herauszubilden, welche Fiktion das Prädikat

Fakt erhält und welche nicht. Das, was zum Fakt erklärt wird, wird Wirklichkeit, und Wirklichkeit ist das, was wirkt. So einfach ist das mit der Wahrheit. Da die eigene Wahrheit aber zu den am schwersten zu verändernden Dingen im Leben gehört, ist es dann eben doch nicht so einfach mit einer neuen, positiven Wahrheit.

Eine objektive Wahrheit gibt es nicht.

Wie also soll Brigitte mit ihrer Kündigung umgehen, damit diese Wahrheit sie nicht krank macht (siehe S. 44 f.)? Die Erkenntnis, dass es keine objektive Wahrheit gibt und sie immer subjektiv bedingt ist, erleichtert diese Aufgabe ungemein. Wir müssen uns also mit einer sogenannten objektiven Wirklichkeit erst gar nicht mehr auseinandersetzen, sondern brauchen nur an unserer subjektiven Wirklichkeit zu arbeiten.

Das Schmerzbild finden

Fragen wir doch Brigitte, was sie an der Kündigung am meisten kränkt und was ihr Angst macht. Die Antwort ist natürlich persönlich, subjektiv und individuell motiviert. Eine objektive Wahrnehmung auf Kündigungen gibt es nicht. Denkbar sind, neben vielen anderen Möglichkeiten, folgende Antworten:

1. Ich werde jetzt verhungern.
2. Ich bin jetzt nichts mehr wert.
3. Ich erhalte keinen Dank für meine Arbeit.
4. Ich bin einer Intrige zum Opfer gefallen.
5. Ich wurde hinausgemobbt.

   usw.

Als Betroffene schreibt sie ihre persönliche Antwort entsprechend des ersten, ihr in den Sinn kommenden Gefühls ehrlich, wörtlich, ungeschönt und unzensiert auf. Danach fragt sie sich: Woher kenne ich dieses miese Gefühl? Gab es dieses oder ein ähnliches Gefühl schon früher mal in meinem Leben?

Auch diese Antwort schreibt sie *sofort auf.* Einreden wie: »Aber daran kann ich mich nicht mehr genau erinnern«, oder: »Aber damals war das ja auch gerechtfertigt«, oder: »Aber die Umstände waren so, dass gar nichts anderes möglich war« gelten nicht. Alles, was hochkommt, kommt aufs Papier. Wichtig ist nur, den Schmerz vor Augen zu haben, der hinter der Kränkung (in diesem Fall die Kündigung) steht.

Keine Kündigung kann einen Menschen krank machen, wenn dahinter nicht schon eine Erfahrung läge, die die Kündigung als Folge bzw. Krönung oder Bestätigung einer Entwicklung ausweisen würde. Auch wenn einem zunächst die dahinter liegende Erfahrung nicht bewusst ist: Keine Kündigung würde einen »umhauen«, wenn es nicht einen Schmerz gäbe, der durch die Kündigung reaktiviert wird. Gäbe es da kein Trauma, wie eine der oben erwähnten fünf Möglichkeiten verrät, dann würde die Reaktion auf diese Information körperlich nicht so vehement ausfallen.

Die aus der Information »Kündigung« beschriebenen Leidenssymptome sind keine generelle Notwendigkeit. Genauso ist denkbar und sicherlich auch schon vorgekommen, dass sich jemand nach der Information »Kündigung« wie neu geboren fühlt, ihm Felsbrocken von der Seele fallen und er deshalb zu jubeln beginnt: »Ich bin den Job los! Endlich bin ich raus aus der Firma, ohne selbst gekündigt zu haben – juhu!« Dieser Mensch wird nicht krank. Wenn jemand krank wird, dann nur aus einem oder mehreren der oben genanten Gründe oder anderen negativen, bereits erfahrenen Mustern.

Was entscheidet darüber, ob eine Information – welchen Gehalts auch immer – krank oder gesund macht? Eine objektive Antwort darauf kann es nicht geben. Dieselbe Information kann den einen krank, den anderen gesund machen.

Wer unter einer Kündigung leidet, muss ausprobieren, welche Formulierung ihn am stärksten trifft. Welche Formulierung entspricht den eigenen Ängsten am meisten? Fühle ich mich von einer Information – wie der »Kündigung« – so stark betroffen, dass ich krank werde, dann muss ich für meine schnellstmögliche Genesung herausfinden, welche Ängste sich damit verbinden. Vielleicht steht ja in der Zeitung, die Arbeitslosigkeit wachse derzeit stark an, sodass die Aussichten auf eine

Neueinstellung gleich Null seien. Schulden müssen aber weiterhin bezahlt werden, sodass vermutlich der persönliche Ruin bevorsteht. Trifft so etwas zu, muss ich mich fragen: Gibt es zu dieser Angst vor dem Ruin irgendeine Erinnerung? Es ist vielleicht nicht mal eine Erinnerung, sondern zunächst nur ein Gefühl. Das aber zu ergründen, ist der Weg zur Heilung.

Dieser Weg lässt sich auch abkürzen, indem man noch in der Schocksituation sagt: »Ich vergebe der Firma für die Kündigung. Ich schenke der Firma meine Liebe und bedanke mich bei ihr für alles, was sie für mich getan hat.« Wer es schafft, nicht nur so zu danken, sondern diesen Dank auch auszusprechen und niederzuschreiben, dem ist es danach sicherlich leichter ums Herz, und vielleicht hilft es ihm auch, wieder auf die Beine zu kommen. Wenn die Lebensenergie dennoch getrübt bleibt und eine neue erfüllende Arbeit oder Tätigkeit nicht in Sicht ist, dann reicht dieses Vorgehen natürlich nicht. Dann kommt man einfach nicht darum herum, sich die ursächliche Geschichte ins Bewusstsein zu holen, die die aktuellen Ängste nährt.

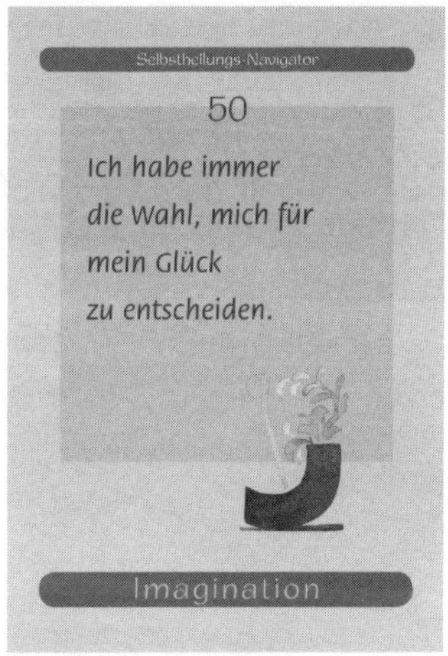
Selbstheilungs-Navigator
50
Ich habe immer die Wahl, mich für mein Glück zu entscheiden.
Imagination

Jemand, der beispielsweise den Glaubenssatz verinnerlicht hat: »Man kommt immer durch« oder »Irgendwie geht's schon weiter«, der wird von einer Kündigung nicht so heftig erschüttert. Diejenigen, bei denen auf die Schnelle keine Heilung möglich ist, haben die Aufgabe, so tief in sich zu forschen, bis sie die Ursache dafür gefunden haben, warum ihnen die Kündigung so zusetzte und sie krank wurden.

Selbstgewahrsein

Jeder Mensch steht in einem ununterbrochenen und unaufhaltsamen Strom von Ereignissen. Jedes Ereignis löst eine Reaktion aus, und diese Reaktion löst wiederum Ereignisse aus; insofern ist jeder an dem Strom von Ereignissen, den er erfährt, aktiv beteiligt. Diese Ereignisse wirken auf jeden unterschiedlich ein, oft auch unbewusst. Je nachdem, wie sensibel sich jemand selbst wahrnimmt, desto früher wird ihm die Wirkung des Ereignisses auf sich selbst klar. Dieses Selbstgewahrsein bedarf großer Ausgeglichenheit, die allerdings die wenigsten Menschen besitzen; die meisten bemerken die Wirkung eines Ereignisses erst, wenn eine körperliche Reaktion auftritt. Zunächst ist es vielleicht nur eine Unkonzentration, ein Abschweifen, eine missliche Laune, Übelkeit, Verspannung, Kopfschmerzen, ein Stechen, ein Ziehen oder aber auch ein Fehltritt, eine Fehlhandlung mit schmerzhaften Folgen, ein Unfall und so weiter. Ein Mensch, der sich selbst als geistiges Wesen betrachtet, nimmt ein solches körperliches Zeichen wahr und macht es sich bewusst.

Dagegen ist es für den weniger Geübten erforderlich, dass er sich aus dem Strom der Ereignisse für einen Moment herausnimmt, das heißt, in sich geht und sich sein Symptom bewusst macht. Oftmals aber reicht dafür ein Moment nicht. Das Symptom, die Kopfschmerzen, die Atemnot, das Verschlucken und so weiter sind zu heftig, als dass sich ihre Ursache unmittelbar im Bewusstsein abbildet. Wenn die Umstände es nicht erlauben, sofort Ursachenforschung zu betreiben, dann muss man sich spätestens für die kommende Nacht vornehmen, dies nachzuholen (durch *Seelenschreiben*, siehe S. 88 ff.); ansonsten kann es sein, dass sich das Symptom verstärkt. Ich habe die Erfahrung gemacht, dass schon das garantierte Versprechen sich selbst gegenüber, sich in den nächsten Tagen/Nächten mit seinem Symptom ursächlich auf Seelenebene auseinanderzusetzen, die akuten Schmerzen erstaunlich lindert.

Menschen, die noch stark in einem materialistischen Bewusstsein verhaftet sind, wünschen sich verständlicherweise eine materielle Intervention als Schmerzstiller. Sie denken nicht an Selbstheilung, sondern verlangen nach Hilfe von außen. In dieser Hilfe soll aber bitte keine Ursachenforschung enthalten sein, sondern sie wollen Liebe, Zuwendung, Betäubung, Ruhe, Trost – am liebsten ein Wunder. Besonders toll wäre es, kurz darauf sagen zu können: »Es war gar nichts.« »Ein Schwächeanfall?« »Nein, nur …« Und dann findet man schnell eine Schuld bei irgendetwas Äußerlichem wie dem Wetter, der Klimaanlage, der Mondstellung, der Reisenachwirkung, dem Essen, dem Getränk etc.; und wenn es nichts Akutes zu finden gibt, dann ist es eine alte Geschichte, die noch von einem Unfall oder einer früheren Krankheit herrührt oder vielleicht auch vererbt wurde und so weiter und so fort … alles, nur keine Selbstbetrachtung.

Geübte Ärzte, Heilpraktiker und Therapeuten wissen mit solchem Verhalten umzugehen und haben augenblicklich einen Ratschlag parat, der Linderung verspricht und via Autorität und entsprechender Autoritätsgläubigkeit auch wirkt. Das kann alles sein. Gute Ärzte verwenden dafür ein Placebo, mit dem sie nichts falsch machen können, das aber vom Klienten respektvoll angenommen wird. Der materialistische Umgang mit Symptomen ist üblich und steigert sich bis zu einer echten Krankenbehandlung oder gar einem Klinikaufenthalt. Ein Selbstheiler hingegen spart sich diesen Aufwand und ist dankbar für das erste Symptom, das er bemerkt. Es ist ihm eine Herausforderung, das Symptom als Schwingung wahrzunehmen, noch bevor es sich körperlich als Krankheit manifestiert! Je früher die negative Wirkung eines Ereignisses ins Bewusstsein gelangt, desto schneller die Harmonisierung. Viele kennen das und sagen, sie hätten ohnehin kurz vor dem Schadensfall »schon so ein komisches Gefühl gehabt« oder sogar eine innere Stimme vernommen, die warnte: »Lass das.«

Bei der Selbstheilung sind wir dankbar für das erste Symptom.

Kommen wir zurück zum Fall von Brigittes Kündigung. Bei der *Mental-Healing*-Methode wird das erste Gefühl auf die Information »Kündigung« hinterfragt. Ist es Schock oder Trauer, Wut, Enttäuschung oder eine Erwartung, Bestätigung oder sogar Befreiung, Freude? Alles ist möglich. In unserem Beispiel wird Brigitte krank und legt sich ins Bett. Was macht sie da? Nichts. Sie versucht, so gut wie möglich zu verdrängen – das Gegenteil von Ursachenforschung. Warum? Ursachenforschung ist unangenehm, denn es bedeutet, dass der Grund für das plötzliche Kranksein nicht an der Kündigung liegen könnte, sondern an etwas, das vielleicht viel schlimmer ist als die Kündigung. Denn die Kündigung würde nicht zu einem solchen Symptom führen, wenn sie nicht an einen Konflikt erinnern würde, der bis heute nicht gelöst ist und an den man sich deshalb auch nicht erinnern möchte.

Sich die Decke über den Kopf zu ziehen und nur noch auf den Symptombehandler, das heißt auf den Doktor oder jemand anderen zu warten, der nicht nach der Ursache fragt, bringt keine Entwicklung. Die Seele möchte, dass wir uns entwickeln, und Entwicklung heißt, sich von ungelösten Konflikten befreien; das wiederum bedeutet, diese Konflikte zu harmonisieren (auch rückwirkend). Davon aber ist ein materialistisch eingestellter Mensch, der mit seinem Schmerz am liebsten nichts zu tun hätte, weit entfernt.

Brigitte fühlt sich als Opfer ihrer Symptome und wünscht sich nichts anderes als einen Arzt, der sie wieder gesund macht – das Übliche. Weshalb spricht sie nicht über den Zusammenhang zwischen ihrer Kündigung und ihren körperlichen Schmerzen? Ist eine Kündigung eine persönliche Schmach, über die man nicht sprechen möchte? Darf man niemanden mit seinen persönlichen Dingen belasten, auch in der Familie nicht?

Häufig ist zu beobachten, dass ein körperliches Symptom ein körperliches Symptom bleiben soll, es wird schicksalhaft akzeptiert. Fragt man den Arzt, warum Brigitte jetzt krank ist, hört man meistens nur so etwas wie: »Man steckt da nicht drin. Ist halt nun mal so, schauen wir, wie wir es wieder wegbekommen« – auf der körperlich-materiellen Ebene, versteht sich. Bei vielen Symptomen kann man auch behaupten, man sei angesteckt oder unschuldig in einen Unfall verwickelt worden – egal, welche äußeren Gründe man für ein Symptom und das aktuelle Leid findet, beim *Mental Healing* fragt man immer nach der inneren Ursache und dem persönlichen Auslöser. Jedes Symptom weist auf eine persönliche, individuelle Geschichte hin, auch für das, für das man auf der materiellen Ebene absolut unschuldig ist.

Solange man sich seiner Ursachenforschung nicht sicher ist und das Vertrauen schwindet, die Ursache noch rechtzeitig zu finden, bevor sich das Symptom radikal verschlimmert, bleibt einem nur die Notfall-Medizin. Für die meisten ist das die Schulmedizin, aber für jemand, der Vertrauen zur Homöopathie entwickelt hat, können es natürlich auch Kügelchen sein; in jedem Fall ist es etwas, worauf man vertraut. Mit diesem Buch soll das Vertrauen in die Selbstheilung, ins *Mental Healing* wachsen, wobei das stärkste Vertrauen durch eine erfolgreiche Eigenerfahrung entsteht. Sie können sich also parallel zum Lesen des Buches ein eigenes Problem oder Symptom vornehmen, das Sie beispielhaft mit *Mental Healing* jetzt in Angriff nehmen.

Der beste Einstieg dafür ist das *Seelenschreiben* (siehe S. 88 ff.), falls Sie eine ungute Schwingung nicht sogleich analysieren konnten und es zu einem Symptom gekommen ist. Aber es gibt auch Seminare, Telefonbegleitung und andere unterstützende Angebote, die ich zusätzlich zu diesem Buch entwickelt habe, damit jeder in seiner Selbstheilung weiterkommt.

Mit Kindern, die noch nicht schreiben können, nimmt man für das Gespräch Buntstifte oder Puppen oder andere mögliche Stellvertreter, um eine Szene wiedergeben zu können. Bei Erwachsenen macht man dies bisweilen auch in Form von therapeutischer Aufstellungsarbeit. Dabei ist die Ursachenrecherche leichter durchzuführen, denn es müssen keine persönlichen Details zur Sprache kommen, obwohl auch die systemische Aufstellung viel Persönliches offenbart; doch all das ist lange nicht so konkret, wie es viele Menschen für ihre vollständige Heilung brauchen.

So, wie ich denke, werde ich beraten

Aus der Psychotherapie und den Arztkontakten sind wir daran gewöhnt, dass man ein Gespräch unter vier Augen führt. Der Klient kommt zu einer solchen Sitzung mit der Erwartung, er begegne jemand, der ihm sagen kann, was er hat und wie er es wieder wegbekommt. Wobei das »Wegbekommen« meist eine langwierige Angelegenheit ist, die oft nicht zum Erfolg führt – manchmal sogar auch nach Jahren nicht. Das Menschenbild des Patienten und des Behandlers lässt solche negativen Erfahrungen aber zu. Für das finanzielle Einkommen des Behandlers sind diese Erfahrungen natürlich schön, aber für die Leidenden sind sie höchst unangenehm, oft unmenschlich und für die Gemeinschaft teuer. Oft ist es sogar so, dass der Patient gesagt bekommt, er müsse mit seiner Erkrankung leben lernen, das heißt: auf Jahre, Jahrzehnte, oft bis zum Tod, Einschränkung hinnehmen; dabei hat er aber laufend etwas für die kostenproduzierende »Therapie« zu tun, in Form von Tabletteneinnahme, Kontrolluntersuchungen, sich Zeit für Arzt-Termine nehmen und so weiter. Dieser Weg führt manchmal bis zur Invalidenrente und Heimbetreuung.

Bei einer solchen gravierenden, lebensverändernden Perspektive sitzt man dem Behandler oft allein gegenüber und fühlt sich seiner Autorität machtlos ausgeliefert. Als Kind hatte man meist noch jemanden an seiner Seite, aber trotz aller Liebe nicken diese Bezugspersonen ab, was der Heilberufler sagt, tut und verlangt. Da jener sich als Fachkraft mit einem besonderen Wissen präsentiert, fühlen wir uns nicht kompetent, obwohl es einzig und allein »nur« um uns selbst geht.

Dabei geht es nicht um unsere Finanzen, unsere Wohnung, unsere Möbel – es geht ausschließlich um uns persönlich, um das Wichtigste im Leben. Es geht um unsere Gesundheit – und genau in diesem Moment sind wir allein. Eine schlimme Situation. Selbst wenn man den Mut aufbringt nachzufragen, kann es passieren, dass einem über den Mund gefahren wird, mit Ausdrücken, die einem letztlich nichts sagen und Unzulänglichkeitsgefühle hervorrufen. Sogar solche Begriffe wie »Immunsystem« sind Leerhülsen, die oft als Joker bei Analysen dienen, die zu keiner Lösung beitragen.

Ein Arzt könnte nun anmerken, dass auch der Begriff »Seele« beim *Mental Healing* ein Joker ist. Joker heißt: Der Begriff ist als Trumpf beliebig einzusetzen. Das ist richtig, die Frage ist nur: Welche Strukturierung und Systematik bietet ein solcher Begriff? Der Joker »Immunsystem« wird meist nur innerhalb des biochemischen Menschenbildes verwendet. Deshalb führt dieser Begriff auch nur zu biochemischen Maßnahmen. Mit dem Joker »Seele« bewegen wir uns hingegen innerhalb des geistig-seelischen Menschenbildes.

Bei einem üblichen Arzt-Termin gilt dieses Menschenbild aber nicht. Viele werden mitunter stark unter Druck gesetzt, das Menschenbild des Arztes und die daraus folgenden Maßnahmen und Einstellungen nicht in Frage zu stellen. Wenn man merkt, dass man mit seinem Bewusstsein nicht durchdringen kann, ist es das Beste, mit irgendeiner Ausrede das Gespräch abzubrechen und sich an einen sicheren Ort für die eigene Besinnung und Entscheidung zu begeben. Denn noch haben die Ärzte für ihre Sicht des Menschen den Staat hinter sich.

Man darf dem Heilberufler jedoch keinerlei Vorwürfe machen. Denn er kann nur zu solchen Analysen und Maßnahmen gelangen, die seiner Weltanschauung und seinem Menschenbild entsprechen. Wir können von ihm kein Seelengespräch erwarten (Ausnahmen bestätigen die Regel!). Er ist dafür nicht ausgebildet, er hat dafür keine Zeit und er könnte ein solches Gespräch auch nicht abrechnen.

Wer einen anderen Rat sucht, hat die Verpflichtung, jemanden zu suchen, der seine Weltanschauung teilt, um sich adäquat mit ihm beraten zu können. Wir dürfen nicht enttäuscht sein, wenn von einem Apfelbaum keine Birnen zu ernten sind. Jeder kann uns nur auf der Bewusstseinsebene begegnen, die ihm entspricht.

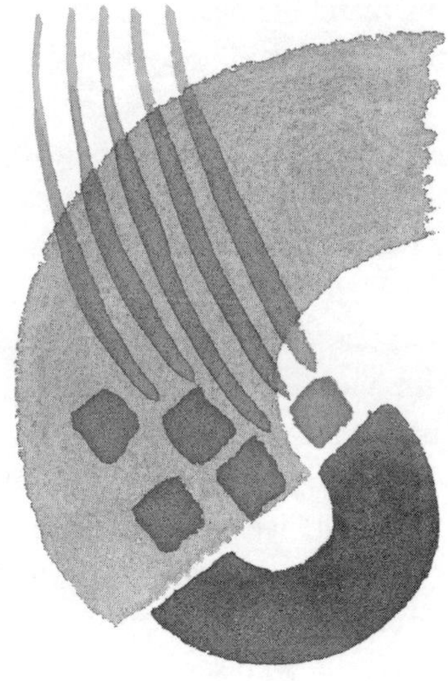

Das Umfeld

Auf neuem Kurs mit *Mental Healing*

Beim *Mental Healing* geht es darum, dass Sie sich selbst zu Ihrem ersten Berater machen. Da niemand Sie besser kennt, als Sie sich selbst, entwickeln Sie mit *Mental Healing* eine Systematik, mit der Sie an Ihr tiefstes Wissen über sich selbst gelangen können. Für diese Systematik wird unter anderem der strukturgebende Begriff »Seele« verwandt. Die Seele gehört zur Intuition, und damit erschließen Sie sich eine Ressource, die bisher weitestgehend ungenutzt blieb. Für diese Arbeit ist das geistig-seelische Menschenbild erforderlich (siehe S. 59).

Mental Healing stellt uns vor eine Aufgabe, die gigantisch ist. Man kann zwar sofort mit ihr beginnen und braucht keinerlei Voraussetzungen dafür, aber man ist mit ihr auch niemals fertig. Wenn wir uns klarmachen, wie viel Energie nötig war, um die Ressource Ratio zu entwickeln, dann stellen wir fest, welch neue Dimension sich mit der Ressource Intuition auftut. Wir müssen sie uns wieder neu erschließen. Nicht immer stand bei uns die Ratio im Vordergrund: Lange, lange vor uns hatten beispielsweise die arabischen Völker das strukturgebende Gedankensystem der Mathematik entwickelt, da waren wir in Europa noch ganz der Intuition hingegeben – heute ist es umgekehrt. In der Bewusstseinsentwicklung der Menschheit gibt es also eine ständige, großangelegte Pendelbewegung zwischen Ratio und Intuition – das heißt: zwischen der Schulung der rechten und linken Gehirnhälfte.

Wenn wir mit den einseitigen Extremen genug Erfahrung gemacht haben, besteht die Hoffnung, dass wir eines Tages ganzheitliche Menschen werden, die gleichermaßen rational *und* intuitiv vorgehen können. Zunächst allerdings mangelt es noch an der grundsätzlichen Achtung vor der anderen Denkweise. Die Menschheit hat jahrhundertelang brutalste, blutige Hetzjagden auf anders denkende Menschen veranstaltet und tut das heute noch. Das ist nicht nur bei den materialistischen Chinesen gegen die spirituellen Tibeter der Fall, auch hierzulande in »aufgeklärten« Ländern werden Menschen, die mit der Ressource Intuition arbeiten wollen, oft als Esoteriker verunglimpft, und wenn es mehr als zwei sind, sogar als sektenverdächtig geächtet.

Mit diesem Buch möchte ich für Ausgleich sorgen. Unsere Gesellschaft ist extrem einseitig auf die Ratio ausgerichtet, aber hat damit auch Großartiges erschaffen. Die Technik, die nur mit viel Ratio zu entwickeln ist, nahm einen weltumspannenden Höhenflug seit der europäischen Aufklärung, die das gesamte Leben auf dem Planeten in kürzester Zeit verändert hat. Wenn auf der Bewusstwerdungsspirale der nächste Pendelschlag in Richtung Intuition geht, wird die Welt sich abermals komplett verändern, allerdings wesentlich schneller, als die Rationalisierungsphase gebraucht hat. Da nicht nur die Technik, sondern auch die durch sie begünstigte Ereignisdichte gewaltig zunimmt, wird die Entwicklung der Intuition mit der schneller werdenden Zeit rasant vonstatten gehen, sodass die Welt schon in einer Generation enorm verändert sein wird. Wenn sich dabei die Vertreter der Ratio und diejenigen der Intuition gegenseitig respektieren, braucht die nächste Veränderung des Lebens auf der Erde nicht mit solchen Opfern einhergehen wie bei bisherigen Evolutionsschüben.

Die Entwicklung der Intuition wird die Welt komplett verändern.

Dafür sollte der Ausgleich auch in kleinen Maßstäben geübt werden, aber die Medienaufmerksamkeit erhalten vornehmlich noch die extremen Projekte. Hingegen sind die auf Ausgleich und Gleichklang ausgerichteten weniger gefragt (bei Fernseh-Talkshows wird man vorher oft dazu aufgefordert, sich zu streiten). Extremes provoziert jedoch immer auch Extremes auf der anderen Seite. Friedlicher würde die Entwicklung ablaufen, wenn man berücksichtigt, dass wir sowieso alle im selben Boot sitzen. Vielleicht kann man sich dabei besser über den Kurs verständigen und sich nicht in einem ständigen Aufruhr darum bekämpfen, wer die Brücke besetzt und wen man über Bord wirft. Diese Kämpfe bringen das Boot nur ins Schlingern, kosten viele Opfer und machen die Reise zum Ziel keinen Deut sicherer – die Reise zum Licht, das heißt zu Bewusstheit.

Deshalb setze ich mich dafür ein, die Schulung der Intuition zu fördern, mit der klaren Position, dass dies nicht zu Lasten der Ratio gehen darf. Beides ergänzt sich auf optimale Weise. *Mental Healing* wird für all diejenigen interessant, die auf dem rein rationalen Weg an Grenzen stoßen, oder für solche, die mit dieser Grenze bereits leben: wie »Austherapierte«, »für immer chronisch Erkrankte«, »unheilbar, genetisch Behinderte«, »Erb-Geschädigte« etc. Jeder Mensch besitzt einen Freiheitsdrang und seine Würde. Schon diese beiden Motive reichen aus, um seinen Handlungsspielraum erweitern zu wollen. Man muss nicht krank sein, Schmerzen erleiden und Angst vor dem Tod bekommen, um *Mental Healing* anzuwenden. Es handelt sich um eine Gesundheitsphilosophie, die die Grenzen des rationalen, materialistischen Ansatzes erweitert und Bereiche findet, in denen Freiheit und Würde voll zum Tragen kommen.

Viele, denen es nicht gut geht, wissen sich selbst nicht mehr zu helfen. Sie fühlen sich schlecht, als Versager, als ein von Gott oder dem Glück Verlassener, jemand, der die Welt nicht mehr versteht. Wenn diesen Menschen Psychotherapie, Medizin, Homöopathie, Heiler und Schamanen nicht mehr helfen können, dann sage ich hiermit: *»Ändere deine Sichtweise.* Das Leid, das du im Moment erfährst, ist nicht dazu da, dich schlechtzumachen, dir deine Freiheit und deine Würde zu nehmen, es ist dazu da, um dich weiterzuentwickeln. Die Krankheit, die Behinderung oder ein anderes Problem will dich nicht ärgern, sondern ist dein größter Entwicklungsmotor, dein Lehrer, dein Bewusstseinserweiterer.

So sollst du es sehen, und ich bin mir einhundertprozentig sicher, so wirst du es auch sehen, sobald du die ersten Erfolge der Selbstheilung erfahren hast. Nichts wird dich je wieder in die Depression, die Verzweiflung und die Ausweglosigkeit zurückbringen. Du spürst dich als unsterbliches Kontinuum, du bist eins mit deiner unverletzbaren Seele. Dein Körper ist dir ein Spiegel für Herausforderungen in deiner Entwicklung zur größeren Bewusstheit und charakterlichen Reife. Deine Hoffnungen richten sich nicht weiter nach außen, sondern nach innen, auf dein Seelenheil. Seelengespräche stoßen dich an, machen dir Mut, eisen dich los, dich selbst zu heilen.

Das macht dich frei, das gibt dir deine nie verlorene, aber vergessene Würde zurück. Sie war nur verdeckt, aber nehmen konnte sie dir niemand. Du bist frei von Schuld. Du sagst laut: ›Ich bin für das Leid, das ich erfahren oder ich jemandem zugefügt habe, nicht schuldig. Ich bin und bleibe ein würdiger Mensch.‹«

In diesem Zusammenhang möchte ich erzählen, wie ich die Würde und Göttlichkeit eines jeden Menschen durch meine Seminararbeit entdeckt habe.

Alle lieben?

Wenn ich mir früher auf dem Bahnsteig oder im Zug die Mitreisenden ansah oder in einer Autobahn-Raststätte die Leute beobachtete, dachte ich oft: »Zum Glück habe ich mit denen nichts zu tun. Die könnten niemals meine Freunde sein – uns trennen Welten.« Heute erlebe ich, dass oft genau solche Menschen sich bei mir im Seminar einfinden. Ich bin irritiert und verwundert, dass ich genau sie mit meiner Arbeit anspreche, wo ich doch eigentlich nichts mit ihnen zu tun haben wollte. Und nun passiert Folgendes:

Da es in den Seminaren um einen ganz persönlichen, liebevollen, offenen Seelenkontakt geht, erlebe ich diese Menschen plötzlich von ihrer Innenseite. Das Äußere spiegelt ja nur das Bewusstsein wider, und es ist verblüffend und elektrisierend, zu sehen, wie jede Bewusstseinserweiterung sofort äußerlich sichtbar wird. Das ist nicht nur mein Eindruck, sondern das sieht die ganze Gruppe. Mehrtägige Seminare wirken wie Schönheitswunder, auf die die Teilnehmer häufig auch außerhalb des Seminars angesprochen werden.

Ich entdecke, dass in jedem Körper eine große Persönlichkeit wohnt, die schon unendlich viele Körper, Formen, Inkarnationen in sich trägt. Oft kann ich gar nicht fassen, wie schnell es geht, dass wir uns gegenseitig achten, Mitgefühl spüren, herzlich miteinander lachen und weinen und uns auf tiefer Ebene begegnen können. Durch diesen Seelenkontakt habe ich gelernt, jeden zu lieben. Seither sehe ich die Menschen auf Bahnsteigen, in Zügen und Raststätten mit ganz anderen Augen. Sie erscheinen mir nun von ihrer seelischen Seite, und da kann niemand arrogant, hässlich, primitiv, verschlossen, finster oder sonstwie schlecht drauf sein, sondern höchstens seelenpflegebedürftig.

Wenn wir in Liebe schauen, verändert das die anderen.

Manchmal halten wir es nicht für möglich, dass jeder Mensch uns etwas geben kann und wir ihm auch. Ich jedenfalls habe von denen, die ich für »oberflächlich« hielt, ihr Herz und ihre Seele zu sehen bekommen, genauso wie bei den Menschen, die ich als meine Freunde betrachte und in mein Herz geschlossen habe. Das ist eine großartige Erfahrung. Machen wir uns immer wieder klar, dass wir in der Begegnung von Mensch zu Mensch viel Gemeinsamkeit entdecken und wir uns darin aufgehoben fühlen können. Dieses Geborgenheitsgefühl wächst mit der Erkenntnis, dass alle sich entwickeln wollen und dies subjektiv für jeden gleich schwer ist, egal, wo er in seinem Leben momentan steht.

Alte Lasten auflösen

Wenn wir uns entwickeln und selbst heilen wollen, müssen wir uns darüber im Klaren sein, dass es keine allgemeinen, sondern nur individuelle Probleme und Krankheiten gibt. Die Ursache liegt immer in einem bisher ungelösten Konflikt, der oftmals nicht in diesem Leben stattgefunden hat, sondern in einem früheren. Bedenken wir nur einmal, wie viele Konflikte in der Kriegsgeneration des Zweiten Weltkrieges ungelöst blieben. 54 Millionen Menschen starben eines unnatürlichen, meist furchtbaren Todes. Gehen wir von einem geistigen Kontinuum aus, sind alle diese Seelen unterwegs. Vielfach haben sie schon wieder inkarniert, aber ihr Konflikt aus dieser Zeit – ganz gleich ob als Opfer oder Täter oder beides – belastet sie noch im heutigen Leben. Meist inkarnieren diese Menschen, wenn möglich, im alten Beziehungsgeflecht ihres Vorlebens. Das bedeutet, der Enkel ist dem im Krieg gefallenen Großvater nicht nur ähnlich, er ist es.

Mein Film *»HEILUNG – das Wunder in uns«* zeigt das Beispiel von *Martin*, der von seinem 11. bis 19. Lebensjahr an schwerer Epilepsie litt. Erst nachdem er ohne Medikamente aushielt, dass sich seine Anfälle bis ins Unerträgliche steigerten, brach die unterdrückte, schreckliche Erinnerung an seinen letzten Tod in Russland durch, und er erlebte sich 90 Minuten lang kämpfend in einem Schützengraben, bis ihm eine Handgranate den Schädel zerriss. Auch das erfuhr er in inneren Bildern, die er herausschrie und sich dabei vor Schmerzen krümmte.

Seine Mutter hatte die Kraft, diese Katharsis von A bis Z zu filmen, obwohl die zuständigen Ärzte Martins Rückerinnerung als heftigen Epilepsie-Anfall betrachteten und mit Medikamenten unterdrücken wollten. Sie aber hinter der Kamera untersagte ihnen dies auf unmissverständliche Weise. Sie bat lediglich darum, den sich aufbäumenden, krampfenden und grauenhaft schreienden Sohn mit ihren Körpern vor Verletzungen zu schützen – es war der letzte Anfall von Martin. Seine Epilepsie hatte danach ausgedient.

Trotz dieser heftigen Erfahrung sagte Martin später: »Nichts kann wieder so schlimm kommen, wie es mal war. Man schafft es immer.« Heute ist Martin ein durch und durch friedfertiger Mensch, lebt ohne Tabletten und ist geheilt. Als Kind war er nur an Kriegsspielzeug interessiert und wollte immer wieder von Oma hören, was Opa im Krieg gemacht hatte. Er besaß einige Plastik-Maschinenpistolen und spielte am liebsten »Totschießen«. Mit 16 Jahren meldete er sich freiwillig zur Bundeswehr. Als er dort aber einen epileptischen Anfall hatte, entließ man ihn. Heute ist er geläutert. Die epileptischen Anfälle dienten ihm als Schutz, um sich das schreckliche Ende seines Vorlebens nicht bewusst zu machen. Erst, als er das Morden verarbeiten konnte, kam es ins Bewusstsein – ans Licht – und konnte sich dadurch auflösen. Er hat sich mit allen Beteiligten seines Vorlebens ausgesöhnt – und das wirkt vollständig auf das heutige Leben.

Die Erweiterung des Horizonts

Die meisten Menschen tun sich schwer mit dem geistig-seelischen Menschenbild, weil damit der Mensch zu einem unsterblichen Wesen wird. Denn Geist und Seele sind weit mehr als ein Körper. Wir können den Körper noch so genau untersuchen: Weder Geist noch Seele werden wir darin finden. Doch die Seele erfahren wir in intuitiven Zuständen, beim Sinnieren, Ahnen und Fühlen. Jeder Mensch weiß deshalb, dass er Geist und Seele besitzt. Diese Begriffe sind für unsere heutige Gesellschaft nicht allgemein definiert, deshalb versteht jeder darunter etwas anderes.

Warum tun wir uns so schwer mit der geistig-seelischen Perspektive? Die Schwierigkeit mit diesem geistigen Menschenbild rührt daher, dass das Seelenleben nicht erst bei der Zeugung oder der Geburt beginnt. Meist erinnern wir uns als Erwachsene nicht mehr daran, was wir erlebt haben, bevor wir gezeugt wurden. Kinder jedoch tun das problemlos. Nur die Eltern und andere Bezugspersonen, die das eigene Bewusstsein nicht als Kontinuum verinnerlicht haben, merken es nicht oder interpretieren dies als kindliche Unausgegorenheit.

Bewusstseinsentwicklungen gehen in Anbetracht der Formen (Körper), die das Bewusstsein zum Ausdruck bringt, sehr langsam vor sich. Bewusstseinsentwicklung vollzieht sich immer nur in relativ kleinen Schüben, auch wenn sie subjektiv als revolutionär erlebt werden. Diese Erfahrung gibt es auf jeder Bewusstseinsebene. Für jeden ist sein nächster Bewusstseinsschritt gleich schwer, und es gibt für jeden einen Schritt, der noch aussteht. Es handelt sich dabei nicht um das Bewusstsein als Ganzes, sondern immer um Teilbereiche des Lebens. Ich habe noch keinen Erleuchteten getroffen, der sich nicht genauso heftig weiterentwickeln könnte wie jedes andere Wesen auch.

Dalai Lama als Frau

Dazu fällt mir eine nette Geschichte mit dem Dalai Lama ein. Der heute lebende 14. Dalai Lama hat erklärt – und ich habe es von ihm auch schon persönlich gehört –, dass er der letzte Dalai Lama sei. Er werde nicht mehr als Dalai Lama inkarnieren, deshalb brauche ihn auch niemand zu suchen, wenn er gestorben sei. Ich fragte ihn, als was er denn dann inkarnieren wolle, und er antwortete: »Als Frau vielleicht.« Darauf ich: »Als was für eine Frau?« Er sagte: »Eine schöne!« Ich fragte, was er sich denn darunter vorstelle? Er antwortete: »Vielleicht so wie Marylin Monroe.« »Aha«, dachte ich, »kaum hat er so viele Leben im Zölibat verbracht, beginnt für ihn ein ganz neues Kapitel des Menschseins.« Wahrscheinlich aber dachte der Dalai Lama bei seiner Antwort nur an das Aussehen von Marylin Monroe, mit dem sie für viele Männer ein Sexidol darstellte, und nicht an ihr trauriges Leben, das sie mit einem Selbstmord beendete. Wir haben das Thema leider nicht weiter vertieft.

Die Anekdote zeigt jedenfalls, dass die Bewusstseinsentwicklung nie zu Ende ist, für niemanden. Die *Absicht* ist für jede weitere Entwicklung das entscheidende Kriterium.

Die Philosophie der Nicht-Philosophie

Wenn Sie in diesem Universum keine Absicht setzen, weiß die Energie des Universums nicht, wohin Sie wollen. Sie leben dann nicht, sondern werden gelebt. Es bedarf in jeder Lage der kühnen Vision für ein Leben auf dem denkbar höchsten Bewusstseinsniveau. Wenn dorthin Ihre Absicht zielt, folgt ihr auch die Energie, um dahinzugelangen. Die im Moment für Sie denkbar höchste Vision entspricht dem Menschenbild, das Sie in sich tragen. Deshalb noch einmal die Frage: Was ist der Mensch für Sie? Wie sehen Sie sich selbst?

- Als ein mechanisches Wesen, das man operieren kann.
- Als ein biochemisches Wesen, das auf Tabletten angewiesen ist.
- Als ein energetisches Wesen, das seine Energien in Balance hält, um gesund zu bleiben oder zu werden.
- Als ein Informations-Wesen, das davon abhängig ist, was es denkt.
- Als ein geistig-seelisches Wesen, das sich seine Wirklichkeit selbst erschafft.

Die meisten Menschen in unserer Kultur glauben an ein physikalisches Weltbild, in dem die sogenannten Naturgesetze herrschen, die ihr Sein bestimmen. Völlig anders wäre ihr Weltbild, wenn sie glaubten, sie hätten sich diese Gesetze für ihr Sein selbst ausgesucht. Es ist die alte Frage: Bestimmt das Sein das Bewusstsein oder das Bewusstsein das Sein? Karl Marx und seine Nachfolger sagen, das Sein bestimmt das Bewusstsein. Wohin das geführt hat, ist schon Geschichte. Wir sollten uns deshalb zunächst die Frage beantworten: Steht in meinem persönlichen Denken die Philosophie über der Physik oder die Physik über der Philosophie? Oder stehen beide vielleicht gleichwertig nebeneinander oder mal so, mal so?

Wie könnte das aussehen, wenn Physik und Philosophie nebeneinander stehen? Ist es denkbar, dass zwei sich so widersprechende Denksysteme nebeneinander unser Denken bestimmen? Wenn wir beispielsweise an die Naturgesetze glauben, dann müssen diese auch Auswirkung auf die eigene Philosophie haben, also steht die Physik dann über der Philosophie. Anders betrachtet ist der Glaube an die Naturgesetze streng genommen auch eine Philosophie, denn niemand kann die Naturgesetze als etwas Absolutes verkünden. Sie sind genauso relativ wie alles andere in diesem Universum. Das heißt, wer die Naturgesetze als den festen Boden seines gesamten Gedankensystems ansieht, auf dem alles andere aufbaut, vertritt die Philosophie, dass die Naturgesetze das Höchste oder das Fundamentalste in seinem Denksystem sind. So betrachtet steht dann diese Philosophie über der Physik, weil die Physik auch »nur«eine Philosophie darstellt.

Diejenigen, die immer noch behaupten, die Physik stehe wegen der ihr zugrunde liegenden Naturgesetze aber über der Philosophie, können diese Auffassung nur deshalb als Wahrheit für sich verbuchen, weil sie in einer Gesellschaft leben, in der die Auffassung, dass Physik über der Philosophie steht, die Mehrheit bildet. Was die Mehrheit glaubt, wird zum Gesetz und ist damit keine Philosophie mehr. Eine Philosophie, die von vielen geteilt wird, wird automatisch zum Gesetz, aber eben nur aus gesellschaftlicher Übereinkunft heraus und nicht auf Grund physikalischer Naturgesetze, wie diese Philosophie gerne behauptet. Würde nur eine kleine Minderheit sich jener Philosophie zugehörig fühlen, die behauptet, dass die Physik über der Philosophie steht, würden die Gesetze, die ihre Vertreter anführen, von niemand ernst genommen werden.

Die Wahrheit ergibt sich lediglich aus der gesellschaftlichen Macht, die eine Philosophie bekommt. Diese Macht ist abhängig von langfristigen Kulturströmungen, die wiederum abhängig sein können von noch längerfristigen kosmischen Strömungen. Diese kosmischen Strömungen als Ursache oder Mit-Ursache für die an der Macht sich befindende Philosophie zu nehmen, ist wiederum eine philosophische Frage. All das kann auf die banale Feststellung reduziert werden: *Was ich glaube, das bin ich.*

Insofern ist Philosophie eine immer offen bleibende Grenze, über die wir uns jederzeit hinwegbewegen können. Diese Grenzerweiterungen werden in dem Maße zu Wahrheit, wie wir sie mit anderen teilen können oder teilen dürfen. Allein durch diese Problematik »*können* oder *dürfen*« werden die machtpolitischen, gesellschaftlichen Grenzen einer Philosophie deutlich. Eine sogenannte »objektive« Wahrheit ist nur als gesellschaftlicher Konsens zu erlangen. Individuell aber kann jeder seine eigene Wahrheit finden (erfinden). Sie ist dann eine *subjektive Wahrheit.* Wenn aus vielen subjektiven Wahrheiten eine gesellschaftlich anerkannte Wahrheit wird (z.B.: *Wirtschaft braucht Dauerwachstum*), will die herrschende Philosophie aus subjektiv objektiv machen, um ihrer Wahrheit Macht zu verleihen.

Die Wahrheit ergibt sich aus gesellschaftlicher Macht.

In jedem Fall gilt: *Um eine Bewusstseinsgrenze zu überschreiten, muss die Absicht dazu formuliert werden, und zwar eine ganz spezifische, präzise Absicht.* Damit kann man in Neuland vorstoßen, von dem man bisher nicht einmal wusste, dass es existiert oder gar existieren könnte. Denn müssten wir bezüglich der Philosophien auf große gesellschaftliche Weichenstellung warten, wäre es schlecht um unsere Gesundheit bestellt. Wir können mit der Bewusstseinserweiterung direkt hier und heute mit uns beginnen. Das bringt mehr für den globalen Prozess als theoretische Utopien, denn das Gute kann nur von guten Menschen erschaffen werden. Selbstheilung bedeutet, Krankheiten als Aufforderung zu nehmen, ein besserer Mensch zu werden.

Die Wissenschaft kann nur beweisen, was sie kennt

Es ist witzig, wie Wissenschaftler versuchen, ihre Messungen über jede Philosophie erhaben scheinen zu lassen, so als wäre ein Messergebnis Gottes Wort. Dabei können sie nur das messen, wofür ihre Messmethoden entwickelt sind. Alles, was sie nicht denken können, können sie auch nicht entwickeln und deshalb auch nicht messen. Sie können im besten Fall nur das messen, was ihr Denken zulässt und davon wiederum auch nur das, was sie technisch umsetzen können. Technisch aber lässt sich nur das umsetzen, was schon als wahr gilt. Damit dreht sich der Erkenntnisprozess um die eigene Achse. Viel Neues kann daher bei dieser Arbeitsweise nicht herauskommen.

Wer von den Wissenschaftlern offen ist, kann durch ein Experiment wenigstens feststellen, ob er falsch gedacht hat, weil seine These von seinem Experiment nicht bestätigt wird. Bevor er aber einen solchen »Fehler« zugeben würde, fängt er lieber an, Ausnahmen zu formulieren. Damit wird die Sache jedoch nicht besser oder klarer, sondern nur komplizierter. Das ist der übliche Weg.

Die Experimente für diese Art von Wissenschaftsbetrieb basieren teilweise auf Apparaten und Gerätschaften, die idiotisch teuer und teilweise lebensgefährlich sind. Sie produzieren Rückstände, die für ewig eine Bedrohung bzw. Verseuchung der Menschheit darstellen. (Beispiel: Der sündhaft teure radioaktive Forschungsreaktor in Garching b. München.)

Würde man über das Universum etwas Sinnvolles aussagen wollen, müsste es sich im Leben auswirken und könnte auf diese Weise verifizierbar und wiederholbar werden. Wissenschaft darf eigentlich kein Selbstzweck sein, dafür ist sie viel zu teuer und ihr Einfluss viel zu groß. Sie muss der Lebensqualität dienen und nicht nur der einer Elite, sondern der der Menschheit.

Erforscht sollte das werden, was mit der Natur harmoniert und unser Bewusstsein für unsere Synergie mit allen anderen Wesen fördert. Diese Maximen würden zunächst einmal einen großen Rückschritt an wissenschaftlichen Aufträgen hervorrufen, denn das meiste, was die Wissenschaft zur Produktion gebracht hat, verhält sich schädigend zur Natur. Dieser pseudowissenschaftliche Krake muss zunächst ausgehungert werden und parallel ein Menschen- und Weltbild ins Bewusstsein gebracht werden, das die Materie dem Geist unterordnet bzw. die Materie als Ausdruck von Bewusstsein versteht und so behandelt. Das würde bedeuten: Vom Kindergarten bis zur Professur und den staatlichen Fördertöpfen wird die Hierarchie des Seins (wieder)hergestellt. (Mind over matter.)

Erforscht sollte das werden, was mit der Natur harmoniert.

Im persönlichen Bereich

Bei aller Notwendigkeit einer klaren philosophischen Grundlage darf es diese nie ohne Mitgefühl geben, denn sonst wird Weisheit kalt und dogmatisch. Das Mitgefühl zeigt sich am deutlichsten, wo bei aller Philosophie und Weisheit trotzdem Leid herrscht. Dort heißt die Hauptfrage: Wie befreien wir uns von Leid, und die Antwort lautet immer: Mit Liebe. Liebevoll zu sein heißt, angstfrei zu sein. Das ist gewiss nicht leicht. Doch ganz gleich, ob es sich um einen selbst oder um die Begleitung anderer handelt: Immer sollten wir uns aufgefordert fühlen, auf der Ebene von Herz und Seele uns selbst anzunehmen durch Selbstliebe und anderen begegnen in Nächstenliebe. Mit Liebe wird vieles leichter. Liebe ist immer frei von Angst.

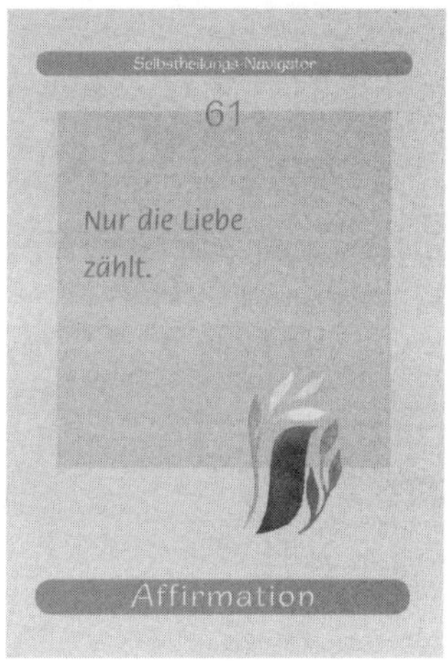

Manche glauben jedoch, sich mit innerer Distanz schützen zu müssen. Sie fühlen sich überfordert, jedem Wesen liebevoll zu begegnen. Dabei machen gerade sie sehr oft die Erfahrung, dass sie am meisten jene Menschen lieben, mit denen sie sich am meisten streiten. Von daher müsste es doch einfach sein, Menschen und andere Wesen zu lieben, mit denen man sich nie streitet.

Probieren Sie es aus: Denken Sie bei jedem Menschen, dem Sie begegnen, auch völlig fremden Menschen gegenüber, mit denen Sie nur flüchtig zu tun haben: »Ich liebe dich.« Sie werden sich wundern, wie leicht es ist, ein liebevolles Umfeld zu erschaffen. Sollten Sie nicht bei jeder Person diesen liebevollen Gedanken haben können, dann denken Sie kurz an den Menschen, mit dem Sie sich oft streiten, mit dem Sie aber letztlich durch Liebe verbunden sind. Danach können Sie innerlich auch zu jener Person, mit der Sie es gerade auf gute oder weniger gute Weise zu tun haben, innerlich sagen: »Ich liebe dich!« Sie werden nach einer Weile feststellen, dass dieser Satz Wunder wirkt. Er wirkt sich dann auch auf die Menschen aus, mit denen Sie sehr eng verbunden sind.

Wiederholen Sie diesen Satz innerlich so oft Sie können: »Ich liebe dich. Ich liebe dich. Ich liebe dich. Ich liebe dich. Ich liebe dich …« Und Sie werden sich wundern.

Mit dieser Liebe, die auch Selbstliebe, die Liebe zu Gott oder eine Liebe zu diesem Universum neben der Liebe für Mutter-Erde und Vater-Sonne ist, können wir Frieden mit allen Beziehungen und den darin enthaltenen Konflikten machen. Mit einer voluminösen Selbstliebe können wir immer geben, auch unseren bisher ärgsten Feinden, Widersachern, Neidern, Pessimisten, Nörglern, Leidenden, Jammerern, armen Hascherln, Verletzten, Notleidenden, Dummerchen, Bösartigen, Kriminellen, Räubern, Egoisten, Schlägern, Brutalos, Mördern, Betrügern, Chefs, Herrschern, Peinigern, Schändern – welcher Kreatur auch immer: Mit Selbstliebe können wir allen besser begegnen als mit Selbstzweifel, Selbsthass, Selbstablehnung, Selbstvorwürfen oder Selbstunsicherheit.

Die Selbstliebe ist das Einzige, was wir mitnehmen können, wenn alle Verbindungen reißen. Wer Liebe verschenken kann, wird in diesem Universum überall Liebe erfahren. Dieses Universum ist dem Prinzip der Harmonie und der Stressvermeidung gewidmet. Selbst dann, wenn die gewohnte Lebensgrundlage entfällt, werden wir Liebe erfahren, wenn wir Liebe besitzen. Liebe ist ein geistiger Wert, er bedarf nicht der Form. Aus Liebe kann Form werden, aber sie bleibt auch dann erhalten, wenn die Form sich auflöst oder nicht in der gewohnten Weise zustande kommt. Also lasst uns Liebe produzieren, akkumulieren, täglich durch Seelenhygiene erneuern, das heißt Konfliktbereinigung in sich selbst und mit anderen. All das hat in unserem Geist stattzufinden, sodass wir uns gut orientiert und lächelnd zu verhalten wissen. Wer sich liebt, bindet sich an keine Konzepte. Weniger ist mehr. Wenn wir uns als geistige Wesen empfinden, ist die Form eine vorübergehende Erscheinung dieses Geistes.

Liebe ist ein geistiger Wert.

Beziehungen fordern uns heraus

Üben wir Selbstliebe am besten gleich mal mit unseren Nächsten, zum Beispiel mit unseren Angehörigen. Wie schon erwähnt, streitet man sich oft besonders heftig mit denen, die man liebt, und das tut weh. Warum trennt man sich dann nicht? Weil es zu nichts führt: Eltern beispielsweise behält man sein Leben lang. Auch wenn sie gestorben sind, bleibt die Beziehung. Das ist auch bei Geschwistern so, und beim Partner kann man davon ausgehen, dass es mit dem nächsten genauso läuft wie mit dem, mit dem man sich derzeit herumärgert und streitet. Wenn man nicht etwas Entscheidendes dabei lernt, macht es keinen Sinn, vor einer schwierigen Beziehung davonzulaufen.

Wichtig bei jeder Veränderung ist, dass mann/frau sich weiterentwickelt. Das aber ist etwas, das in erster Linie jeder für sich tun muss. Natürlich braucht man dazu Freiheit, und selbstverständlich ist es verbindend und hilfreich, wenn der Partner sich ebenfalls entwickelt. Stellt sich aber mit der Zeit heraus, dass man mit der eigenen Bewusstseinsentwicklung den Kontakt zum Partner verliert und sich entfremdet, dann ist für die Entwicklung beider eine Trennung sicherlich das Beste.

Natürlich sollte man über die Entfremdung mehrfach gesprochen und probiert haben, sie aufzuheben, wenn aber dennoch für eine gemeinsame Entwicklung kein Raum, keine Freiheit und kein Verständnis mehr da ist, geht jeder seinen Weg. Denn das Leben bedeutet für alle Bewusstseinsentwicklung, und wenn diese zu sehr eingeschränkt und gestaut wird, kann es zu Krankheiten kommen. Diese Krankheiten sind der letzte Aufschrei der Seele nach Entwicklung. Ihn zu übergehen, kann Tod bedeuten. Doch so weit darf man es schon aus Selbstliebe nicht kommen lassen.

Die Ehe, die Partnerschaft ist nicht alles. Man tut dem Partner keinen Gefallen, gegebenenfalls erst recht den Kindern und seiner Umwelt nicht, wenn man die Partnerbeziehung zum Nachteil der Bewusstseinsentwicklung aufrechterhält. Oft ist dann für den, der die gemeinsame Entwicklung verweigert, die Trennung ein heilsamer Schock, und plötzlich beginnt er, genau die Entwicklung zu machen, die man sich in der Beziehung immer gewünscht hatte.

Stellt man irgendwann fest, dass während der Trennung beide eine Bewusstseinsentwicklung vollzogen haben, die einen völlig neuen, geläuterten Blick zurück auf die gemeinsame Beziehung erschaffen hat, dann ist es sicherlich kein Problem, eine friedvolle, freudvolle Beziehung – welcher Art auch immer – wieder aufzunehmen. Zu einer Lebensveränderung mit Trennung gehört die grundsätzliche Einstellung, dass es keine Bosheit gibt, sondern nur eine asynchrone Lebensentwicklung. Selbst wenn einem das erst sehr spät bewusst wird und man rückblickend feststellen muss, dass es diese Asynchronität schon lange gab und man seine eigenen Bedürfnisse ebenso lange mit Füßen getreten hat: Es ist nie zu spät, seiner Seele zu folgen.

Macht man das nicht, verstärkt die Seele den Druck mit immer mehr Problemen und/oder Schmerzen. Wird ihr dann immer noch nicht entsprochen, nimmt man das Problem mit ins nächste Leben. Eingedenk des geistig-seelischen Kontinuums wissen wir ja, dass es lange dauern kann, bis man sich dieses Seelenbewusstsein, das jetzt zum Greifen nah ist, wieder erarbeitet hat. Das heißt: Was einem jetzt bewusst wird, sollte man auch tun und nicht auf später verschieben oder sich gar wieder zurückentwickeln mit solchen Sätzen wie: »Das lohnt sich bei mir nicht mehr« oder: »Dafür bin ich schon zu alt.« Solche Einstellungen repräsentieren das an den Körper gebundene Bewusstsein. Für die unsterbliche Seele jedoch ist es nie zu spät. Die Seele ist ein Kontinuum, und was sie geschafft hat, hat sie geschafft.

Lust und Treue

Bei vielen Paaren stellt sich die Trennungsfrage erst beim Thema Sex und Treue. Die Bewusstseinsentwicklung hingegen wird als nicht so gravierend angesehen. Sex und Treue scheinen für viele ein Abnützungsproblem zu sein. Ich frage mich aber, weshalb manche Paare nach Jahren oder sogar Jahrzehnten noch immer Freude am Sex haben, und zwar ausschließlich mit dem einen Menschen, den sie schon so gut kennen? Wird das auf die Dauer nicht langweilig? Immer derselbe Körper, dieselbe Stellung, derselbe G-Punkt, dasselbe Vorspiel und derselbe Orgasmus?

Praktisch und rein mechanisch gesehen, mag dies jedes Mal ähnlich sein, und doch schwingt ein Gefühl mit, welches jedes Mal etwas anderes und auch etwas Neues, Erstmaliges beinhaltet. Läge die Freude vor allem im Anderssein, dann wäre die Lust auf Sex mit anderen Menschen sicher groß, um andere Verhaltensweisen, eine andere Haut, einen anderen Körper, neue Stellungen und einen anderen Orgasmus zu erleben. Einen neuen Menschen kennenzulernen, eine neue Energie wahrzunehmen, kann verlockend erscheinen. Diese Verlockungen bieten sich an und mann/frau könnte sich darauf einlassen. Zu spüren, dass man für andere attraktiv ist und die Energie besitzt, die Begierde beim anderen zu wecken, macht Spaß. Man sucht die Erlaubnis, seiner Begierde freien Lauf zu lassen, in der Hoffnung, der/die andere macht mit einem alles, wozu er/sie einem Lust macht.

Wenn diese Stufe erreicht ist, dann ist der gemeinsame Sex nicht mehr fern, und dabei kann es dann zu einem gemeinsamen Orgasmus kommen, in dem beide sich zugleich verströmen. In diesem Moment entsteht ein Band zwischen beiden, auch dann, wenn die Möglichkeit der Schwangerschaft ausgeschlossen ist. Die für den Orgasmus erforderliche Hingabe stellt das Band her. In dem Moment, in dem dieses Band, gewollt oder ungewollt entstanden ist, kommt es zu dem unguten Gefühl des Fremdgehens oder der Promiskuität.

Die Verführung, das Neue beim anderen und bei sich selbst zu entdecken, macht großen Spaß und energetisiert. Doch wenn mit der ersten Hingabe eine Bindung entsteht – eine zweite Bindung –, verursacht dies Stress und Ärger. Schließlich gibt es Eifersucht und Besitzansprüche in jeder Beziehung, auch wenn häufig das Gegenteil behauptet wird. Das aber hält viele nicht davon ab, fremdzugehen – das kann nur der Ärger und der Stress mit sich selbst.

Sobald man mit jemandem Sex hat, entsteht – ob mann/frau das nun wahrhaben will oder nicht – eine Beziehung. Jeder Sex fordert seinen Tribut an Menschlichkeit, und dies ist das Band. Allein schon die Energie, die man bei einem echten (nicht gespielten) Orgasmus miteinander austauscht, kreiert diese Beziehung – sogar dann, wenn man den Partner nie wieder in seinem Leben treffen würde. Eine Beziehung ist viel mehr als Sex. Deshalb steht hinter der Lust auf Neues und Abwechslung immer die Folgeerscheinung *Beziehung*, und damit vergeht sogar die triebhafte Lust. Zwei Beziehungen gleichzeitig zu führen bedeutet Stress.

Selbst dann, wenn ein Doppelleben geheim geführt wird und es zu keinerlei Konfrontationen kommt, erfährt die Seele Stress – sogar bei dem, der angeblich nichts von der anderen Beziehung weiß. Auf der Seelenebene gibt es dieses *Nichtwissen* nicht. Auf der Seelenebene sind die Gefühle für die Seele des anderen immer ein offenes Buch. Das Doppelleben kann nur durch Unterdrückung der Seele, durch Gefühlsverdrängung und damit durch irgendeine Art von Betäubung funktionieren, und genau das stresst. Es stresst schon ohne das Bewusstsein vom Stress. Auch wenn das oberflächliche Bewusstsein meint, die Welt sei in Ordnung, äußert die Seele dennoch ihren Stress in Form von körperlichen Symptomen. Sie tut dies in dem Bestreben, einen Hinweis für die erforderliche Bewusstseinsentwicklung zu geben. In meiner Beratung waren schon einige Klienten, die sich beispielsweise von AIDS heilen wollten.

Die Lust am Partner lässt sich erhalten durch eine vitale geistige Beziehung. Wenn beide nicht aufhören, sich in ihrem Weltbild weiterzuentwickeln, bleibt die Beziehung spannend – und das drückt sich auch im Sex aus. Geistige Vitalität erzeugt körperliche Vitalität. Mit einer gewollten und aktiv betriebenen Bewusstseinsentwicklung ist das Leben spannend, und das wirkt erotisch. Dann gibt es keine Langeweile, denn es gibt auch keine Wiederholung. Eine Wiederholung ist eine Sinnestäuschung, eine Betäubung. In Wahrheit ist das, was manchen als Wiederholung erscheint, eine Entwicklung – allerdings hin zum Negativen. Nichts wiederholt sich in diesem Universum. Alles bewegt sich. Niemals kehrt etwas an denselben Punkt zurück, an dem es schon mal war. Wer dies dennoch für sich bzw. seine Beziehung so empfindet, muss dringend Maßnahmen ergreifen, die dieses subjektive Empfinden auflösen. Stagnation führt zu Krankheit. Flexibilität ist gesund.

Geistige Vitalität erhält die Lust am Partner.

Selbstheilung mit Fantasie

Wenn wir einen Konflikt lösen wollen, müssen wir unser »Schmerzbild« umschreiben, um wieder zuversichtlich, kräftig und gesund zu werden. Das geht meist nicht per Nachdenken. Auf der rationalen Ebene hat man schon Schwierigkeiten, sich an letzte Woche zu erinnern, aber auf der intuitiven Ebene zeigt einem die Seele sofort ein Bild, das zur Antwort auf die gestellte Frage führt oder sie bereits beinhaltet. Es gehört Vertrauen und ein bisschen Übung dazu, solche Bilder anzunehmen und zu hinterfragen.

Anfangs geht dies am einfachsten nachts, direkt beim Aufwachen. Dann befinden wir uns im sogenannten *Alpha-Zustand*, in dem die Aktivität des Gehirns unter 15 Hz fällt. Das Wachbewusstsein hat sich zurückgezogen, das Ego schläft, aber die Seele kann sich nun umso klarer äußern – das geht am besten schriftlich. Dieses Seelenschreiben muss jedoch gut vorbereitet sein, sonst überschläft man diese Gelegenheiten. Legen Sie also einen Schreibblock, ein Schreibgerät, eventuell die Brille griffbereit, damit Sie beim Aufwachen unmittelbar beginnen können.

Nichts darf die Seelenarbeit stören. Es ist darauf zu achten, dass keine Ablenkung oder Zensur durch andere Personen entstehen kann. Beim Seelenschreiben darf beim Aufwachen vielleicht noch eine Tiefenatmung erforderlich sein (siehe S. 96 f.), um sich dann eine im Wachbewusstsein vorbereitete Frage laut vorzulesen; und in diesem Moment setzt man schon das Schreibgerät in Bewegung und lässt die inneren Eindrücke aufs Papier gleiten (oder man tippt es in ein elektronisches Schreibgerät ein). Auf jeden Fall muss das Aufgeschriebene noch lesbar sein. Es müssen keine ausformulierten Sätze enthalten sein. Ganz gleich, ob es sich um Erinnerungsfetzen irgendwelcher Gefühle handelt oder um Töne, Bilder, Worte oder um ganze Szenen – alles zählt und alles kann und soll hinterfragt werden. Wer verhindert ist zu schreiben, kann notfalls auch ein Tonbandgerät besprechen, aber auch das muss später noch einmal abgetippt und dabei der Text hinterfragt und ergänzt werden.

Die vorbereitete Frage betrifft das Kernproblem, das man für sich lösen möchte. Sie muss in der Formulierung den Nagel auf den Kopf treffen, was einem meist von einem Gefühl der Stimmigkeit signalisiert wird: »Ja, das ist es, was ich wissen will!« Die Fragen sind so individuell wie der Mensch selbst. Deshalb gibt es auch keine allgemeinen oder standardisierten Fragen.

Es gibt nur zwei absolut strikte Regeln: *Präsens und direkte, wörtliche Rede!* Unmerklich werden diese Regeln immer wieder missachtet, weil es ungewöhnlich ist, zeitlos zu arbeiten. Doch nur das Hier und Jetzt wirkt. Alle Vergangenheitsformen und indirekte Aussagen gehören der Meta-Ebene an und damit der rationalen Bewusstseinsstufe, die keine unmittelbaren Synapsen im Gehirn bildet und das Erleben verhindert. Nur das Erleben – auch wenn es eine Fiktion ist – bildet die Synapsen, die entsprechende Botenstoffe in unsere Zellen entsenden, sodass sich diese Zellen gemäß der neuen Information verhalten.

Für das Seelenschreiben gilt die strikte Regel: Präsens und direkte wörtliche Rede!

Mit dem materialistischen, biochemischen Menschenbild sind einem Informationen als das Sein bestimmende Maßnahmen unvorstellbar. Für Materialisten bestimmt das Sein das Bewusstsein. Für Selbstheiler hingegen bestimmt das Bewusstsein das Sein. Selbstverständlich lassen sich beide Philosophien durch Alltagserfahrung vielfach absichern und auch mit wissenschaftlicher Erkenntnis belegen. Entscheidend aber ist: Mit welchen der beiden Ansichten werde ich oder bleibe ich glücklich und gesund? Jede Ideologie kann für sich logisch abgeleitet werden, denn jede Ideologie oder jedes Weltbild lässt nur solche Kriterien zu, die zu seiner Ideologie passen. Unpassende Kriterien anderer Weltbilder werden für einen Vergleich von vornherein ausgeschlossen. Es macht also keinen Sinn, Birnen mit Äpfeln zu vergleichen, um herauszufinden, welche von beiden wahrer oder stimmiger sind. Es geht lediglich darum, auszuprobieren, welches Obst einem besser bekommt.

Fragen Sie sich: Wie lebe ich mit dem materialistischen, biochemischen Menschenbild, und wie lebe ich mit dem geistig-seelischen Menschenbild? Ihr Glück und Ihre Gesundheit geben die Antwort.

Hemmnisse im Selbstheilungsprozess

Die Erfahrung lehrt, dass das Tempo, mit dem die Rekonstruktion eines Schmerzbildes vor sich geht, sehr unterschiedlich sein kann. Wer seine Seele selbst befragt, kann auch mal verzweifeln an der Trägheit, mit der sich das Bild erschließt, und aufgeben, bevor der Prozess wirksam wird. Nichtsdestotrotz sollte man weitermachen, unabhängig davon, ob man glaubt, vor einer Wand zu stehen: Alles, was assoziiert wird, ist anzunehmen. Allein schon die Absicht, auf Seelenebene zu arbeiten, gebietet es, jeden Eindruck ernst zu nehmen und ihn quasi als Einstiegsluke ins Unbewusste zu betrachten, ihn zu verfolgen und zu hinterfragen. (Dasselbe gilt auch für die Arbeit eines *Mental-Healing*-Begleiters.)

Natürlich können Sie die Ausgangsfrage an Ihre Seele überprüfen in dem Sinne: »Was will ich wirklich wissen?« Oft ist die Frage nicht konkret genug gestellt, zum Beispiel: »Warum fühle ich mich so energielos?« Um die Botschaft eines solchen Symptoms zu bekommen bzw. die Ursache zu erkennen, sollten Sie die Frage konkretisieren: »Wann, bei welcher Gelegenheit fühlte ich mich das letzte Mal energielos? Jetzt auch, in diesem Moment?«

Es gilt, sich die Unterschiede des Symptoms bewusst zu machen. Ein Symptom ist niemals immer gleich stark, gleich schmerzend, gleich schlimm. Um herauszufinden, was seine Ursache ist, machen Sie sich zunächst seine unterschiedliche Erscheinungsweise bewusst. Und das geht nur durch konkrete Fragen: *Wann, wo, bei welchen Umständen? Welche Personen waren zugegen oder im Kopf anwesend, als der Schmerz auftrat oder stärker oder schwächer wurde?* Auf diese Weise erhalten Sie eine Szene, in der sich das Phänomen in einer konkreten Gestalt zeigt. Wenn es gleich in mehreren Facetten auftaucht, nehmen Sie die Szene, die am weitesten zurückliegt.

Beim Seelenschreiben fürchtet manch einer, dass der Griff zum Schreibgerät den intuitiven Bilderstrom oder die fast traumhaft ablaufende kostbare Gedankenkette abreißen lässt, mit der man gerade Neuigkeiten über sich und seine Welt erfährt. Das kann tatsächlich auch passieren, denn es reicht ja nicht nur, den Schreibblock und das Schreibgerät in die Hand zu nehmen, man braucht ja auch noch Licht und unter Umständen eine Brille. All das muss mit der linken Gehirnhälfte gemanagt werden, wodurch die rechte wieder ins Hintertreffen geraten könnte. Genau deshalb muss dieses *Seelenschreiben* so gut wie möglich vorbereitet sein.

Intuitives Denken, besser gesagt: das Sinnieren, assoziiert sich irgendwohin, kommt vom Hölzchen aufs Stöckchen und springt von dem eigentlichen Bewusstwerdungsweg gerne wieder ab. Deshalb ist Disziplin erforderlich, mit der man die Assoziation schriftlich festhält und hinterfragt. Jedes aufgeschriebene Wort betrachten Sie als Tür, versuchen sie zu öffnen und schreiben auf, wohin diese Tür führt. Ist die Tür verschlossen, nehmen Sie ein anderes Wort, das Betroffenheit auslöst.

Betroffenheit ist der wichtigste Indikator für die subjektive Wahrheit. Dort, wo Sie körperlich etwas empfinden, versuchen Sie, sich das aufsteigende Gefühl bewusst zu machen: »Es fühlt sich an, wie ...«. Beobachten Sie sich dabei sehr genau: *Bei welchem Begriff wurde es mir gerade heiß, flau, kalt – was schnürte mir soeben den Hals zu – wobei musste ich schlucken – wann drohten Tränen aufzusteigen etc.* Jede Art von emotionaler Reaktion und Bekümmertheit ist ein wertvoller Hinweis, dass sich hinter diesen Worten etwas verbirgt, das erlöst werden möchte. Es sind immer irgendwelche bis heute ungelöste Konflikte, die man tunlichst verdrängen wollte, um unbelasteter weiterzuleben.

Krankheiten sind ungelöste Konflikte.

Bewusstsein durch Reflexion

Das Aufgeschriebene bietet die notwendige Reflexionsebene, damit Sie sich in Ruhe darüber bewusst werden, welcher Gehalt in den Worten liegt. Manchmal erschließt er sich einem nicht sofort. In der Regel denken wir zu kompliziert. Wir warten auf irgendetwas Sensationelles, aber es kommt nur etwas ganz Normales. Es erscheint einem aber nur deshalb normal, weil man den Stress, der in der bewusst gewordenen Szene liegt, gut kennt und man schon daran gewöhnt ist. Macht man sich nun aber bewusst, wie unmenschlich und schmerzhaft dieses Verhalten war/ist, kommt man schließlich nicht umhin, wieder zu spüren, worin das Leid besteht.

Deshalb: Bleiben Sie in der begonnenen Szene und schreiben Sie jedes Wort, das in der Imagination entsteht, in direkter, wörtlicher Rede auf – dazu die Details des Ambiente, der Kleidung, der Gesten, des Umfelds mit allen Bezugspersonen – auch die, die ausgegrenzt waren oder sind. Wo befinden sich diese im Moment des bewusst gewordenen Geschehens, wenn sie in der Szene selbst nicht anwesend sind? Alles, was Ihr Seelenbefinden tangiert, kommt aufs Papier. Sie schaffen damit Bewusstsein. Sie bringen Licht ins Dunkel.

Dieser Prozess ersetzt jede noch so versierte Krankheitsdeutung. Man bindet das bewusst gewordene Geschehen – *das Schmerzbild* – immer wieder an das Symptom, indem man fragt: *Wie fühlt sich dieses Geschehen jetzt in meinem Körper an, insbesondere an der Stelle, an der das Symptom sitzt?* Man braucht kein allgemeines Verständnis der Organsprache, sondern nur das Vertrauen, dass es einen eigenen, ganz persönlichen Zusammenhang zwischen Symptom und Konflikt gibt, der bewusst werden darf.

Allgemeine Krankheitsdeutungen helfen nur bedingt

Es gibt nie zwei gleiche Erkrankungen, weil jeder Mensch etwas anderes erlebt hat. Selbst dann, wenn man dasselbe erlebt hat, hat man es dennoch nicht auf gleiche Weise erlebt. Deshalb muss jeder für die Heilung seine persönliche Ursache finden – seine ganz persönliche Geschichte. Niemand erkrankt an einem allgemeinen Phänomen, sondern immer daran, wie ein solches Phänomen von ihm persönlich aufgenommen wurde.

Vielleicht werde ich mit der Auffassung, dass die Krankheitsdeutung ausschließlich durch die Befragung der eigenen Seele geleistet werden kann, als zu radikal eingeschätzt. Doch gerade heutzutage, wo das Gesundheitssystem den Patienten stark entmündigt hat, ist die Gefahr sehr groß, dass er bei der Krankheitsdeutung die Verantwortung auf einen anderen überträgt, von dem er glaubt, dass dieser mehr Kompetenz besäße als seine eigene Seele. Wir sind inzwischen daran gewöhnt, dass es immer jemanden gibt, der in Sachen Gesundheit über uns besser Bescheid weiß als wir selbst.

Man kann über Krankheitsdeutung so viel gelernt haben, wie angeboten wird, oder wie man es auch selbst schon erlebt hat – trotzdem ist jeder Fall ein anderer. Jede Krankheit ist eine individuelle Krankheit und dient der persönlichen Weiterentwicklung sowie Harmonisierung des jeweiligen Umfeldes. Es geht deshalb darum, die ganz individuellen konkreten Wunden zu finden und zu heilen. Mit einer Schablone wirkt das nicht. Eine Schablone bedient letztlich nur den Verdrängungsmechanismus, und die Erlösung von der tatsächlichen Pein findet nicht statt. Dadurch kann auch keine nachhaltige Vergebung und Gesundung geschehen. Eine momentane und kurzfristige Linderung kann zwar durchaus eintreten, weil zum einen jede Art von Zuwendung guttut und zum anderen die Krankheitsdeutung meist auch nicht falsch ist. Doch solange dabei nicht die tatsächlich erfahrene, subjektive Leidensgeschichte ins Bewusstsein rückt, bleibt das Leid wirksam.

Es entspricht unserer polaren Welt, den gesamten Schmerz zu erfahren, um auch das gesamte Glück zu erleben. Wer Frieden will, kennt Krieg. Wer Altruismus möchte, hat Egoismus erfahren. Die Heilung von Krankheiten bedeutet, das erfahrene Leid in erfahrbares Glück zu wandeln – und das nicht nur heute und morgen, sondern auch gestern und vorgestern.

Praxisbeispiele: Brigitte und Gisela

Im Fall von Brigittes *Kündigung* wurde vom *Mental-Healing*-Begleiter gefragt, welche Befürchtungen dies bei ihr auslöst, denn diese waren so stark, dass sie mit Erkrankung reagierte (siehe S. 44 ff.). Damit sie noch näher an die Ursache herankommen kann, fragt der *MHB* sie noch einmal:

MHB: Was kann dir im Extremfall passieren, wenn es bei der Kündigung bleibt und kein anderes Geld hereinkommt?
B: Dann sterbe ich.
MHB: Woran?
B: Ich verhungere oder ich erfriere.
MHB: Was zuerst?

B: Wahrscheinlich erfriere ich,weil ich vielleicht nichts mehr zum Heizen habe oder weil ich kein Dach mehr überm Kopf habe.

MHB: Was wäre wahrscheinlicher?

B: Weiß ich nicht.

MHB: Spontan!

B: Weil Winter ist, bei minus 30 Grad, und ich kein Holz mehr habe.

MHB: Minus 30?

B: Ja – oder so. Niemand hilft einem, und man selbst ist zu schwach.

MHB: Kennst du so etwas?

B: Nein – aber mein Uropa, der ist erfroren.

MHB: Wie? Wo?

B: Meine Oma hat mir erzählt, dass er in seinem Haus erfroren ist.

MHB: Wie kam das?

B: Er soll krank gewesen sein, und deshalb konnte meine Oma ihn nicht mitnehmen, als sie fliehen musste. Sie hat ihre Kinder – meine Mutter und meinen Onkel – zunächst alleine auf die Flucht geschickt.

MHB: Wie alt war denn da deine Mutter?

B: Ich glaube 8 oder so.

MHB: Und deine Oma blieb zurück?

B: Ja, sie hat alles versucht, ihren Vater irgendwie zu retten. Es hat aber nicht geklappt (*Brigitte kommen die Tränen*).

MHB: Warum? (*Brigitte fasst sich*)

B: Als sie einen Transport für ihn organisiert hatte und ihn abholen wollte, lag er tot in der Küche – erfroren (*Brigitte weint wieder)*.

MHB: Was ist für dich schlimmer: dass deine Oma ihren Papa zurücklassen musste oder dass er erfroren ist?

B: Es muss furchtbar für ihn gewesen sein. Seinetwegen mussten die Kinder alleine fliehen, und dann ist er doch noch gestorben.

MHB: Hat deine Oma es dann doch noch geschafft, wegzukommen?

B: Ja, aber sie konnte ihren Vater nicht mal mehr begraben (*Tränen fließen*).

MHB: Hat sie denn ihre Kinder, d.h. deine Mutter wiedergefunden?
B: Ja, aber das war auch ein Drama.
MHB: Für wen war es denn schlimmer: für deinen Uropa oder für deine Oma?
B: Für den Uropa, die Oma hat ja überlebt. Sie ist bei uns mit über 80 im Haus gestorben.
MHB: Und was bekümmert dich an dem Schicksal des Uropas am meisten?
B: Dass der so jämmerlich zugrunde ging und mit seiner Familie nicht mitgehen konnte.
MHB: Da wunderst du dich, dass du jetzt auch krank bist, nachdem dir gekündigt wurde?
B: Ja ... nein ... wieso?
MHB: Wenn du dich mit deinem Uropa so verbunden fühlst, dann ist das ja wie ein eigenes Trauma, bei dem man völlig mittellos, krank und ohnmächtig sein Leben verloren hat.
B: Ja, das muss ja auch schrecklich gewesen sein.
MHB: Stell dir mal vor, das wäre dein Schicksal gewesen. Du sagtest doch, das Schlimmste an der Kündigung wäre, dass du erfrieren müsstest, weil du kein Geld fürs Heizen mehr hättest.
B: Ja, das fühle ich auch so *(weint)*.
MHB: Also muss erstmal das Schicksal vom Uropa geheilt werden.

Selbstverständlich muss man etwas Zeit haben, damit die hinter dem Symptom liegende Geschichte ins Bewusstsein gelangen kann. Man sollte aber als Begleiter auch nicht zu viel Zeit veranschlagen, denn sonst kommen sehr viele Dramen und Historien zur Sprache, die nur im weitläufigen Sinne mit der Ursache des Leidens zu tun haben. Förderlich ist es, dem Klienten zu helfen, möglichst schnell auf den Punkt zu kommen.

Das Bild vom »Mensch als geistiges Wesen« bedeutet, dass hinter dem körperlichen Symptom eine seelische Verletzung liegen muss, sonst könnte eine Information (»Kündigung«) kein Symptom hervorbringen. Wie in diesem Buch schon erwähnt, muss diese Information eine noch bestehende, nicht geheilte Wunde berührt oder aufgerissen haben. Da wir vorhaben, die Ursache und nicht nur das Symptom zu heilen, ist es erforderlich, die alte, ursprüngliche seelische Wunde zu finden. Oftmals tauchen beim Betroffenen dazu mehrere Bilder oder Geschichten auf. Wie schon erwähnt, ist es dann empfehlenswert, das früheste Bild, gegebenenfalls aus der Kindheit, zu nehmen, auch wenn dem Betreffenden jede bewusste Erinnerung daran fehlt. Danach kann das Schmerzbild umgeschrieben werden.

Hinter körperlichen Symptomen liegen seelische Verletzungen.

Wie kann zum Beispiel die Umschreibung im Fall der *Migräne* von Gisela (siehe S. 119 ff.) aussehen? Während der Gruppensitzung überlegt sie, was ihr am liebsten wäre, und sagt:

G: Die Polizei kommt erst gar nicht.

Ein Mental-Healing-*Begleiter* (MHB*) muss eine solche Aussage hinterfragen, damit die Umschreibung nicht auf Sand baut.*

MHB: Glaubst du das?
G: Schwer, denn sie kam ja.
MHB: Egal, das Wichtigste ist: Welches war der Moment – oder die Sekunde, in der der Schmerz in deinem Kopf begann? Was war der schrecklichste Moment?
G: Als ich allein auf dem Flur stand und Papa abgeführt wurde.
MHB: Was hätte es in dieser Sekunde bedurft, damit kein Schmerz im Kopf entsteht?
G: Ich weiß nicht. Ich war wie vom Donner getroffen.
MHB: Die Selbstheilung besteht darin, dass du dir für diese Sekunde eine neue Wirklichkeit erschaffst, die wirkt.
G: Ich bräuchte die Mama.
MHB: Ja!
G: Aber die Mama ist feige. Die versinkt gerade vor Scham im Boden. Die ist nicht da.
MHB: Gisela, nimm deinen ganzen Mut zusammen und mache, was deine Seele damals gebraucht hätte, wenn sie dein Bewusstsein von heute zur Verfügung gehabt hätte. Mache es jetzt.

Pause. Die Gruppe hält den Atem an. Die Pause wird länger.

Giselas Gruppennachbarn legen ihr die Hände an den Körper. Sie hält sich ihre Hände vors Gesicht, ihre Augen sind geschlossen. Plötzlich beginnt sie zu vibrieren und schreit dann los:

G: Ma-maaaaaaaaaaaa!!!!! Maaaaaaa-ma komm! *(Einige in der Gruppe zucken zusammen.)* Die wollen den Papa mitnehmen.
MHB: Kommt sie?
G: Ja, plötzlich ist sie da.
MHB: Siehst du sie?
G: Ja, sie kommt aus der Küchentür in den Flur.
MHB: Was sagt sie?
G: Was ist los?
MHB: Und dein Vater sagt?
G: »Das ist ein Missverständnis. Ich hab niemanden umgebracht.« Mama geht auf Papa zu und umarmt ihn. Den Polizisten ist es unangenehm.
MHB: Was machst du?
G: Ich geh dazu. Mama nimmt mich hoch. Ich klammere mich an Papas Hals. Papa sagt: »Mach dir keine Sorgen, ich bin gleich wieder da.« Mama sagt zu mir: »Papa hat nichts gemacht. Das klärt sich gleich auf.«
MHB: Wie fühlst du dich jetzt?
G: Ich gebe meinem Papa einen Kuss. Er mir auch. Mama hält mich auf dem Arm und sagt noch mal: »Meine Kleine, dem Papa passiert nichts. Er hat niemandem etwas zuleide getan.«
MHB: Atme diese Sätze tief ein *(die Klientin atmet tief)*. Wie fühlst du dich?
G: Gut. Frei!
MHB: Genieße diese Befreiung. Was machen die Kopfschmerzen?
G: Nichts. Sind nicht da. Sind weg.
MHB: Gibt es noch einen Grund für irgendwelches Kopfweh? Glaubst du dem Papa, dass er gleich wieder da ist?
G: *Sie denkt nach.*
MHB: Schreibe die Szene jetzt noch einmal so auf und um, dass sie deiner Seele keinerlei Sorgen bereitet.
G: Nein, das ist in Ordnung. Papa geht ja oft weg und kommt auch immer wieder. Die Polizisten sind ja auch nicht unfreundlich.

MHB: Alles ist in bester Ordnung?
G: Ja. Ich spüre es. *(Sie weint. Diesmal vor Freude.)*

Sollte die Migräne jemals noch einmal auftauchen, gibt es verschiedene Möglichkeiten, die Heilungsszene zu vervollkommnen: Gisela kann die Szene auf die Polizeistation verlegen und den dortigen Dialog im Präsens und direkter Rede imaginieren, bis das Missverständnis ausgeräumt ist und ihr Vater ehrenhaft wieder nach Hause geht.

Die Selbstheilung würde auch funktionieren, wenn die Migräne auf dem Trauma beruhen würde, dass der Vater wegen eines von ihm tatsächlich begangenen Mordes bestraft worden wäre und die Mutter ihn deshalb verstoßen hätte. Gisela kann sich dann nämlich vorstellen und aufschreiben, wie und warum ihr Vater seine Tat bereut, wie sie ihm verzeiht und ihn trotz seines Fehlers lieben darf, wie auch ihre Mutter ihrem Mann verzeiht und so weiter und so fort. Es gibt keine Verletzung, kein Verbrechen – und sei es noch so groß –, für das sich keine subjektive Lösung finden ließe.

Selbstverständlich bedeutet eine solche Imagination Arbeit – so wie jedes Drehbuch. Doch die Energie, die man sonst für die materialistisch ausgerichtete Symptombekämpfung einsetzt, ist ungleich höher und kann letztlich nicht erfolgreich sein, denn der krank machende Konflikt bleibt ungelöst. In unserem Fall hatte die Betroffene bereits mehr als 20 Jahre Kopfschmerztabletten geschluckt.

Widerstand durch Schuld

Wenn wir trotz intensiver Ursachenforschung feststellen, dass es noch Widerstand gibt, das Schmerzbild anzusehen, kann es dafür folgende Gründe geben: Die Ursache einer Krankheit oder eines schmerzenden Problems ist immer die Missachtung der eigenen Seele, entweder als Opfer oder als Täter. Für diese Missachtung fühlen wir uns in vielen Fällen schuldig, groteskerweise auch dann, wenn die eigene Seele von anderen missachtet wurde und einem damit großes Leid zugefügt wurde. Das geht oft so weit, dass wir uns manchmal schon dafür schuldig fühlen, geboren worden zu sein. Manche von uns haben einen Ab-

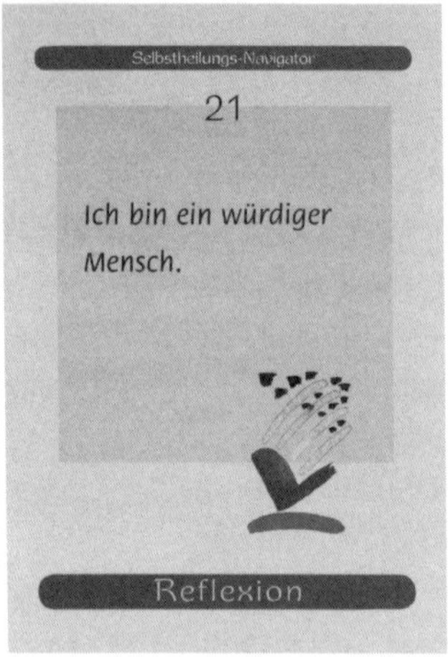

treibungsversuch überlebt und leben mit dem Schuldgefühl, dass sie eigentlich gar nicht da sein sollten, wenn es nach dem Willen der Mutter oder anderen Beteiligten gegangen wäre.

Einige sind, auch wenn sie kommen durften, sozusagen mit dem falschen Geschlecht auf die Welt gekommen. Denn Vater oder Mutter oder beide bzw. deren Eltern hätten doch so viel lieber einen Jungen gehabt oder ein Mädchen, nun aber wurde ihnen dieser Wunsch nicht erfüllt. Schon fühlen sich die Betreffenden schuldig in ihrer Haut und versuchen oftmals sogar, sich andersgeschlechtlich zu benehmen oder wenigstens so zu kleiden, um auszusehen wie gewünscht. Da all diese Verstellungen jedoch zum Scheitern verurteilt sind, wird entsprechende Schuld mit sich herumgetragen.

Viele fühlen sich auch schuldig, weil die geliebte Mutter krank war und sie sich als Kind demgegenüber völlig hilflos fühlten. Kinder können auch mit einem großen Schuldgefühl aufwachsen, weil zum Beispiel der Vater seinen Kummer regelmäßig in Alkohol zu ertränken suchte.

Auch möchte kein Kind seine wie auch immer gearteten, aber geliebten Eltern beschuldigen für irgendetwas – und schon gar nicht für irgendwelche Verbrechen, wie zum Beispiel Vergewaltigung, sexueller Missbrauch und Gewaltausübung. Bevor sich ein Kind gegen den Vater oder die Mutter wegen der erlittenen Qualen zur Wehr setzt, nimmt es lieber die Schuld auf sich, und versucht auf diese Weise, seinen Beitrag zum Familienfrieden zu leisten. Das Kind ist bereit, für alles die Schuld zu tragen, was in der Familie nicht in Ordnung ist.

So etwas macht krank. Um diese Krankheit aufzulösen und zu heilen, muss das Schuldgefühl aus dem Weg geräumt werden. Im Prinzip gilt dasselbe für die Täter. Auch ihre Heilung wird durch Schuldgefühle blockiert. Sie aufzulösen ist oft noch schwerer, denn es ist leichter, als Opfer dem Täter zu vergeben, als sich selbst als Täter. Als Opfer ist man trotz aller Qual moralisch auf der besseren Seite als als Täter.

Schuld oder Liebe

Schuldig von Anfang an

Zumindest in unserem Kulturkreis gilt, dass wir alle schon schuldig geboren werden, denn auf uns lastet die Erbsünde, wie sie das Christentum vertritt. Die Erbsünde ist sogar älter als das Christentum, sie wurde schon im Alten Testament festgeschrieben und gilt deshalb auch für Juden und Muslime: Es ist die Vertreibung aus dem Paradies. Dort im Paradies haben wir uns bereits schuldig gemacht, und Gott wurde böse auf uns. Daraufhin schickte er seinen Erzengel Gabriel, der uns mit dem Schwert aus unserer unschuldigen Freude und Unbekümmertheit hinaustrieb. Unter Todesdrohung mussten wir das Paradies verlassen, in dem wir noch im Einklang mit der Natur, den Pflanzen und den Tieren gelebt hatten.

Wir haben also etwas Furchtbares getan, das wir in diesem Leben nicht mehr gutmachen können. Alle warten wir seither auf den Jüngsten Tag, an dem uns dann hoffentlich vergeben wird. Aber jetzt gibt es noch keine Vergebung, jetzt müssen wir uns als arme, niederträchtige Sünder im Schweiße unseres Angesichts abrackern, bis wir sterben.

Diese Geschichte sitzt uns in den Genen. Auch wer sie selbst nicht gelesen hat oder vorgelesen bekam, ist von ihr infiziert, und das ist auch so gewollt. Es wäre ja ein Unding, wenn wir uns noch so fühlen würden wie im Paradies. Nein, diese Chance haben wir gründlich vertan. Die Tatsache, dass der Mann vom Apfel der Eva abgebissen hat, reicht aus, damit beide für immer und ewig verdammt sind.

Wie aber wäre es, mit *Mental Healing* diese Erbsünde aus der Welt zu schaffen? Wir gehen dabei vor wie bei jeder Krankheit oder jeder seelischen Verletzung und schreiben die Vergangenheit um. Da es auf der Seelenebene ja keine Zeit und auch keinen festgelegten Ort gibt, haben wir nun die Möglichkeit, die Geschichte vom Sündenfall noch einmal neu zu erleben.

Das Schmerzbild muss nicht näher beschrieben werden – wir kennen es alle: Da gibt es den Baum, meist einen Apfelbaum, die Schlange, die meist nackte Eva und daneben den meist ebenfalls nackten Adam, seine Scham mit einem Feigenblatt bedeckend, stehend oder auf dem

Boden sitzend. Und in jeder Darstellung passiert das Schrecklichste aller Schrecken, was uns bis heute nicht loslässt. Bis heute. Aber nun kommt die Umschreibung:

Paradise Now

Umschreibung des Sündenfalls, von und mit Adam und Eva.

Eva sitzt unter einem Baum, von dem sich eine Schlange zu ihr hinunterlässt. Da Eva im Paradies ist, wie es in der Bibel geschrieben steht, ist sie frei von Angst. Die Schlange beißt nicht, sie legt sich zu ihr. Eva streichelt sie und spürt, wie schön fest und glatt sie sich anfühlt. Nach einer Weile fühlt sich die Schlange geradezu erotisch an. Sie stellt sich vor, wie sie in ihr vibrieren und sie durch und durch erregen könnte. Dagegen spricht aber eine gewisse Angst vor den Zähnen der Schlange, und außerdem ist sie ihr doch ein wenig fremd. Also streichelt sie sie weiter und genießt das schöne Gefühl.

Das gefällt der Schlange offenbar genauso, denn sie streckt und reckt sich dabei und wird ganz steif, sodass Eva sie hochnehmen kann, ohne dass sie abknickt. Das ist lustig. Schließlich richtet sich die Schlange vor ihr mit ihrem Vorderteil senkrecht auf und schaut sie züngelnd an. Eva darf sie dabei weiter streicheln und ihren glatten, schönen Körper mit einer Hand fest umfassen. Das ist ein tolles Gefühl. Sie sagt zur Schlange: »Du bist ja gar nicht so gefährlich, wie man dir immer nachsagt.« Die Schlange lächelt und rekelt sich in Evas Hand zum Zeichen der Zuneigung und Zustimmung.

Plötzlich kommt in diesem wunderbaren Paradies ein Mann des Weges. Er ist nackt wie Eva und alle anderen, die hier herumlaufen. Das Wetter ist schön, warm und angenehm wie immer im Paradies, und der Boden ist weich, mit Moos bewachsen, so wie man es sich im Paradies vorstellt, es aber heute leider nicht mehr ist.

Dieser Mann ist Adam und er kommt quer durch den Garten Eden geradewegs auf die junge schöne Eva zu, die sich bisher auf Männer noch nie eingelassen hat. Er gesellt sich zu ihr. Sie sprechen miteinander, und Eva macht ihn mit der Schlange bekannt. Plötzlich, wie Adam noch so vor ihr steht, sieht Eva, dass auch an ihm eine kleine Schlange hängt. Sie fragt sich sogleich, ob die sich wohl auch so schön anfühlt? Adam merkt natürlich, dass Eva plötzlich ganz fasziniert ist, und lächelt sie an. Sie schaut ihn so fragend an, wie nur junge, unerfahrene Frauen schauen können. »Darf ich deine Schlange mal anfassen?«, fragt sie unschuldig. Nur zu, denkt sich Adam und nickt verzückt. Eva greift erst mit der einen und dann mit beiden Händen nach dem Stück Schlange, das da vor ihr an dem Mann hängt, und sie bemerkt, dass auch dieser Schlange das Streicheln gefällt; denn sie stellt sich ebenfalls auf, wird auch immer fester und länger, bis Adams Schlange so richtig schön fest und stramm in ihren Händen liegt und dabei ihr leicht rosa Köpfchen aus der Haut herausstreckt.

Eva geht auf die Knie und fragt Adam: »Beißen kann die aber nicht, oder?« »Ach woher, die hat keine Zähne«, erklärt Adam seiner reizenden jungen Freundin. Ganz erfreut sagt Eva: »Wirklich?! – Das ist ja schön, dann kann ich sie ja auch mal liebkosen – oder?« »Freilich«, sagt Adam und meint: »Das findet sie sicherlich auch sehr schön!«

Eva: »Das hätte ich mich bei der anderen Schlange nicht getraut.« Und schon kann sie nichts mehr sagen, weil sie den Mund voll hat. Adam: »Aber du beißt auch nicht – nicht wahr?« »Ach woher«, sagt Eva, während sie Adams Schlange wieder aus dem Mund nimmt. »Dafür fühlt sich diese Schlange viel zu schön an und schmeckt so gut, so eigen – mmh«, begeistert sich Eva und leckt weiter daran.

Adam bemerkt, wie sich inzwischen Evas Knospen auf ihren beiden Äpfeln vergrößern und heraustreten. Er sagt: »Du hast ja zwei wunderschöne große Äpfel an dir, darf ich die auch mal streicheln?«

Eva sagt: »Da warte ich schon drauf« und streckt sie ihm entgegen, sodass er sie richtig vor seinem Mund hat und spürt, wie prall und fest ihre Äpfelchen unter seiner Berührung werden. Er sagt: »Die sind ja zum Reinbeißen schön.«

Eva: »Vorsichtig!«

Adam beginnt sie zart zu liebkosen, besonders um die Knospen herum. Als er dann noch zart daran zu saugen beginnt, schwinden Eva die Sinne, sie sinkt auf den weichen Boden darnieder und nimmt Adam mit sich. Nun küssen sie sich und kuscheln sich aneinander, bis Eva sagt: »Deine Schlange könnte mal zu mir hereinkommen, wie denkst du darüber?« Adam, der noch keine richtige sexuelle Erfahrung mit Frauen hatte, muss zunächst einmal fühlen, wo es bei Eva hineingeht. Da findet er ihre feuchten Lippen zwischen den Schenkeln, die sie sogleich öffnet und ihm viel Platz zwischen ihren Knien macht. Adam fühlt, dass dies der Zugang zu Evas heiligem Inneren sein muss. Eva greift nach Adams Schlange und führt sie an ihre Pforte. Adam legt seinen Kopf zwischen ihre Äpfel und leckt dabei eine der Knospen, und dann geschieht das, was beide noch nie erlebt haben.

Die Schlange wird zum Verbindungsglied, indem sie in Evas Höhle verschwindet. Eva jauchzt auf. Ihr Türchen ist geplatzt, sie hat sich der Schlange geöffnet. Jetzt spürt sie deren Bewegungen und Vibrieren ganz deutlich überall in ihrem Körper und möchte mehr und mehr davon haben. Adam durchrieselt es. Seine Gefühle steigern sich und durchströmen ihn ebenso von Kopf bis Fuß.

Nun also wissen beide, was die Geschichte mit ihren Äpfeln und seiner Schlange bedeutet. Sobald sie sich ihm zuneigt und ihm ihre schönen, strammen Äpfelchen zeigt, beginnt das Spiel von Neuem. Er berührt, liebkost, saugt und leckt an ihnen, sodass es sie durchzuckt und tief erregt. Während sie sich küssen, tastet sie nach seiner Schlange, die sich so schön steif macht, und wenn sie sich einen tiefen Zungenkuss geben, findet die Schlange ganz von selbst schon wieder den Weg in ihre geöffnete Pforte. Diese Vereinigung ist das wahre Paradies.

Und während sie in immer stärkere rhythmische Bewegungen geraten, schwinden beiden die Sinne, und Licht breitet sich aus. Licht, Licht, viel Licht. In diesem Licht lösen sich immer lautere Laute aus ihren Kehlen, bis sie beide zum ekstatischen Höhepunkt kommen. Und in dem Moment, in dem sie ihre Flüssigkeiten verströmen und Adam von seiner Eva regelrecht überschwemmt wird, da tritt aus dem Licht eine Gestalt hervor. Beide halten ihre Augen geschlossen und genießen die mächtige Vereinigung aller Energien des Universums in sich.

Das Licht in und um sie wird zu dem, was sie fortan *Engel* nennen, und sie geben ihm den Namen *Gabriel*. Dieser Gabriel ist nun ihr Begleiter, nicht nur, wenn sie ihr Schlangenspiel spielen. Gabriel ist immer mit ihnen. Sie spüren ihn, wohin sie auch gehen, und wenn es sie überkommt, dann vereinigen sie sich in seinem Licht und vermehren es. Gabriel, der Engel, ist getragen von dieser lichtvollen Erotik.

Diese Vereinigung ist das wahre Paradies.

Es ist wahr: Das Licht ist rötlich und elektrisierend, es kommt vom Herzen, es ist die E-rot-ik, das Paradies.

Das ist die allgemeine Umschreibung der Vertreibung aus dem Paradies, die Jahrtausende ihre Wirkung erzielte und uns so viel Kummer gemacht hat. Wenn man es einmal gewagt hat, einen solchen furchtbaren Mythos wie den Sündenfall in einer Weise umzuschreiben, dass er seine Autorität vollständig einbüßt, dann wird es einem wesentlich leichter fallen, sich auch von den Glaubenssätzen und Tabus der eigenen Biogafie zu befreien. Man muss nur genauso systematisch vorgehen wie hier im Fall von *Paradise Now*.

Es handelt sich um eine klassische Umschreibung, denn die Elemente des Schmerzbildes *Schlange*, *Apfel*, *Verführung* und *Erzengel Gabriel* blieben erhalten, werden aber mit *Paradise Now* zugleich in etwas Positives transformiert. Sollte jemals in unseren Köpfen das alte Bild des *Sündenfalls* noch einmal auftauchen, so nur deshalb, weil wir daran denken. Ansonsten ist der Sündenfall ab jetzt Makulatur, vergangen, vergessen und aus der Welt. Er kann nur noch durch unsere Reflexion eine Bedeutung bekommen.

Ertappt man sich bei einer solchen Reflexion, macht man sich bewusst, dass Reflexion Spiegelung bedeutet – und zwar in einem Spiegel, der sich im eigenen Kopf befindet. Man stellt sich Folgendes vor: Dieser Spiegel wird tatkräftig und symbolisch mit beiden Händen aus dem Kopf genommen, samt des sich darin spiegelnden Bildes vom Sündenfall, und man lässt ihn dann links von sich fallen – und zwar auf einen Steinboden. Genießen Sie das wunderbare Geräusch, wenn ein Spiegel auf Steinboden fällt. Sie können sicher sein, dass sich in diesem Spiegel nie wieder etwas spiegeln wird. Danach wenden Sie Ihren Blick nach rechts oben und sehen vor sich das wunderbar verliebte Paar Adam und Eva in ihrer unverdorbenen, freien Sexualität. Damit tragen Sie nun einen gesund machenden Mythos in sich, bei dem es keine Schuld, keine Vertreibung und keine Sünde mehr gibt. *Paradise Now* – ein freudiges, erotisches und freies Bild. Fertig ist die Heilung.

Wichtig ist nicht, was wa(h)r ist, wichtig ist, an was ich glauben möchte.

Jesus leidet für mich

Wenn wir die Erbsünde hinter uns lassen und ohne diese Kollektivschuld ins Leben treten, was kann uns dann noch hindern, weiteres Leid aufzulösen? Wie ist es mit dem Leid Christi? Ich habe schon in meinem Buch *HEILUNG – das Wunder in uns* die Geschichte meines fünfjährigen Sohnes erzählt: Ihn traf die überdimensionale, sehr realistische Folterszene von Jesus am Kreuz so tief ins Mark, dass er fortan keine Kirchen mehr betreten wollte, in denen es eine solche schreckliche Szene zu sehen gibt.

Es fiel mir damals schwer, ihm zu erklären, dass Jesus für ihn gestorben sei. Denn für meinen Sohn war dies keine Befreiung, wie es von der christlichen Liturgie gedacht ist, sondern eine unerträgliche Beschuldigung. Als ich ansetzte, ihm deutlich zu machen, dass Jesus durch diese Kreuzigung auch für seine Sünden gebüßt hätte, war der Kleine vollends am Boden zerstört. Welch große Sünden musste er wohl vollbracht haben, dass man jemanden statt seiner so quält und foltert? Das ging nicht in seinen Kopf hinein – zum Glück, sage ich heute.

Überall werden wir in christlichen Landen mit der Kreuzigung konfrontiert. Überall sollen wir daran erinnert werden, wie sehr Jesus für unsere Sünden leiden musste. Das ist schwer zu ertragen. Das lässt resignieren. Ich würde gerne diese Folterszene überall durch einen freundlich lächelnden, gütig dreinschauenden Jesus ersetzen wollen. Mit einem Jesus, der mir seine offene, unverletzte Handfläche zeigt, die mich einlädt, ihm mein Vertrauen zu schenken.

Buddha-Statuen in der asiatischen Kultur beispielsweise haben eine beruhigende, harmonische Ausstrahlung. Dort hatte mein Sohn keine Berührungsängste, ganz im Gegenteil – mit diesem Ausdruck von Erleuchtetsein konnte er sich sofort anfreunden.

Mut zur Wut

Natürlich hat sich das allgemeine Schuldsyndrom auf alle Autoritäten übertragen, denen man in seiner Entwicklung ausgeliefert war und ist. Wenn von diesen Autoritäten eine Verletzung ausging, ist es sehr schwer, sie zu beschuldigen. Ist es einem schon mal gelungen, im großen, allgemeinen Stil die Autorität lächerlich zu machen – und sei es mit so unanständigen Umschreibungen wie *Paradise Now* –, dann ist im konkreten Fall einer Selbstheilung der »Aufstand« leichter zu schaffen. Da wir nicht »in echt«, das heißt in der Realität gegen diese Autoritäten aufbegehren, sondern ausschließlich auf unserem Papier – in der eigenen Imagination –, kann de facto nichts Schlimmes passieren. Würde man real die Autorität angreifen, direkt verbal oder per Post attackieren, hätte man danach noch mehr Probleme als vorher.

Virtuell wirkt die Auseinandersetzung genauso, spart jedoch die üblichen Missverständnisse aus. Das Papier trägt alles. Da heißt es: Nur Mut zur Wut. Den Mut kann man sich herausschreien, ins Kissen schreien oder auf ihm herumschlagen, sich auf die Erde werfen – alles ist erlaubt im geschützten Raum der *Mental-Healing*-Arbeit, man darf sich nur nicht selbst weh tun und niemand anderen gefährden oder in Panik versetzen. Es geht nur darum, seinen Schmerz nicht länger in sich zu halten.

Spürt man sein Schmerzbild, bereitet es einem zunächst erneut Qualen, oft sogar auch physische Schmerzen. In einem solchen Fall zeigt es sich, wie hilfreich dabei eine Gruppe ist oder das Papier, das alles trägt. Eine Gruppe unterstützt den Betroffenen zusätzlich und trägt ihn durch sein Leid hindurch. Das Papier und der Stift führen einen zu den Verursachern und erlauben einem, das ganze Leid und die ganze Wut von der Seele zu schreiben. Die Gruppe ist dazu da, »Zeuge der Anklage« zu sein.

Aber Vorsicht: Es nützt nichts, nur das Leid herauszulassen und nach der Wut in Selbstmitleid zu versinken, es muss sofort – *sofort* – mit der Umschreibung begonnen werden! Oft ist das erlittene Leid so schmerzhaft, dass es nur aufgedeckt werden kann, wenn die Umschreibung parallel läuft. Das heißt: Mit der Erkenntnis des tatsächlich Geschehenen und damit man es aussprechen und aufschreiben kann, wird sofort die Vision entwickelt, wie es hätte ablaufen müssen, damit die Seele nicht verletzt worden wäre.

So wandelt sich zum Beispiel in der Vision die tatsächlich erfahrene Ohnmacht in Wut und Widerstand, die Scham in Klage, das Geheimnis in Öffentlichkeit. Alle, die sich mitschuldig gemacht haben durch unterlassene Hilfeleistung, durch Totschweigen, durch Lügen und Demütigungen, werden zur Rechenschaft gezogen. Alles kommt aufs Papier – von der Anklage bis zur Harmonisierung. Alles wird niedergeschrieben, so wie man es braucht.

Allerdings gilt es darauf zu achten, dass man sich durch sein Aufbegehren nicht selbst schuldig macht. Beispielsweise käme man mit der Todesstrafe für seinen Peiniger nicht zur Harmonisierung des Falls. *Mental Healing* bedeutet ja Heilung zum Wohle aller, also auch Heilung für den Täter. In der Umschreibung muss der Täter am Ende so lammfromm durch Reue, Läuterung und Einsicht geworden sein, dass man ihm problemlos auch in der dunkelsten Gasse begegnen könnte und von ihm nur Achtung, Respekt und sogar Liebe erhält, die man erwidern kann. So weit muss die selbst erschaffene Umschreibung gehen – erst dann tritt vollständige Heilung ein.

Bei diesem Prozess darf kein Quäntchen Wut und Schmach zurückbleiben. Das Szenario auf dem Papier muss so wirksam und effektiv gestaltet sein, dass vollständige Befreiung eintritt. Dafür kann man seinen inneren Film mehrmals bearbeiten. Am Ende – spätestens – wird einem klar, dass auch der Täter eine Seele und ein Herz besitzt. Und genau das entdeckt er in und durch die Umschreibung! Das wirkt, unabhängig davon, ob der Täter noch lebt oder seinen Körper schon verlassen hat. Das wirkt, ohne dass er auf der rationalen Ebene irgendetwas von dem durchlebten Prozess erfährt. Wenn er lebt, wird er sich uns in neuer Verfassung zeigen. Davon müssen und können wir bei *Mental Healing* ausgehen. Unzählige Erfahrungen bestätigen diese Wirksamkeit. Sie basiert auf der Wissenschaft der morphogenetischen Felder, die wiederum erklärt sind durch das mathematische, kosmische Prinzip des *Global Scaling* (mehr dazu auf Seite 312).

Viele meinen ja, der Buddhismus würde wie das Christentum ebenfalls mit dem Schuldgefühl arbeiten, indem er das Gesetz vom *Karma* vertritt. Viele Christen bedauern die Buddhisten, weil sie meinen, diese müssten nun für ihre Sünden aus ihrem früheren Leben büßen. Dagegen fühlt sich ein Christ frei. Er kennt kein Vorleben, aus dem heute noch irgendwelche offenen Rechnungen zu begleichen wären. Er kennt auch kein Karma, das ihm sein Schicksal vorgibt. Er kann sich unter *Karma* und *Wiedergeborensein* nichts Positives oder Wünschenswertes vorstellen, im Gegenteil. Daher hat er oft auch große Schwierigkeiten, das geistig-seelische Menschenbild für seine Selbstheilung anzunehmen – und genau diese Elemente gehören zum *Mental Healing*.

Im Gegensatz zum Körper ist die Seele unsterblich, ohne Anfang und deshalb auch ohne Ende, eben geistig. Wer im materialistischen Menschenbild unserer Zeit verhaftet ist, identifiziert sich nicht mit seiner Seele, sondern primär mit seinem Körper – und der Körper ist sterblich. Er hat einen Anfang und ein Ende und er ist einzigartig. Er hat niemals zuvor schon einmal gelebt und er wird auch nicht noch einmal auf die Welt kommen. Insofern ist es absolut logisch und nicht zu bezweifeln, dass es Wiedergeburt nicht geben kann. Der Körper lebt nur einmal.

Unsere Seele jedoch erschafft sich immer wieder eine neue Form, das heißt einen neuen Körper. Ein mit dem Denken unserer Gesellschaft verhafteter Mensch wird sagen: »Mein Körper ist von meinen Eltern erschaffen worden, durch Vaters Samen und Mutters Ei, auf keinen Fall durch mich selbst«. Biologisch betrachtet ist das korrekt und gehört zum biochemischen Menschenbild. Mit diesem Menschenbild ist es aber kaum zu schaffen, sich selbst zu heilen. Sollten wir also damit nicht gesund und glücklich werden, brauchen wir ein anderes Konzept als das biochemische Menschenbild.

Ich selbst habe die Erfahrung gemacht – oder machen müssen –, dass man sich auch auf geistigem Wege heilen kann. Wie schon erwähnt, blieb dem materialistischen Menschenbild nichts anderes übrig, als mich eine *Spontanheilung* zu nennen, ohne erklären zu können, wie *Spontanheilung* zustande kommt, außer »spontan eben«. Das ist aber nicht die Basis, um sich dauerhaft und immer wieder selbst heilen zu können – und zwar auf eine verständliche Weise, die jeder Mensch bei sich anwenden kann.

Für ein solches Konzept – so zeigt es sich täglich – braucht man das geistig-seelische Menschenbild. Und in der Tat gibt es darin Elemente, die in Asien philosophisch verbreitet sind. Das wichtigste Element ist dabei, sich mit seiner Seele und nicht mit seinem Körper zu identifizieren. Die Seele hat allerdings viele Namen. Manche nennen sie das *Selbst* oder das *Höhere Selbst* oder sie nennen es *Gott*, sofern sie sich selbst als Gott sehen dürfen. Manche sagen aber auch nur, es handele sich um ihr Bauchgefühl.

Ich selbst bleibe bei meinem Begriff der *Seele*, im Gegensatz zum Körper. Ich bin mir dabei vollkommen im Klaren, dass diese Einteilung nur ein Modell ist, also nur eine Struktur, die ich dem Leben und dem Universum auferlege, damit ich mich entwickeln kann. Es ist nicht die Wahrheit oder das, was das Leben ausmacht, sondern lediglich ein Raster, mit dem sich Gedanken und Absichten strukturieren lassen. Wenn wir uns klar darüber werden, dass alles, was sich materialisiert – also alles, was sich realisiert –, auf einem gedanklichen Impuls beruht, sprich eine geistige Ursache besitzt, müssen wir strikt darauf achten, was wir denken. Wenn wir unsere Gedanken nicht in einer für uns vorteilhaften Weise strukturieren können, können wir auch keine vorteilhafte Realität erlangen oder erhalten.

Aus diesem Grunde ist die Frage des Menschenbildes, das wir in uns tragen, so wesentlich. Wenn der Körper im vorhandenen Menschenbild kein Eigenleben besitzt, kann er uns auch nicht auf der Nase herumtanzen und heute mal dieses und morgen mal jenes Symptom liefern, ohne dass es dafür eine Ursache geben soll, die mit unserem Denken nichts zu tun hätte.

Es geht also wieder einmal um die Frage, wer der Chef in meinem Sein ist: Seele oder Körper? Allgemein gefragt: Geist oder Materie? Wenn wir diese Frage geklärt haben, wissen wir auch, was *Karma* ist.

Der Kosmos pulsiert

Viele meinen ja, die Materie sei der Chef und diktiere unsere Lebensumstände. Wenn diese Meinung sich ändert, ist der Geist Chef, und unsere Gedanken bestimmen, wie es uns geht und was aus uns wird. Die eigenen Gedanken kann man viel, viel leichter formen als die Umstände. Deshalb werden die Möglichkeiten, das Leben mit dem Geist als Chef selbst zu gestalten, so unendlich viel größer, dass wir dies unbedingt nutzen wollen.

Man kann mit verschiedenen Brillen herumlaufen. Man kann nur nicht ohne Brille, ohne ein ganz bestimmtes Konzept schauen. Auch diejenigen, die behaupten, sie würden sich lediglich die nackten Fakten anschauen, haben das Konzept von nackten Fakten zwischen sich und dem, was sie betrachten – und das ist auch eine Brille. Im Grunde ist das in Ordnung, wir dürfen diese Subjektivität nur nie außer Acht lassen, damit wir keine unsinnigen Argumente austauschen und zum Beispiel sagen: »Das, was du da siehst, ist falsch«, nur weil man dasselbe nicht sieht und theoretisch auch nicht nachvollziehen kann. Diese Art der Diskussion ist sinnlos, wenn Streitende unterschiedliche Brillen tragen. Jede Brille stellt eine Ideologie dar. Man darf sie nur nicht dogmatisieren, andernfalls führt dies schnell zu Fanatismus, und dann sind wir wieder im Krieg.

Es ist seltsam, dass wir überhaupt Geist von Materie trennen und denken, die Materie sei etwas ohne Geist. Das ist derselbe Unsinn, wie Geist als *nichts* zu definieren. Seit einem guten Jahrhundert behauptet die Wissenschaft, der Mensch bestehe aus Haut und Knochen, Muskeln und Organen und die wiederum aus Zellen und die Zellen aus Molekülen und die Moleküle aus Atomen. Es ist ein ziemlich populäres Modell für die Wirklichkeit, das vielen Wissenschaftlern als strukturgebendes Raster dient. Durch die zunehmende Ereignisdichte lösen sich die Erklärungsmodelle immer schneller ab. Womit heute die Welt erklärt wird, ist morgen schon wieder überholt. Woher soll die Orientierung für die eigene Entwicklung dann kommen? Der fortwährende Input ist so vielfältig, dass die Unsicherheit, ob man der richtigen Anregung folgt, immer größer wird. Damit greift auch das ADS-Syndrom (Aufmerksamkeitsdefizit) immer weiter um sich. Was ist zu tun? Wo findet man Orientierung?

Die einzige wirkliche und absolut zuverlässige Orientierung, die jedem Menschen mit jedem Bildungsgrad gleichermaßen zur Verfügung steht, sind Schmerzen. Wer Schmerzen hat, weiß zweifelsfrei, dass er nicht auf seinem optimalen Weg ist. Diese Orientierungshilfe müssen wir ernst nehmen, wenn wir nicht immer von anderen abhängig sein wollen, nach deren Ratschlag wir uns entwickeln sollen. Viele – oder besser gesagt fast alle – betrachten Schmerzen aber nicht als Hilfe, sondern als etwas Unangenehmes, vielleicht sogar als Fluch oder schlimmer noch, als Wille Gottes und ganz schlimm, als Strafe Gottes. Für mich gab es immer nur den lieben Gott. Ein strafender Gott kann in meinen Augen kein Gott sein.

Das Universum der Liebe

Gott ist ein Begriff für das alles Umfassende, und das ist das Universum mit all seinen Sternen und Planeten und den Galaxien und Galaxienhaufen (bisher hat man 256 davon entdeckt) und was noch alles dazu gehört. Das alles ist hervorgebracht von Geist. Dieser Geist ist noch viel, viel größer wie das, was sich aus ihm heraus schon materialisiert hat und wieder vergangen ist. Alles sind Schwingungsprozesse. Es existieren aber nicht beliebig oder unendlich viele Schwingungsfrequenzen – das Universum weist in seinem Frequenzspektrum Lücken auf. Diese Lücken machen erst Sinn, wenn man die mit dem Dezimalsystem gemessenen Frequenzwerte nach *Logarithmus e* umrechnet. Dann erkennt man, dass zum einen alle Frequenzen Exponetialprozesse sind, das heißt, sie entwickeln sich dramatisch, und zum anderen, dass alle Frequenzen miteinander harmonisch schwingen. Es gibt keine Frequenzen, die einen Missklang erzeugen könnten – deshalb bestehen diese Lücken im Frequenzspektrum des Universums.

Es gibt keine Frequenzen, die einen Missklang erzeugen könnten.

Die daraus resultierende Harmonie lässt sich auch als *Liebe* beschreiben. Wir sind also ein Universum der Liebe. Da das Universum im Ursprung immer Geist ist, kann man auch sagen: Es ist der Geist der Liebe, aus dem alles hervorgeht.

Wer diesen mathematischen Aufbau des Universums nicht erkennt, glaubt weiterhin an die Chaos- und Urknall-Theorie (darauf bin ich schon in meinem Buch *HEILUNG – das Wunder in uns* S. 11 und 155 eingegangen). Diese Theorie entspricht unserem materialistischen Zeitalter. Materie hat immer einen Anfang und ein Ende. Sich das Universum ohne Urknall und damit ohne Anfang und ohne Ende vorzustellen, ist die Basis dafür, auch seine Seele als unsterblich ohne Anfang und Ende anzunehmen. Durch die Fixierung auf die Materie und damit auf den Körper denkt man jedoch nur in endlichen Modellen. Was vor einem angenommenen Urknall gewesen sein könnte und was wir vor unserer Zeugung waren – solche Überlegungen passen nicht in dieses Modell. Für dieses Modell sind Seele und Geist keine praktisch anwendbaren Faktoren.

Materie wird und vergeht, sie ist immer endlich, so wie auch das materialistische Menschenbild, das sich mit dem Körper identifiziert. Der Körper wird gezeugt und stirbt. Deshalb braucht nach dieser Logik auch das Universum eine Zeugung bzw. einen Anfang. Wer aber das Universum gezeugt hat, das entzieht sich der Wissenschaft, da verlässt sie ihr Denken, wird mystisch und spricht einfach von Gott. Insofern sind sich Vatikan und alte Physik vollkommen einig. Obwohl der strenggläubige Katholik Stephen Hawking dem Papst erklären musste, dass er als Mathematiker in diesem Universum keinen Schöpfer ausmachen kann, bleiben Kirche und Physik bei ihrer Urknall-Theorie. Bis sie fällt, vergeht noch einige Zeit. Und wenn sie fällt, fällt viel. Das führt zu dem Bewusstseinssprung, den wir mit *Mental Healing* für uns persönlich gerade vollziehen.

Es ist der Geist der Liebe, aus dem alles hervorgeht.

Angst und Zweifel überwinden

Wenn man sich durch das geistig-seelische Menschenbild in Übereinstimmung mit dem Universum befindet, was sollte einen dann noch daran hindern, es anzuwenden? Leichter gesagt als getan. Denn man glaubt es kaum, wie tief die materialistische Prägung geht. Wann immer der Erkenntnisprozess für die geistige Ursache eines Schmerzes unangenehm werden könnte, schneiden viele ihn sich mit profanen Äußerlichkeiten ab, indem sie entweder Ärzte zitieren, die etwas zu dem Schmerz gesagt haben, oder sie wiegeln die Suche nach dem Schmerzbild damit ab, indem sie auf ihr schlechtes Gedächtnis verweisen. Und wenn auch das nicht mehr hilft, muss das Argument herhalten, dass die in die Ursache des Schmerzes eventuell verwickelten Personen nicht mehr leben.

All diese Argumente reproduzieren das materialistische Denken. Mit dem geistig-seelischen Menschenbild hingegen können wir zu allen Wesen Kontakt aufnehmen – unabhängig davon, ob sie derzeit eine Form haben oder nicht oder vielleicht auch schon wieder eine neue Form. Die Seele ist viel, viel mehr als ein Körper. Was also kann einen daran hindern, *Mental Healing* anzuwenden?

Zweifel! Zweifel und immer wieder Zweifel.

Woran?

Ob es auch funktioniert.

Was könnte diese Zweifel beseitigen?

Geschichten, bei denen es funktioniert hat. Fälle, bei denen Kranke durch die geistige Arbeit geheilt wurden. Derer gibt es unzählige. Kein einziger Fall aber kann die eigene Erfahrung ersetzen. Was, glauben Sie, könnten Sie verlieren, wenn Sie an einem Problem ausprobieren, wie Sie es allein durch Ihre Gedankenarbeit lösen?

Gehen Sie doch einfach rein pragmatisch vor und schauen Sie, ob die Methode Ihnen mehr nützt als alles andere, was Sie bisher schon ausprobiert haben. Vielleicht befürchten Sie: »Was sagt dazu mein Mann / meine Frau / meine Familie? Was sagen die Kollegen? O Gott, ich möchte nicht als Esoteriker oder so was ausgegrenzt werden. Ich möchte (weiterhin) als ein verlässlich denkender, rationaler Mensch dastehen und mir von niemand sagen lassen müssen, dass ich spinne.«

Ich bin mir sicher: Hätten Sie eine erfolgreiche Erfahrung mit *Mental Healing* schon hinter sich, wüssten Sie mit diesen Ängsten umzugehen. Ist dem nicht so, wäre es das Beste, sich mit dem Selbstheilen noch nicht zu outen. Einen Selbstheilungsprozess kann man vollständig allein durchführen, ohne mit irgendjemandem darüber zu sprechen. Das funktioniert. Sie werden sehen: Sobald Sie über eigene Erfahrungen verfügen, schwinden Ängste und Zweifel mehr und mehr und können Sie nicht mehr verunsichern. Die Ihnen am nächsten stehenden Personen werden ganz von allein merken, dass es Ihnen besser geht oder dass es Ihnen sogar richtig gut geht. Würden Sie ihnen erklären, dass Sie die Ursache Ihres Leidens rückwirkend harmonisiert, umgeschrieben haben, würden auch die besten Freunde, die diese Philosophie nicht kennen, Sie vermutlich sehr schräg anschauen. Davor sollten Sie sich schützen. Gehen Sie in ganz kleinen Schritten vor und sprechen Sie über Ihren eigenen Selbstheilungsprozess erst dann, wenn ein wirklich vertrauensvolles Interesse mehrfach geäußert wurde.

Gehen Sie davon aus, dass die Bewusstseinsentwicklung, die Sie mit diesem Buch betreiben, nie zu Ende ist. Für unser materialistisches Denken gibt es immer wieder neue Grenzen zu überwinden. Plötzlich, nachdem wir schon jahrelang geistiges Heilen praktizieren, taucht eine neue Herausforderung auf, und wir sind fast geneigt zu denken, es gäbe vielleicht doch Ausnahmen, Krankheiten (Symptome), die keine geistige Ursache haben oder die man zumindest nicht kennen muss, um sie aufzulösen. Plötzlich sind es wieder die äußeren Umstände, die man für das Problem verantwortlich macht, und *Mental Healing* ist eine Provokation wie am ersten Tag.

Zum Glück hat der Mensch aber nicht nur eine linke Gehirnhälfte, mit der er in der Lage ist, rational zu denken und zu gestalten, sondern auch noch seine rechte. Auch wenn er sie nicht trainiert, so ist sie dennoch vorhanden. Mit den Fähigkeiten der rechten Gehirnhälfte stehen uns Möglichkeiten ohne die Beschränkungen von Raum und Zeit zur Verfügung. Und das ist unsere große Chance, immer wieder neue Herausforderungen zu meistern. Schließlich wollen wir gesund sein und bleiben. Etwas Wichtigeres gibt es nicht.

Daher drängt sich die Frage auf: *Was* soll als Erstes geheilt werden? Es muss kein körperliches Problem sein, es kann ein psychisches, Arbeits-, Geld- oder Beziehungsproblem sein. Wir können auch ein zukünftiges Problem nehmen. In jedem Fall weiß unsere Seele, was wir zu tun haben. Wir müssen ihr nur Gehör verschaffen.

Die Seele vergisst nichts

Die Seele können wir gleichsetzen mit unserer Intuition. Intuition besitzt jedes Wesen, auch der Mensch, Männer wie Frauen. Wie schon erwähnt, haben Frauen im Allgemeinen ein besseres Verhältnis zu ihrer Intuition als Männer, das ist gesellschaftlich bedingt. Männer sollen ordentlich funktionieren und nicht etwa anfangen, auf ihren Bauch zu hören. Auf diese Weise arrangiert der Mann sich leichter mit sogenannten Sachzwängen. Jemand, der auf seine Seele hört, lässt sich jedoch nicht so leicht unter Druck setzen. Er weiß, dass er damit seiner Gesundheit keinen Gefallen tut, und die kann ihm niemand ersetzen. Deshalb müssen Seeleninteressen sogar noch vor Profitinteressen kommen, denn ein Kranker macht auch keine Geschäfte mehr.

Der Haken daran ist nur, dass unsere Seele so unglaublich geduldig ist – bis sie unüberhörbar wird, indem sich das bisherige ungesunde Lebenskonzept massiv physisch bemerkbar macht. Doch so weit sollte man es nicht kommen lassen. Lernen wir, unser Seeleninteresse so früh wahrzunehmen und umzusetzen, dass die Seele sich nicht erst durch schmerzhafte Erfahrungen Gehör zu verschaffen braucht. Wir wollen ja unseren Körper eines Tages gesund und frohen Mutes verlassen. Wenn wir in diesem Leben den Kontakt zu unserer Seele nicht aufnehmen, meldet sie sich im nächsten Leben wieder. Irgendwann werden wir lernen, auf sie hören. Am besten jetzt.

Idealerweise hätten wir es im Kindergarten gelernt, als es uns noch keine Mühe machte, mit ihr zu kommunizieren. Man hätte uns bewusst machen können, an welch großes Wissen wir gelangen, wenn wir uns auf der intuitiven Ebene Fragen stellen und spontan beantworten. Diese menschliche Fähigkeit wird aber bis heute weder gefördert noch gefordert, auch nicht in den Schulen, den höheren Schulen, weder in einer Berufsausbildung noch an Universitäten. Es gibt keinen einzigen Lehrstuhl für Intuition. Trotzdem ist es dafür nicht zu spät. Jeder besitzt ja noch seine rechte Gehirnhälfte, mit der wir intuitiv vorgehen können.

Wenn man Jahrzehnte, quasi sein Leben lang nur die linke Gehirnhälfte trainiert hat, fällt es einem zunächst nicht leicht, mit der rechten

Gehirnhälfte zu arbeiten. Interessanterweise arbeitet die rechte Gehirnhälfte auf einer niedrigeren Frequenz als die Ratio in der linken Gehirnhälfte. Am Computer-Monitor lässt sich während eines EEGs gut beobachten, dass im normalen Wachzustand die Gehirnaktivität – dargestellt mit roten Pixeln – hauptsächlich in einem Frequenzbereich von über 15 Hertz in der linken Hälfte stattfindet. Die höchste Gehirnfrequenz, die wir erreichen, wenn wir in große Aufregung geraten, beispielsweise toben und schreien, beträgt ca. 50 Hertz; dann kollabieren wir und kommen wieder ganz unten bei einer Frequenz unter 7 Hertz an, da schläft der Mensch. Wenn seine Gehirnfrequenz noch tiefer fällt als auf 4 Hertz, kann er sich normalerweise an seine Träume nicht mehr erinnern.

Senkt sich die Gehirnfrequenz auf unter 15 Hertz, zeigen sich die roten Pixel (Gehirnaktivität) in der rechten, intuitiven Gehirnhälfte, wo wir nicht mehr an die Grenzen von Raum und Zeit gebunden sind. In diesem Zustand denkt man eigentlich nicht mehr wie mit der Ratio in der linken Gehirnhälfte, sondern man *sinniert*, dämmert vor sich hin, *tagträumt*. In diesem Zustand hat die Ratio Pause. Manchen fällt das schwer, weil die Ratio immer alles besser weiß. Sie hängt sehr stark an ihren Wahrheiten und sagt, was sein kann und was nicht sein kann.

Es ist daher hilfreich für die Intuition, wenn die Ratio einfach mal »die Klappe hält«. Alle ihre »Abers …« interessieren die Intuition mal nicht mehr. Man hört gar nicht hin, schenkt ihnen keine Aufmerksamkeit, sondern folgt nur den Bildern, Worten, Gefühlen, Farben, Tönen etc., die als Antwort auf die Fragen hochkommen, und das schreibt man auf. Natürlich wird sich die Ratio wieder einmischen und behaupten: »Das ist ja alles Blödsinn, das denkst du dir nur aus«, und so weiter und so fort. Diese Einflüsterungen interessieren aber nicht – jedenfalls nicht, wenn wir dabei sind, unsere Seele kennenzulernen.

Falls Sie in solchen Situationen das Gefühl haben, dass da überhaupt nichts aufsteigt, dann schreiben Sie auch das auf. Wenn Sie die Ratio partout nicht zur Ruhe bringen, können Sie auch aufschreiben, was sie zu sagen hat. Danach, nach etlichen gefüllten Zeilen, ist dann Zeit und Platz für die Seele, um zum Zuge zu kommen. Die Ratio sagt ja ohnehin meist immer dasselbe, und wenn Sie das nun schon mal aufgeschrieben haben, ist ihr zunächst einmal Genüge getan.

Sollte selbst das nicht funktionieren, weil bei Schreibbeginn nichts anderes im Kopf ist als ein hilfloses »Ähhh«, dann schreiben Sie bitte auch das auf. Ertönt danach wieder nur ein »Ähhh«, kommt auch das aufs Papier. Wer eine halbe Seite »Ähhhs« geschrieben hat, weiß über sein Problem ziemlich gut Bescheid, sofern er sich diesen Text laut vorliest. Sie brauchen jetzt nur noch nachfragen: »Seit wann kenne ich dieses Ähhh-Gefühl? Wie alt ist es eigentlich? Wann kam es früher schon mal hoch? In welchen Situationen war das?« Und schon sind Sie mitten im *Seelenschreiben* (siehe S. 88 ff., 187 ff.).

Wenn eher zu viele Bilder (Erinnerungen) auf einmal aufsteigen, können Sie sie stichwortartig notieren. Tiefer aber gehen Sie in das Bild hinein, das am weitesten zurückliegt. Um die vielen Wiederholungen dieses Gefühls brauchen Sie sich nicht zu kümmern. Sie erledigen sich, wenn Sie die frühe Szene, zu der dieses Gefühl gehört, aufgeschrieben und hinterfragt haben. Auf diese Weise entdecken Sie das Muster, das in dieser frühen Erfahrung steckt, und plötzlich wird Ihnen klar, dass sich dieses Muster in all diesen Situationen, die Sie erinnern, nur wiederholt hat, bis heute.

Indem Sie nun das Muster in einer seiner ersten Entstehungsphasen, also in einer konkret erlebten Szene, umschreiben, fallen alle seine Wiederholungen wie Dominosteine, und Sie brauchen alle diese aus der Wiederholung des Verhaltensmusters entstandenen Probleme nicht mehr bearbeiten. Sie lösen sich mit der Umschreibung der ursprünglichen Szene von allein auf (siehe dazu auch S. 88 ff.). Sehen wir uns dies konkret zunächst am Fall von Brigitte an, und dann auch bei Susanne ab Seite 222 ff.

Die Seele hat kein anderes Interesse, als Harmonie herzustellen.

Aufarbeitung macht gesund

Vielen Menschen wird gekündigt. Sie verlieren ihre Arbeit und leiden darunter, aber bei jedem verbirgt sich hinter diesem Leid neben der äußeren Arbeitspolitik auch noch eine innere Geschichte. Kündigung ist ein großes Thema durch alle Generationen hindurch. Sieht man den Menschen als Kontinuum, dann haben viele eine Kündigung nicht nur ein Mal erlebt. Bei Brigitte beispielsweise darf vermutet werden, dass sie im Vorleben ihr Uropa war und deshalb von seinem Schicksal so zu Tränen gerührt wurde und sich betroffen fühlte (siehe S. 192 ff.). Diese Kontinuität zeigt sich daran, dass sie plötzlich exakte Details aus dem Leben des Urgroßvaters berichtete. Solche Schilderungen sind mehr als ein Bericht – es ist plötzlich eine vollständige Identifizierung mit dieser Person zu spüren. Emotional erscheinen die Details wie eigenes Erleben, und das begründet den Verdacht, dass es sich um dieselbe Seele handeln könnte.

Wie dem auch sei: Diese Identifikation bietet jedenfalls die Chance, das dort entdeckte Leid emotional aufzulösen, eine Umschreibung zu finden, die für die heutige Person das Gefühl großer Erleichterung erwirkt.

In dieser *Umschreibung* (siehe auch S. 159 ff.) findet Brigitte selbst die Lösung, den Urgroßvater nicht erfrieren und verhungern zu lassen (S. 194). Sie kreiert sich aus dem Erleben des Uropas die für ihn beste Geschichte, wie er gerettet wird. Da der unglückliche Verlauf zu einem jammervollen Tod des Uropas geführt hat, den Brigitte heute noch spürt, hat die Umschreibung auf sie eine tief gehende Wirkung sowie auch auf alle anderen, die schmerzlich unter dem Tod des Uropas gelitten haben. Mit einer Umschreibung schafft Brigitte also nicht nur für sich Gutes, sondern auch für ihr Beziehungsumfeld.

Das Ego wird nun sofort unken und Skepsis verbreiten wollen, zum Beispiel mit Sätzen wie: »Woher will man denn wissen, ob Brigitte die Wiedergeburt ihres Uropas ist?« Verwunderlich an diesem Einwand ist, dass das Ego sowieso nicht an Wiedergeburt glaubt, denn es ist an den Körper fixiert, der stirbt und wird garantiert nicht wiedergeboren. Durch solch eine Frage soll lediglich mit Sachverstand und Skepsis die Wirksamkeit des eigenen Heilfilms (Heilbildes) zerstört werden. Doch für die Seele gibt es keine objektive Wahrheit, die für Heilung, Glück und Gesundheit notwendig wäre. Es zählt nur die *subjektive* Wahrheit.

Wenn sich die neue Wirklichkeit für Brigitte gut anfühlt, dann sind das die entscheidenden Informationen, die in ihr Synapsen bilden, durch die neue, positive Botenstoffe in alle ihre Zellen geschickt werden. Fühlen diese sich wieder gut, ist die Kündigung kein Krankheitsgrund mehr. So weit, so tief muss ein Symptom aufgearbeitet werden, wenn man es ursächlich heilen will, wie die nach der Kündigung begonnene Krankheit.

Rückführung

Heutzutage gibt es viel Interesse an Rückführungen, die bei professioneller Begleitung therapeutisch durchaus wirksam eingesetzt werden können. Die Gefahr bei solchen Rückführungen besteht aber darin, dass das Motiv dafür in vielen Fällen nur Neugierde und nicht Heilung ist. Neugierde jedoch ist ein Selbstzweck, der keine Zielrichtung in sich trägt. Deshalb können bei einer falsch motivierten Rückführung die absonderlichsten Geschichten auftauchen, die der Klient nicht verarbeiten kann. Meiner Meinung nach bedarf es keinerlei Rückführung – die Rückerinnerung kommt von ganz allein, wenn sie sinnvoll ist.

Es gibt einen sehr guten und wichtigen Grund dafür, dass uns bei der Geburt der Schleier des Vergessens vorgezogen wird. Man stelle sich nur mal vor, wir würden uns in jedem Moment an unsere Vorleben erinnern bzw. sie präsent haben! Wie sollen wir mit all den Personen umgehen, die wir schon aus unseren Vorleben kennen, und sie mit uns? Wie sollen wir uns in der neuen Form – in der neuen Inkarnation – begegnen? Wenn wir bewusst erleben müssen, wie über unser früheres Leben geurteilt und mit unserem Nachlass umgegangen wird? Das ergibt sehr schwer zu ertragende Situationen.

Es ist deshalb nur gut und liebevoll zu verstehen, dass wir uns lediglich an jene Aspekte unserer Vorleben erinnern, bei denen es noch etwas Wichtiges zu lösen gilt. Das merken wir daran, dass wir mit diesen unbewussten Erinnerungen (Bildern) im heutigen Leben nicht zurechtkommen. Ein solches Harmonisierungs-Motiv ist für die Rückerinnerung in Ordnung.

Neugierde hingegen öffnet Erinnerungen, die völlig unproduktiv für unser heutiges Leben sind; insbesondere, wenn Erinnerungen vom Rückführer »herausgekitzelt« werden, die wir gar nicht verarbeiten können bzw. bei denen uns der Rückführer nicht hilft, sie ins Positive zu bringen (umzuschreiben). Nach einer solchen unprofessionellen

Rückführung stehen wir da mit Erlebnissen und Gefühlen, die wir nicht wandeln oder sonstwie bewältigen können.

Wesentlich besser und wesentlich heilender sind spontan auftauchende Erinnerungen an Szenen, die nicht aus diesem Leben stammen (können), die aber Antwort auf unser heutiges Leiden geben. Mit solchen Szenen wissen wir, was wir zu tun haben: Wir sollen sie harmonisieren, das heißt in meiner Sprache: sie »umschreiben« in ein Szenario, das für alle Beteiligten gut ausgeht. Mit dieser Absicht geht es auch für einen selbst gut aus. So etwas ist dann eine Selbstheilung, weil die Bilder, die aus einem früheren Leben erschienen sind, allein die eigene Erinnerung waren und sind. Niemand hat einen dorthin gelenkt, diese Bilder (Szenen) wurden durch die eigene Intuition geweckt. Wir sind in diesem Moment nicht an die Ratio gebunden, wir nehmen das an, was kommt, und dann schauen wir uns aktiv in diesem Szenario um und beantworten alle unsere Fragen. Auch noch so verkümmerte Szenarien nehmen wir als Teil unseres Selbst an und verurteilen sie nicht mit Argumenten aus der Ratio.

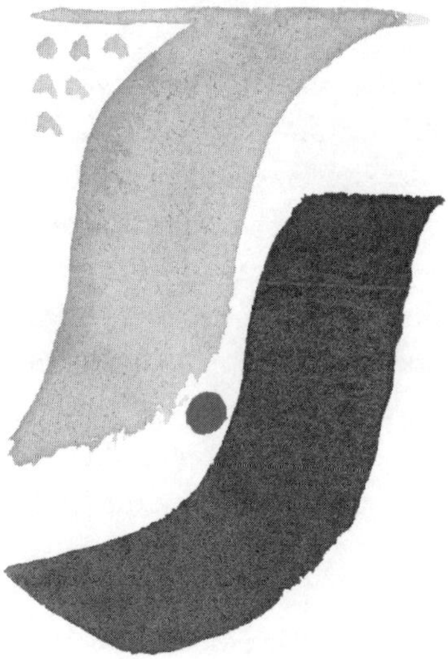

Wie innen, so außen

Das geistige Wesen im Job

Auch Susanne kämpft mit dem Verlust ihres Arbeitsplatzes. In ihrem Fall will sie selbst kündigen, weil sie so gemobbt wird, dass sie wieder krank zu werden droht. Sie kennt das schon. Es wäre ihre vierte Stelle, die sie wegen Mobbing verliert. Sie ist wegen des neuerlichen Mobbings tief verletzt. Sie verbietet sich aber, deshalb wieder mit dem Rauchen anzufangen oder sich einen Cognac oder einen Wein einzuschenken. Nein, sie hat sich schon so weit entwickelt, dass sie sich auf keinen Fall auf diese Weise ins Selbstmitleid stürzen will. Sie überlegt: »Wen rufe ich jetzt an? Bei wem kann ich meinen Schmerz abladen?« Spontan will sie ihre Mutter im Altenheim anrufen, aber das würde nichts bringen, außer Vorwürfen, was sie sich wohl hat zuschulden kommen lassen. Nein, das braucht sie jetzt nicht. Wen sonst? Ihre Freundin Petra? Ach, die schimpft ja doch bloß auf die Kollegen und die Firma, das hilft ihr jetzt auch nicht weiter. Es fällt ihr tatsächlich niemand ein, der ihr jetzt guttäte.

Sie ist jetzt doch kurz davor, eine Flasche Wein aufzumachen. Tränen steigen auf: »Was mach ich bloß? Was mach ich bloß?« In diesem Moment fällt ihr ein, dass sie in einem Buch mal etwas über eine Umschreibe-Methode gelesen hat. Sie findet das Buch sogar auf Anhieb (*HEILUNG – das Wunder in uns*) und orientiert sich darin. Sie hatte damals, zu Beginn der Lektüre, eine Menge angestrichen; das hilft ihr jetzt, ihre erste Aufgabe zu finden. Dafür sucht sie sich einen guten Stift sowie einen dicken Block und fängt sofort an aufzuschreiben, was passiert ist, und zwar so, wie es verlangt wird – Präsens und wörtliche Rede:

Ich gehe zur Personalabteilung und frage Frau R., welche Kündigungsmöglichkeiten ich habe. Frau R. scheint es recht zu sein, dass ich kündigen möchte. Ich habe es geahnt, dass man mich loshaben will.

»Die Kollegen, besonders die blöde Frau P. und auch der K., die haben ganz sicher schlecht über mich geredet.«

»Ach was, Frau F., so dürfen Sie das nicht sehen«, sagt die Frau in der Personalabteilung.

»So sehe ich es aber, denn das ist ja nicht das erste Mal.«

Mobbing nennt man das. Schon dreimal habe ich deshalb meine Arbeit verloren. Diesmal kündige ich, bevor es so weit ist. Ich kann nicht mehr. Die Kollegen sind so gemein zu mir. Ich brauche mir nur das Geringste zuschulden kommen lassen, dann lachen sie über mich und höhnen: »Das haste ja wieder super hingekriegt. Du glaubst wohl, du bist was Besonderes. Nichts bist du, blöd bist du.« Ja, so reden die mit mir. Schadenfreude. Wenn ich dann zum Chef muss, grinsen sie mich blöd an. Ich könnte stundenlang Geschichten aufschreiben, die Blöde dabei bin am Ende aber immer ich selbst.

Susanne hat keine Lust weiterzuschreiben. »Das bringt nichts.« Sie zieht sich einen Trainingsanzug an und geht raus, joggt eine Runde. Im Park schreit sie herum, heult und zerschlägt Stöcke an Bäumen, dass es nur so kracht. Jemand hat sie dabei gesehen, »Wenn der was will, hau ich ihm den Stock gleich übern Schädel. Der braucht bloß zu kommen.« Sie rennt weiter, rennt, bis sie nicht mehr kann. Zu Hause angekommen, duscht sie (gefühlt) stundenlang. Mag sich dann gar nicht mehr richtig anziehen, will am liebsten ins Bett. Nimmt den Block und den Stift aber mit. Zieht sich die Decke über den Kopf. Irgendwann muss sie eingeschlafen sein, denn als sie plötzlich wach wird, ist es schon dunkel. Sie hat keine Ahnung, wie spät es ist, ist auch egal. Sie wacht auf mit derselben Wut auf die Kollegen, die sie noch beim Einschlafen hatte.

Sie überwindet sich, macht das Licht an, setzt sich auf, nimmt den Block und schreibt wieder: »Woher kenne ich das Gefühl der Verhöhnung?« Die Frage kommt einfach so, weil das, was die Kollegen mit ihr schon so oft veranstaltet haben, ja tatsächlich nichts anderes ist als »Verhöhnung«. Sie liest sich die Frage zwei Mal laut vor, aber da kommt nichts. Nichts.

Im HEILUNGS-Buch hat sie gelesen, dass man das erste auftauchende Bild sofort aufschreiben soll. Bei ihr taucht aber kein Bild auf. Sie will das Licht schon wieder ausmachen und den Block weglegen, da sagt sie laut zu sich: »Na gut, dann schreibe ich halt auf, was ich sehe.« Sie schreibt: »Nichts ---- Schwarz.« Sie ist auf diese Seelenschreiben-Methode fast genauso sauer wie auf die Kollegen. Im Buch liest sie den folgenden Absatz:

»Allein die Absicht, herausfinden zu wollen, was die geistige Ursache meines in den Fokus genommenen Problems, Krankheit oder Symptoms ist, garantiert, dass jedes Wort, jedes Bild, jede Farbe, jeder Ton oder jedes Gefühl, das ins Bewusstsein gelangt, ein Hinweis für den Erkenntnisweg darstellt. Denn es gibt dieses Gesetz im Universum: Der Absicht folgt die Energie. Ohne eine Absicht bleibt alles diffus.«

Mit Susannes Absicht, wissen zu wollen, warum sie gemobbt wurde, um deshalb nicht krank zu werden, muss sie ihre Antworten ernst nehmen und sie nicht als blöd, nichtssagend, sinnlos etc. abtun. Susanne erinnert sich auch an die Stelle im Buch: »Jedes Wort ist eine Tür. Indem man das Wort wieder liest und hinterfragt, öffnet sich die Tür. Vielleicht nicht jede, aber eine sicherlich. Man muss dafür aber die aufgetauchten Worte hinterfragen.«

Also fragt Susanne: *»Schwarz? Wie groß ist das Schwarz?«*

Sie sitzt im Bett mit geschlossenen Augen und streckt ihren linken Arm aus: *»So groß? Ja, etwa. Rechts: So groß?«* Sie schreibt auf: »Rechts und links etwa ein Meter schwarz.« *»Was ist hinter mir? Ist es da auch schwarz? Da ist es unangenehm. Nein, da will ich nicht hin. Was ist vorne? Schwarz!* (Susanne streckt die Arme nach vorne aus. Die Ratio denkt, wenn ihr Freund sie jetzt sähe …) *Da ist Luft. Ich geh nach vorne. Ich sehe einen hellen Punkt. Was ist das? Ich gehe weiter, komme dem Punkt näher. Er wird größer. Es ist wie das Licht am Ende eines Tunnels. Ich gehe darauf zu. Es wird mir leichter. Es ist eine Tür. Sie ist offen. Soll ich weiter? Ich muss weiter. Ich trete durch die Tür. Ich bin geblendet. Gleißend helle, heiße Sonnenstrahlen stechen mir ins Gesicht. Wo bin ich? Ich kann die Augen kaum oder gar nicht öffnen. Ich spüre Sand unter meinen Füßen. Heißen Sand. Ich höre Stimmen. Viele Stimmen. Massen. Sie johlen und klatschen, schreien und jubeln. Wo bin ich? …*

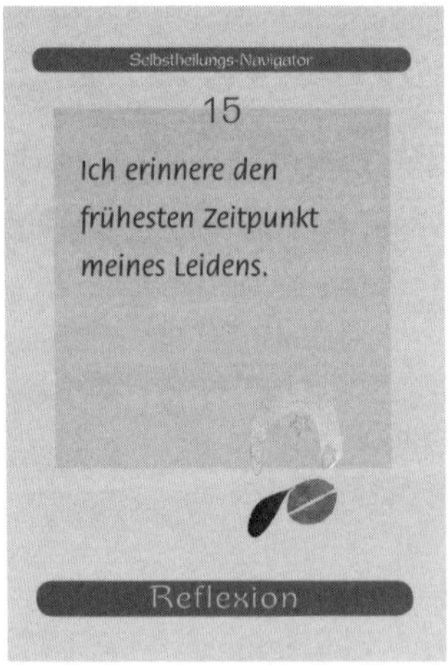

Langsam gewöhnen sich meine Augen an die grelle Sonne, ich bin in einer Art Kessel. Eine hohe glatte Wand vor mir. Darüber sitzen und stehen ganz viele Menschen. Rundherum sind Menschenmassen, sie grölen immer noch,

lachen und klatschen. Ich irre umher. Ich sehe plötzlich einen Löwen. Panik erfasst mich. Ich renne. Der Löwe fängt an, mich zu verfolgen. Die Menschen beginnen zu schreien, sie kreischen. Ich will die glatte Wand hinauf. Rutsche ab. Ich falle, der Löwe kommt immer näher. Das Gejohle der Menschen wird immer lauter. Aus. --------«

»Ich glaube, der Löwe hat mich gefressen – Ich kann es nicht fassen. Gerade eben war doch noch nichts. Nur Schwarz. Jetzt liege ich schweißgebadet im Bett und habe eine furchtbare Panik und eine ohnmächtige Wut in mir. -- Stopp.

Diese Wut kenne ich doch? Diese Ohnmacht auch? Ich könnte verrückt werden. Ja, das ist dieselbe Ohnmacht wie gegenüber meinen Kollegen.«

Susanne schreit laut auf: »Scheiße!!!!« Zum Glück ist sie gerade allein in der Wohnung. Ob die Nachbarn sie gehört haben? Wie viel Uhr ist es eigentlich. »Ach, egal.« Susanne nimmt ihr Kissen und schreit hinein, so laut sie kann: »Ihr Arschlöcher, ihr … ich hasse euch. Ich hasse euch alle, alle, die über mich lachen. Ihr seid so bestialisch, so …

Nein, nicht der Löwe. Der Löwe ist okay, auch wenn ich tierische Panik vor ihm hatte, aber der ist okay. Es ist sogar okay, dass er mich gefressen hat, das würde ich als hungriger Löwe sicher auch so machen, aber nicht okay ist – war –, ist (*Präsens! Susanne*), dass die Menschen auf den Rängen mich so verhöhnt haben – *so verhöhnen*. Dass sie mich auslachen, am lautesten, wo ich in größter Not bin – das ist gemein. Das ist das Gemeinste, was man machen kann.«

Susanne heult. Zum Glück ist ihr Freund verreist, sie hätte sich nie getraut, vor ihm so aus sich herauszugehen. Wirklich nicht. »Also, das stimmt schon: Man braucht für dieses Seelenschreiben einen zensurfreien Raum. Ich hab ja nicht geahnt, was da hochkommt. Ich wollte den Block und das Heilungs-Buch schon in die Ecke werfen. Wenn ich nicht allein gewesen wäre und wenn ich nicht diese schreckliche Ohnmacht, diese Wut und Verzweiflung in mir gehabt hätte – ich spüre sie ja noch –, dann hätte ich diesen Prozess wohl nie angefangen und würde ihn auch nicht weitermachen.«

Mobbing seit 2000 Jahren

Susanne schreibt weiter an der Szene, wie sie sich fühlt, was sie erlebt. Sie schließt immer wieder die Augen, spürt hinein, macht dort weiter, wo das Bild ganz klar ist. Sie spürt noch einmal den heißen Sand unter ihren nackten Füßen. Während sie bei Licht in ihrem Bett sitzt, döst sie mit dem Stift in der Hand wieder ein, aber sie schläft nicht. Sie konzentriert sich auf das Bild: Plötzlich sieht sie, dass es sich um eine Arena handelt. Es kommen immer mehr Details vor ihr inneres Auge: *»Es ist eine römische Arena. Ja, die Leute auf den Rängen sind Römer, Männer und Frauen. Sie springen von den Sitzen auf, reißen die Arme hoch, so als gäb's Fußball. Damals aber gab's keinen Fußball, es handelt sich um meine Hinrichtung.«*

Es ist ein Volksfest gewesen, so wie heute noch in China, wenn die Todesstrafe auf dem Sportplatz per Erschießen gleich an mehreren Tibetern gleichzeitig ausgeführt wird.

»Was habe ich verbrochen?«, fragt sich Susanne. Plötzlich fließt alles aus ihrem Stift heraus. Sie schreibt seitenlang über die Verfolgung der Urchristen im alten Rom.

»Mensch, Susanne, das ist 2000 Jahre her«, meldet sich die Ratio. Ja, auf der Seelenebene gibt es keine Zeit. Es spielt keine Rolle, wie lange es auf der linearen Zeitschiene her ist mit dem ungelösten Konflikt. Wenn er für die Seele bis heute nicht harmonisiert wurde, wiederholt er sich auf unterschiedlichste Weisen, bis man sich um eine Lösung kümmert. Wie macht man das?

Schon das Schmerzbild zu erinnern, hat einen heilenden Effekt. Zumindest ist mit dem Schmerzbild die Ursache des Problems erkannt. Wenn danach das Problem oder das Symptom nicht verschwunden ist, dann hat die alte, leidvolle Wirklichkeit doch noch so viel Kraft, dass das Zellprogramm sich noch nicht vollständig ändern konnte. Oftmals, und gerade bei Ursachengeschichten aus einem Vorleben, reicht es bisweilen aus, sich bewusst zu machen, dass diese Geschichte ja vorbei ist und man deshalb nicht weiter ihr Muster bedienen muss. Bedenkt man, wie lange sich ein Muster – wie in Susannes Fall ca. 2000 Jahre – gehalten hat, dann begreift man, dass Konflikte sich nicht von allein auflösen und der Satz: »Die Zeit heilt alle Wunden« nur insofern stimmt, wenn man an dem Konflikt nicht gestorben ist und im selbigen Leben seinen Standpunkt dazu verändern konnte.

Bei den meisten Ursachen für heutige Probleme und Symptome, die in einem früheren Leben liegen, handelt es sich um Konflikte, die man nicht überlebte, also keine Gelegenheit hatte, den Konflikt abzumildern oder gar aufzulösen. Wird man in den darauffolgenden Leben in einer Gesellschaft und bei Eltern (wieder-) geboren, wo es kein Bewusstsein über die Kontinuität des Geistes gibt, wird der »Vorhang des Vergessens« automatisch mit der Erziehung zugezogen und ein Leben lang nicht geöffnet. Wiederholt sich diese Bewusstseinslage in nächsten Leben, ist es nicht verwunderlich, dass man heute noch an einem Konflikt erkrankt, der etliche Leben lang nicht gelöst wurde. Dieser Konflikt kommt jedoch sofort ins Bewusstsein, wenn man nach der Ursache des Problems fragt. Die Seele trägt keinen anderen, sehnlicheren Wunsch in sich, als das zu bereinigen oder zu harmonisieren, was schwere Pein hinterlassen hat.

Das Außen spiegelt uns die ungelösten Seelenkonflikte.

Das Problem, das Susanne aktuell durch die Kündigung erfährt, dient also lediglich als Erinnerung für etwas, das in schwerer Unordnung geblieben ist. Demnach gibt es in Wahrheit gar kein aktuelles Problem. Das vermeintlich aktuelle Problem ist nur ein von der Seele aufgestelltes, auffälliges Hinweisschild, in der Hoffnung, Susanne würde dadurch erinnert werden, was es bei ihr noch zu befrieden gilt.

Nachdem das Schmerzbild erkannt war, stellte sich für Susanne nun die Frage, wie die Heilung aussehen soll? Es gibt dafür genauso wenig ein Rezept, wie es für die Auffindung des Schmerzbildes eines gibt. Es kann lediglich gefragt werden: »Wann war meine Welt noch in Ordnung?«

Susanne: »Lasse ich den ganzen Film auf mich wirken, dann stelle ich fest: Das Schlimmste, was mich wirklich schwer verletzt~~e~~ (*Achtung: Präsens!*), ist das Gejohle, mit dem die Menge mich verhöhnt und dass sie Spaß an meinem Leid hat. Das trifft mich tief und das trifft mich auch jetzt wieder. Ich brauche nur daran zu denken, dann muss ich schon wieder heulen. Es ist Wut, Ohnmacht, Verzweiflung – alles, was ich heute auch spüre, wenn sie mich mobben. Der Tod, und sogar dieser grausame Tod durch den Löwen, fühlt sich dagegen neutral an. Ich bin wegen meines Todes niemandem böse. Böse bin ich auf diese Gaffer und absolut perversen Zyniker, die sich an meiner Hilflosigkeit ergötzen.«

Sollten Sie selbst während eines Seelenschreibens wie Susanne in Bedrängnis geraten: Es ist gut, der aufgestauten Wut und Aggression vollkommen freien Lauf zu lassen, aber natürlich nicht wirklich denen gegenüber, die sie betrifft, sondern »nur« auf dem Papier, und zwar mit allen Worten und aller Heftigkeit, die hochkommt – hemmungslos. Schreiben Sie die Worte auf, die Sie herausschreien. Machen Sie diesen Prozess gründlich, kosten Sie jede Phase in allen Details aus. Sie können sogar einen Roman schreiben, bei dem jede Zeile Ihre Gefühle ausdrückt, und der am Ende Ihren gesamten Heilprozess umfasst.

Es ist nur die Frage, wie viel Arbeit Ihr Glücklichsein braucht. Für den Fall, dass Sie wieder auf die materielle Ebene zurückfallen würden: Wie viel Energie und Zeit müssten Sie für Ihre Gesundheit und Ihr Glück aufwenden – mit einem mehr als vagen Ausgang? Was ist Ihnen mehr wert: Symptom- oder Ursachenbehandlung? Wofür sind Sie bereit, etwas zu tun? Bei der Ursachenbehandlung (Umschreibung) geht es darum, das Muster aufzulösen, das bis heute in Ihnen wirkt und wiederholt für Ihr Leid sorgt. Wie viele Stunden sind Sie bereit, für den Weg zum Arzt, Heilpraktiker, Psychotherapeuten und Heiler zurückzulegen? Wie lange warten Sie auf einen Termin? Wie lange sitzen Sie im Wartezimmer? Was sind Sie bereit, an Therapiemaßnahmen materieller Intervention auf sich zu nehmen? Vielleicht ist ja auch noch ein Klinikaufenthalt dabei – und das nicht nur für ein Wochenende, und, und, und.

Für die Inkompetenz des eigenen Wohlseins geben wir oft viel Geld aus. Wenn wir die vielen Leistungen der Medizin bereit sind, in Anspruch zu nehmen, dann ist es geradezu grotesk, wie gering der Aufwand für geistige Heilung ist. Selbst wenn wir uns eine Auszeit für diesen Prozess genehmigen – so lange, bis alles harmonisiert und in Liebe aufgelöst ist –, ist das im Verhältnis zur Symptom-Behandlung ein Nichts.

Manchmal fällt einem die geistige Lösung (die Umschreibung) nicht sogleich ein. Dann muss man seine Seele mehrmals interviewen, bis man die Lösung hat und damit ein wunderbares, großes Lebensgefühl in Freude und Anmut erschaffen wird.

Nelson Mandela sagte einmal, unsere tiefste Angst sei, »dass wir über alle Maßen kraftvoll sind«. Diese Kraft erlangen wir in der Umschreibung, bis unsere Würde und Freiheit in erfüllter Liebe mit unserem gesamten betroffenen Beziehungsgeflecht wiederhergestellt sind.

Die Erschaffung eines glücklichen früheren Lebens

Susanne könnte noch viele Firmen ausprobieren, bis sie Kollegen findet, die sie nicht mobben würden. Man könnte auch versuchen, die Kollegen umzuschulen, von denen Susanne bisher gemobbt wurde. Vermutlich würden die Kollegen aber gar nicht verstehen, weshalb sie umgeschult werden müssten, denn sie sind sich keiner Schuld bewusst. Das, was für Susanne eine Katastrophe war, war für die Kollegen vielleicht nur ein Scherz. Dieses mangelnde Schuldbewusstsein setzte Susanne besonders zu. Sie war deshalb auch schon beim Psychologen, den der Betriebsrat ihr empfohlen hatte, aber alle Therapieversuche liefen immer nur auf dasselbe Konzept hinaus: aushalten, loslassen, Selbstbewusstsein entwickeln und vergeben. Vergeben, aber was? Natürlich konnte sie dem einen oder anderen vergeben, von dem sie der Meinung war, dass er sie verhöhnt hatte. Aber dann kam bald der Nächste, und sie verfiel in das alte Muster.

Durch das *Seelenschreiben* war sie nun an eine Szene gekommen, die heftiger war als alles, was sie bisher an Verhöhnung erlebt hatte.

Susanne: »Ich finde das Scheiße von mir, aber ich kann mich nicht wehren, und das macht mich noch mehr fertig. Wie gesagt, dem Löwen verzeih ich, aber diesen, diesen ... ich weiß nicht, wie ich sagen soll ... denen da auf den Tribünen, denen verzeih ich nie.« Mit dieser Haltung kann Susanne nicht gesund werden. Mit dieser Haltung wird sie es an keiner Arbeitsstelle lange aushalten.

Worum es geht, ist: Wie bekommt sie den Respekt und die Achtung der Menschen in der Arena? Es war ihr klar geworden, dass die Szene im alten Rom spielte und sie eine der damals auf diese Weise öffentlich hingerichteten Urchristen war. Sie war für ihren Glauben gestorben.

Man kann auch sagen, sie hat den Tod einer Märtyrerin gewählt, aber offenbar war ihr Glaube nicht stark genug, um angesichts ihres brutalen Todes über dem zu stehen, was diese grölende Masse über sie dachte. Noch heute ist sie empfindlich bei dem Thema Christenverfolgung. Bei der *Mental-Healing*-Methode arbeiten wir mit dem Satz: »Für meine glückliche Kindheit ist es immer früh genug.« Dasselbe gilt natürlich auch für ein glückliches früheres Leben: Es ist nie zu spät bzw. immer früh genug.

Niemand muss sich mit einem unglücklichen Leben abfinden.

Susanne kann also heute – rund 2000 Jahre später – eine Haltung einnehmen, die damals nicht zu dem Trauma geführt hätte, unter dem sie heute noch leidet. Wie macht sie das? Susanne beginnt mit ihrem Film noch einmal von vorn, aber diesmal bei vollem Bewusstsein. Und das klingt so:

»Es ist schwarz. Ich befinde mich in einem stockfinstren Tunnel, einem unterirdischen Gang. Ich komme aus einem Gefangenenverließ. Ich werde von hinten angetrieben, von jemandem mit einer langen Peitsche. Ich muss den Tunnel weiter nach vorne gehen. Ich weiß, dass ich wegen meines christlichen Glaubens in diese Lage gekommen bin. Ich bin stolz auf meinen Glauben. Ich habe ihn sogar heute noch. Zwar nicht mit der Kirche, aber mit Jesus und mit Maria.

Ich ahne noch nicht, was jetzt kommt. Es kann nichts Gutes sein, obwohl ich zwischendurch den Hoffnungsblitz habe, der Tunnel könnte vielleicht in die Freiheit führen. Da sehe ich auch schon ein Licht. Das muss das Ende des Tunnels sein. Es ist das Tor ins Licht. Ich renne hindurch und bin in einer mit Menschen vollbesetzten Arena. Die Menschen grölen, johlen und klatschen. Ich winke ihnen zu. (Ein ganz neues Gefühl.) *Sie lachen noch lauter. Ich lache auch. Ich lege die Hände zum Gebet zusammen und rufe laut: ›Jesus lebt.‹ Massenhafte Buhrufe sind die Antwort. Ich rufe noch lauter: ›Jesus lebt.‹*

Jetzt geht ein Gitter am Rand der Arena auf, und ein gewaltiger Löwe kommt heraus. Er dreht sich um. Er wurde getrieben wie ich. Er faucht seinen Treiber an, der von oben das Gitter wieder schließt. Jetzt sind nur der Löwe und ich in der Arena. Er schaut sich um, da entdeckt er mich. Ich bleibe stehen und schaue ihn ganz ruhig an. Innerlich sage ich ohne die geringste Angst vor ihm: ›Meine Ehrerbietung, großer, mächtiger Löwe, ich grüße dich. Ich bitte dich, mir beizustehen. Es geht um die Harmonie des Ganzen. Lass uns allen zeigen, dass wir uns verstehen. Dass wir Freunde sind. Ich ehre dich. Wir sind beide göttliche Wesen. Ich bin verbunden mit Jesus und Maria. Sie sind um uns bemüht, sie helfen uns, diese große Aufgabe jetzt zu bewältigen.‹

Noch ist das Gejohle ein ohrenbetäubender Lärm. Ich spüre, das geht auch dem Löwen auf die Nerven. Er entscheidet sich, wessen Freund er sein möchte – der der johlenden Massen oder meiner. Ich konzentriere mich in vollkommener Ruhe und Liebe weiter auf ihn, meinen großen Freund, den Löwen, und gehe langsam, sehr langsam weiter auf ihn zu. Das Gejohle in der Arena wird weniger. Es wird spannend für die Massen. Ich gehe weiter, mit Freude im Herzen ohne jegliche Angst. Ich spreche weiter zum Löwen; für ihn vernehmbar spreche ich ihn jetzt mit ruhiger, verbindlicher Stimme an: ›Guter Löwe. Ich liebe und ehre dich.‹ Je näher ich ihm komme, desto ruhiger wird die Masse. Der Löwe hält inne, schaut mich an. Ich bin nur noch 3 Meter von ihm entfernt. Die Masse erwartet jetzt seinen Sprung auf mich, mit dem er mich erlegen und fressen soll. Sie will ihn anfeuern, aber da gibt es eine Irritation.

Den Menschen bleibt der Mund offen stehen: Der Löwe setzt nicht zum Sprung an, nein, er setzt sich auf seine Hinterläufe. Es ist mucksmäuschenstill in der gesamten Arena. Ich strecke ihm meine Hand entgegen und gehe noch zwei Schritte weiter auf ihn zu. Da passiert das Wunder: Der Löwe legt sich auch mit seinen Vorderläufen nieder. Ich trete an ihn heran und gehe dabei ebenfalls in die Knie. Ich zeige ihm meine offenen, leeren Hände, ungefähr 20 cm vor seinem Maul. Das Wunder für die Masse wird komplett. Der Löwe legt sich auf die Seite, und ich streichle und tätschle ihm den Hals. Man kann jetzt eine Stecknadel fallen hören.

Plötzlich beginnen die Ersten zaghaft zu klatschen, und ein ehrfürchtiges Raunen geht durch die Reihen. Ich hebe den Kopf, lasse meine rechte Hand auf dem friedlich auf der Seite daliegenden Löwen ruhen und schau mich lächelnd in der ganzen Arena um. Ich stehe auf und mit mir auch der Löwe, wie ein großer Hund. Das Klatschen und die staunenden Ahhh-Rufe werden lauter: Ich rufe noch einmal laut und deutlich: ›Jesus lebt‹, und einer nach dem anderen erhebt sich von seinem Sitz. Ich rufe: ›Alle Christen sind frei.– Alle Christen sind frei.‹

Einige Herren in den Logen verlassen mit ihrer Begleitung abrupt die Arena.

Da kommen aus dem Tor, durch das ich in die Arena gekommen war, viele genauso spärlich bekleidete Brüder und Schwestern wie ich und jubeln: ›Wir sind frei.‹ Ich muss vor Glück heulen (Susanne heult wirklich) *und umarme spontan, ohne nachzudenken, den Löwen neben mir. Er schleckt mir mit seiner mächtigen Zunge übers Gesicht. Mit einem Mal springen einzelne Zuschauer von der Tribüne in die Arena hinein und umarmen uns Christen. Sie flüstern mir ins Ohr: ›Wir sind auch Christen.‹ Ich gehe mit dem Löwen zu seinem Gitter. Der Wächter hebt es augenblicklich an, und ich lasse den Löwen in sein Gehege zurücklaufen. Ich tätschle ihm noch über den Rücken und bedanke mich bei ihm, bei Jesus und Maria.*

In der Arena bricht ein unbeschreiblicher Jubel aus, und ich danke mit einfachen Worten allen und verkünde, dass uns Römern und Christen ein Leben in solidarischer Kameradschaft, gegenseitigem Respekt und Achtung füreinander bevorsteht und jeder jeden glauben lässt, was ihm und allen anderen guttut. Römer und Christen liegen sich in den Armen. Der, der mich umarmt, spricht mir seine Entschuldigung ins Ohr. Er habe nicht gewusst, welch toller Mensch ich sei. ›Du bist großartig, dein Glaube ist wunderbar, du hast uns allen gezeigt, was es bedeutet, frei von Angst zu sein. Ich danke dir.‹

Ich sage: ›Nie wieder wird es ein Gefühl der Verhöhnung geben. Ich bin eingebettet in eine Gemeinschaft, in der jeder mit seinem Glauben glücklich wird.‹«

Die Imagination wirkt

Mit dieser Umschreibung ihres Traumas ist für Susanne das Problem Mobbing ein für alle Mal gelöst. Sie hat ihren Löwen, sie hat ihren Glauben und sie wird von allen zutiefst geachtet. Das alles kumuliert in dem Bild, in dem sie den Löwen vor Freude an sich drückt. Dies ist jetzt ihr *Heilbild.* Ein Heilbild ist ein heiliges Bild. Es darf nicht in Misskredit gezogen werden. Jede Art von Skepsis und Zweifel unterminiert den Erfolg.

Sollte jemals noch einmal ein Bild oder ein Gefühl des Mobbings auftauchen, so wäre dies lediglich eine Reflexion des Vergangenen. Für diesen Fall lässt man, wie schon beschrieben auf Seite 204, in seiner Vorstellung den Spiegel der Reflexion auf dem Steinboden zerschellen und wendet seinen Blick nach rechts zu seinem Heilbild. Das müsste an und für sich genügen, wenn Susanne noch einmal glaubt, gemobbt zu werden. Sie sieht sich in dem Heilbild, wie sie von allen als eine großartige Person verehrt wird. Man kann seinem Heilbild ein Gedicht widmen, es malen, besingen oder sich ein Mantra dazu formulieren. Dieses Heilbild ist die neue gesunde und glückliche Wirklichkeit.

Das Heilbild ist Ausdruck der neuen gesunden Wirklichkeit.

Der gesamte Prozess lief innerhalb von drei Tagen mit zwei Nächten ab. Als Susanne wieder an ihren aktuellen Arbeitsplatz kam, waren ihre Kollegen wie ausgewechselt. Sie kann es kaum fassen, dass sie vor dem Seminar wegen des Mobbings wieder am Rande der Kündigung stand. Nach diesem Selbstheilungsprozess war davon nichts mehr vorhanden.

Susanne ist wesentlich selbstbewusster geworden und tritt positiver auf. Das spüren auch die Kollegen. Sie hat jetzt für diese neue Haltung eine Basis und das Gefühl, einen riesigen Sprung in ihrer Entwicklung gemacht zu haben. Da jede Krankheit eine Aufforderung ist, sich charakterlich weiterzuentwickeln, hat auch die Krankheit »Mobbing« dazu beigetragen, dass Susanne jetzt ein ganz anderer Mensch ist. Mit ihrem neuen Selbstbewusstsein als »Löwenbändigerin« steht ihrer selbstbestimmten Karriere nichts mehr im Wege.

Sich öffnen macht stark

Wenn wir uns als geistige Wesen verstehen, reden wir über unsere körperlichen Wehwehchen, Zipperleins, Unpässlichkeiten, Krankheiten und Katastrophen nicht mehr wie gewohnt, sondern darüber, welches Thema das Symptom spiegelt. Eine solche Betrachtung lenkt das Interesse auf die Person statt auf ihr Umfeld und die sogenannten widrigen Umstände.

Diese seelische Betrachtungsweise verrät etwas über die persönlichen Konflikte, die jemand durchmacht. Das ist etwas sehr Privates, wofür man sich größtenteils schämt, es offenzulegen. Denn diese persönlichen Konflikte offenbaren immer auch eine Schwäche. Es geht ja nicht nur darum, dass sich der Betroffene über etwas geärgert hat oder sich verletzt fühlt, sondern in diesen Reaktionen zeigt sich sein Charakter.

Wir alle haben gelernt, für Symptome äußere Faktoren verantwortlich zu machen, denn auf diese Weise müssen wir nicht preisgeben, was oder wer einen geärgert hat, wo man enttäuscht oder überfordert wurde und so weiter. Mit physischen Symptomen hat man immer ein unpersönliches Thema, auch wenn man die Symptome selbst tragen muss. Da kann man sich dann zwar Vorwürfe machen lassen, man sei unvorsichtig gewesen, hätte sich mehr an die eine oder andere Regel halten sollen usw. – doch all das hält man besser aus als persönliche Offenheit.

Sobald wir jedoch über die *Ursache* einer Krankheit sprechen, wird unsere Haltung bewertet. Oft fühlt man sich dabei unverstanden, verlassen, ungeliebt und bevormundet; manchmal auch vom Partner, sofern ihm der geistige Umgang mit Symptomen fremd ist. Augenblicklich kommen Existenzängste auf, man fühlt sich zurückgesetzt und ohne Anerkennung. Alles Gründe, aus denen man seine Krankheit lieber als Folge äußerer Bedingungen betrachtet und die wahren, ursächlichen Gründe verdrängt.

Wenn dies geschieht, hat man aber nicht nur die Gründe ausgeblendet, sondern auch seine Seele – und das lässt sie nicht auf sich sitzen. Die Seele hat ja nur das Bestreben, Harmonie herzustellen. Warum also sollte sie sich deshalb ausblenden und verdrängen lassen? Wer die Seele nicht hört, muss sie fühlen. Wer auf seine innere Stimme nicht hört, vernimmt sie vielleicht erst, wenn die Organe beginnen, laut zu werden. Wird der Schmerz dann symptomatisch beseitigt und seine Ursache nicht angeschaut, bleibt der Seele nichts anderes übrig, als den Körper noch lauter sprechen zu lassen. Welche Möglichkeiten hätte sie sonst, wenn ihre subtilen Zeichen übersehen werden? Schmerzen können schlechter »überhört« werden als die innere Stimme.

Die Seele setzt immer stärkere Zeichen, bis hin zu dem Schrecken »unheilbar«. Davon verspricht sich die Seele ein Alarmsignal, durch das sie endlich wahrgenommen wird. Denn Todesangst bedeutet, Angst davor zu haben, seinen Körper zu verlieren. Und das, so denkt die

Seele, könnte endlich dazu führen, dass man sich an sie erinnert. Wer zu dieser Einsicht gekommen ist, der schaut sich dann hoffentlich auch die Bedürfnisse seiner Seele an. Dies wäre dann auch der Weg, von einer »unheilbaren« Krankheit wieder gesunden zu können. Aber warum lassen wir es eigentlich meist so weit kommen? Würde man schon beim ersten Anzeichen seiner Seele Beachtung schenken und nicht ausschließlich über die äußeren Faktoren sprechen, bräuchte sie keine so vehementen Signale zu setzen. Indem man das Thema sofort anspricht oder es wenigstens sucht, arbeitet man schon daran, sich einen ungelösten Konflikt bewusst zu machen. Wenn das erreicht ist, bedeutet das bereits die Hälfte der Heilung.

Vielleicht hat man inzwischen auch schon Personen um sich, die geistig-seelisch denken – dann bekommt man meist ein Feedback, das einem das Thema besonders schnell klarmacht. Es ist ja ein bekanntes Phänomen, dass man beim andern das Thema wesentlich schneller erkennt als bei sich selbst. Diesen Umstand macht man sich zunutze, indem man seine Scheu ablegt und über persönliche Angelegenheiten mit anderen spricht.

Selbstverständlich fällt es schwer, mit seinem Arbeitgeber über seelische, persönliche Angelegenheiten zu sprechen. Denn die Machtverhältnisse sind nun mal so, dass er dieses Wissen gegen einen verwenden könnte, wenn es wieder mal um die Leistungsfähigkeit geht. Außerdem braucht er sich selbst mit seinen Themen nicht zu outen, denn er muss einen Arbeitsausfall wegen Krankheit nicht begründen. Doch Arbeitnehmer sind spätestens nach drei Tagen dazu gezwungen. Es muss ein ärztliches Attest vorgelegt werden, und beim Arzt gibt es keine persönlichen Themen. Dafür ist der Arzt nicht zuständig und kann dies auch nicht der Kasse gegenüber abrechnen. Er muss auf der Symptom-Ebene bleiben und diese auch so behandeln. Dieses System zwingt einen letztlich dazu, sich so lange zu strapazieren, bis es der Seele zu viel wird und sie ein Symptom produziert.

Spielen wir alternativ doch mal ein kleines Zukunftsszenario durch: Viel ökonomischer und gesünder wäre es, wenn man eine kleine Auszeit zu dem Zeitpunkt bekäme, bei dem das erste Zipperlein auftritt oder die ersten heftigen Tränen fließen. Auch da sollte man einen (geschulten) Gesprächspartner engagieren dürfen, mit dem man sein Seelenproblem bzw. das zu behandelnde Thema besprechen könnte. Damit würde der Stress aus dem aufgestiegenen Konflikt herausgenommen. Die Seele würde merken, dass man sich um ihre Belange kümmert, und bräuchte nicht zu härteren Maßnahmen greifen, um auf sich aufmerksam zu machen. Krankheiten mit Leistungsausfällen würden wesentlich zurückgehen.

Ein Betriebsklima oder ein Familienhaushalt, in dem ein Bild vom Menschen als geistiges Wesen erlaubt und gefördert wird, fängt den Menschen auf, lange bevor er in den Brunnen fällt, das heißt: lange bevor er aus Hilflosigkeit zur Symptombildung und -bekämpfung genötigt wird. Man könnte dabei zwar nicht feststellen, was mit Selbstheilung eingespart wird, doch es ließe sich statistisch und rückblickend sehr wahrscheinlich registrieren, dass die Gesundheitsbilanz wesentlich besser ausgefallen ist als vorher.

Seelengespräch mit Rüdiger

Bei Rüdiger lag (noch) kein körperliches Symptom vor, aber seine Erfolgsbilanz ließ zu wünschen übrig. Er ist selbstständiger Yoga-Lehrer.

> Hinweise auf Ziffern in den Kommentaren beziehen sich auf die nummerierten Aussagen des Dialogs in der linken Spalte.

Rüdiger (R), Clemens Kuby (K))	Mein Kommentar
1. **K:** Rüdiger, wie geht es dir heute?	
2. **R:** Ich gebe Yoga-Kurse, und da möchte ich natürlich, dass die Kurse voll sind. Da kommt aber der Rebell in mir hoch und sagt: *Äh, bringt nichts. Kommt ja sowieso niemand, wozu mich anstrengen, für was das und jenes machen, es bringt eh nichts.*	R. ist Schweizer; in seiner Sprache scheint der Rebell eine etwas andere Bedeutung zu haben als in meiner. Ich ahne, dass er den *Rebell* als Synonym für eine Art Depression nimmt.
3. **K:** Der Rebell ist ziemlich negativ?	In meinem Begriffsverständnis steht der *Rebell* für ein positives Gefühl.
4. **R:** Ja.	Sein Verständnis ist aber maßgebend.
5. **K:** Und was ist der Rebell im Extrem? Was wäre mit dem Rüdiger, wenn er *nur* rebellisch wäre?	Um herauszufinden, welche Gefühle sich hinter seinem »Schlüsselwort« verbergen, fragen wir nach dem Extrem …
6. **R:** Dann wäre er eigentlich das, was er immer ist: Er wäre gegen alles, was ist, sogar gegen das Leben.	… und schon erfahren wir von der Tiefe des subjektiven Leids, das aufgelöst werden möchte.
7. **K:** Gegen das Leben sogar …	Die Wiederholung der Aussage macht das Leid bewusster.

8.	R:	Gegen das Leben sogar! Es kommen mir da ganz bestimmte Situationen in den Sinn, dass ich mich auch schmollend zurückgezogen habe aus dem Leben. Die Energie wurde dann immer kleiner, geringer, und ich konnte tagelang, wochenlang in diesem schmollenden Zustand sein.	In diesem Fall verkürzt R. den Prozess, indem er augenblicklich ein Bild aus seiner frühen Kindheit liefert, zu dem wir uns sonst erst hätten hinfragen müssen.
9.	K:	Wochenlang?!	Das zu bearbeitende Leid muss klar ins Bewusstsein gelangen. Es handelt sich um die Rekonstruktion des Schmerzbildes.
10.	R:	Ja, ja. Und ich bin praktisch kaum wieder rausgekommen. Ich kann mich an Situationen erinnern, da war ich vielleicht 5 oder 6. Hab Schläge bekommen von den Eltern und das Gefühl gehabt, das können doch nicht meine Eltern sein, dass sie einem so viel Schmerz zufügen; und da ist gefühlsmäßig ein sehr starker Hass hochgekommen und das Gefühl, es wäre mir egal, wenn sie sterben würden und wenn ich auch sterben würde.	R. hat durch seine Vorarbeit das Schmerzbild schon sehr konkret im Bewusstsein. Wir können unmittelbar darauf aufbauen.
11.	K:	Also, wenn du sagst, es ist egal, wenn keiner zum Yoga-Kurs kommt und es geht dann eben den Bach runter … Ich weiß es nicht … ist es dann so wie dieses Gefühl?	Wichtig ist die Anbindung an das *Projekt,* wie wir das zu behandelnde Problem nennen, welches immer im Heute liegt. Somit wird die Zielrichtung bestimmt, und man kommt nicht ins Schwimmen.
12.	R:	Ja, das ist derselbe Rebell, dem ist es eh gleich.	Hiermit wird noch mal geklärt, was genau in dieser Sitzung gelöst werden soll.

13.	**K:** Ja, dann schauen wir uns das näher an. Vielleicht gleich da, wo du diese Schläge gekriegt hast? Wie alt warst du da?	Zur Rekonstruktion des Schmerzbildes brauchen wir immer eine konkrete Situation. Wir knüpfen dort an, wo der Klient bereits einen Hinweis auf die Ursache des *Projekts* gegeben hat.
14.	**R:** Ja, ungefähr 5 oder 6. Aber den Grund weiß ich nicht mehr.	Wir konzentrieren uns, um die Schmerz-Szene präsent zu bekommen. Dafür geben wir uns in der anwesenden Gruppe die Hände, das hilft.
15.	**K:** Aber weißt du noch, wie es geschah?	Die Rekonstruktion des konkreten Ablaufs des Schmerzes ist Voraussetzung für seine Auflösung.
16.	**R:** Ja, meistens so mit einem Teppichklopfer oder so, die sind aus Plastik oder Jute oder so was. Oder auch so große Kochlöffel, die man früher hatte zum Wäschewaschen.	Noch ist R. nicht im Schmerz selbst, aber mit der konkreten Beschreibung der Umstände nähert er sich ihm.
17.	**K:** Und wo bekamst du die ab?	Dafür ist es wichtig, genau zu wissen, was vorgefallen ist.
18.	**R:** Meistens auf den Hintern.	
19.	**K:** Du wurdest so richtig übers Knie gelegt?	
20.	**R:** Ja, richtig.	
21.	**K:** Von ihr?	
22.	**R:** Ja.	
23.	**K:** Oh je.	Mitgefühl schafft Vertrauen, aber zugleich bietet es dem Klienten die Möglichkeit, aus der Rekonstruktion des Schmerzbildes auszusteigen und von heute aus die Ereignisse zu bewerten, was dazu führt, dass das Opfer sich zum Schuldigen macht und den Täter rechtfertigt. Diese Ebene bietet keine Lösung.
24.	**R:** Ich hab mit meiner Mutter darüber auch schon gesprochen, und sie sagt immer, ich hätte eine Art und Weise gehabt, sie zur Weißglut zu bringen.	
25.	**K:** Und du weißt noch, wie du das schafftest? Was war deine stärkste Waffe?	Wir nutzen jede Aussage, um in das konkrete Schmerzbild zu gelangen.

26.	**R:** Ja, ich bin ins Zimmer gegangen, nicht mehr herausgekommen, hab lange mit ihr nicht mehr gesprochen, einfach absolut zurückgezogen.	Es scheint, dass der eigentliche Schmerz nicht die Schläge selbst sind, sondern der innere Rückzug; ohne Liebe alleingelassen zu sein.
27.	**K:** Und wenn du da im Zimmer warst, bliebst du dann in dieser Emotion?	Der »Rebell« – zeigt sich hier – ist der, der sich verweigert, der zumacht.
28.	**R:** Ja.	
29.	**K:** Oder konntest du, wenn du alleine warst, dich innerlich öffnen?	Bevor die Transformation des Schmerzes geschehen kann, muss man ihn sehr genau erkennen, sonst erwischt man ihn u. U. nicht richtig, und dann funktioniert die »Umschreibung« nicht.
30.	**R:** Nein, nein, ich blieb dann zurückgezogen.	
31.	**K:** Und was ist das für ein Gefühl, wenn du …	Die Fragen nach den Umständen und den dabei empfundenen Gefühlen, offenbaren das Schmerzbild.
32.	**R:** Das ist so, wie wenn man sich in sein Schneckenhaus zurückzieht.	
33.	**K:** Die Schnecke fühlt sich wohl.	
34.	**R:** Irgendwo ist es auch ein schönes Gefühl, deshalb konnte ich es wohl auch so lange aushalten. Ich bin da irgendwo wie bei mir. Und doch, die Energie fällt immer mehr zusammen, weil man sich aus dem Leben zurückzieht.	Jeder Mensch versucht, sich mit seinem Schmerz zu arrangieren, solange ihm nicht bewusst wird, wie er ihn auflösen kann. Die Rekonstruktion gelingt nur im Präsens und in wörtlicher Rede.
35.	**K:** Geh einmal in diese Situation: Du bist da in deinem Zimmer und bist auf irgendetwas wütend oder gekränkt oder depressiv oder was bist du?	Da hilft nur die Konzentration auf das Schmerzbild. Es kann sowieso nie wieder so stark werden, wie es mal war. Niemand muss Angst haben, darin umzukommen.
36.	**R:** Absolut verletzt, verletzt!	Damit kommt Licht ins Dunkel, Bewusstsein entsteht.

37.	**K:** Weinst du?	Alle Fragen, die das Schmerzbild bewusster machen, sind hilfreich.
38.	**R:** Ja, damals konnte ich noch.	
39.	**K:** Damals weintest du alleine vor dich hin?	
40.	**R:** … ins Kissen.	
41.	**K:** … ins Kissen. Du wirfst dich aufs Bett und weinst dort?	
42.	**R:** Ja.	
43.	**K:** Wie haben sie dich genannt, als du so klein warst?	Diese Frage verstärkt die Authentizität der damaligen Situation.
44.	**R:** Fips.	
45.	**K:** Fips, was machst du? Wirfst du dich sofort aufs Bett oder was machst du?	Die konkreten Umstände sollen unbedingt ins Bewusstsein gelangen, damit das Material für die Umschreibung zustande kommt.
46.	**R:** Ich werf mich gleich aufs Bett, um mich ins Kissen zu graben und schrei auch gleich ins Kissen.Man darf ja nicht zu laut sein, sonst …	
47.	**K:** … sonst kommt sie dir nach?	
48.	**R:** Ja.	
49.	**K:** Und dann kriegst du noch mal was?	
50.	**R:** Ja.	
51.	**K:** Wenn sie ins Zimmer reinkommt und du bist da so laut?	
52.	**R:** Ja. Wenn sie die Tür aufmacht, dann …	Er kann es nicht aussprechen, was dann passiert. Es ist zu schrecklich.
53.	**K:** Gut. Fips liegt da auf seinem Bett und ist wütend und ist gekränkt und verletzt, was sagt der Fips?	Der Klient soll nicht ins Selbst-Mitleid abrutschen, das fördert nicht das notwendige Bewusstsein. Man soll ihm helfen, noch mehr Licht ins Dunkel zu bringen.

54.	**R:** Ich will nicht mehr leben. Das sind doch keine Eltern.	So tief geht die Verletzung des kleinen Jungen, dass er sogar bereit ist, sein Leben zu beenden.
55.	**K:** Wie ist es innerlich? Wie geht es dir da?	Die Rekonstruktion des Schmerzbildes ist hiermit (nach ca. 10 Min.) genügend vollbracht. Nun geht es um die Heilung dieses Leidens. Es ist hier nicht nötig herauszufinden, welche Gründe die Mutter hatte, ihr Kind zu schlagen, denn was immer es getan haben mag, es gibt keine menschliche Rechtfertigung dafür.
56.	**R:** Wie wenn ich keine Eltern mehr haben möchte. Das sind doch keine Eltern, die ein Kind so schlagen.	
57.	**K:** Wie wirst du die Eltern los? Wie hat Klein-Fips sich das vorgestellt?	Wir dürfen dem Klienten nichts überstülpen, auch keine heile Welt. Wir beginnen mit ihm die Umschreibung genau an dem Punkt, an dem er sich emotional befindet.
58.	**R:** Eigentlich hab ich mir vorgestellt, dass ich weggehe. – Ich geh weg!	Weggehen ist sicherlich nicht die Heilung, aber der Weg dahin, wenn wir mitgehen.
59.	**K:** Wohin willst du gehen? Wohin würdest du gehen? Was würdest du mit dir machen, damit die deinen Schmerz spüren?	Wir gehen mit und sind dabei immer auf der Seite des Klienten. Wenn Wut da ist, muss die Wut raus, bevor die Liebe zu ihrem Recht kommt.
60.	**R:** Nur weggehen. Es ist egal, wohin.	
61.	**K:** Stell dir vor, es ist dir gelungen, irgendwie abzuhauen. Dann kommt die Mutter ins Zimmer und …?	Die Erkrankung war ein schmerzhaftes Drama (das Geschlagenwerden) – die Heilung kommt ebenfalls nur durch ein Drama zustande.
62.	**R:** Großer Schreck!	Damit kommt die Wut zu ihrem Recht.
63.	**K:** Was sagt sie?	
64.	**R:** Wo ist der Fips?	
65.	**K:** Ist das, was sie da spürt, für dich schon eine Genugtuung?	Solange die Wut nicht raus ist, kann Liebe nicht einkehren.
66.	**R:** *(stöhnt)* Eine gewisse schon.	Da ist also noch mehr Wut.
67.	**K:** Was würde sie als Nächstes machen?	

68.	**R:** Sie würde nach mir suchen.	Eine Mutter, die um ihr Kind bangt, wird es erst dann nicht mehr schlagen, wenn sie mit dem Schlimmsten rechnet.
69.	**K:** Schau ihr doch mal unsichtbar zu. Wie es dir dabei geht, wenn sie jetzt anfängt, nervös zu werden?	
70.	**R:** Da spür ich gleich so etwas wie eine Rache.	Rache ist der Ausdruck von Wut. Die Wut zu übergehen oder aus idealistischen Gründen zu vermeiden, verhindert die Heilung.
71.	**K:** Ja, gut, koste das aus. Geh mal da rein. Schau genau hin. Wie lang muss sie da suchen? Was macht sie alles?	Da wir diese Umschreibung im virtuellen Raum vollziehen, wird niemand geschädigt, aber die Gefühle werden bewusst.
72.	**R:** Sie schaut unters Bett. Macht den Schrank auf. Da hat man sich als Kind halt auch manchmal versteckt.	
73.	**K:** Und was sagt sie dabei?	Die wörtliche Rede erschafft die notwendige Emotionalität.
74.	**R:** Er ist nicht da. Wo ist er denn?	
75.	**K:** Wie dramatisch muss das werden? Muss der Vater nach Hause kommen und auch noch suchen?	Da R.'s Verletzung von beiden Eltern ausging, müssen beide umgeschrieben werden.
76.	**R:** Ja, da müsste der Vater auch dabei sein.	
77.	**K:** Ja, und? Kriecht er auch schon unters Bett und schaut zum vierten Mal, ob der Fips da drunter liegt?	Hier kürzen wir ab, denn das Drama könnte zunächst dadurch gesteigert werden, dass die Mutter ihre Sorgen um Fips ihrem Mann erst einmal beibringt.
78.	**R:** Richtig.	
79.	**K:** Wie tut dir das?	Wichtig in der Umschreibung ist, sich die einzelnen Stufen bewusst zu machen und sie emotional zu verankern.

80.	R:	Das tut mir gut.	
81.	K:	Gut. Mach weiter. Fips muss voll auf seine Kosten kommen. Wie sieht das im Extremfall aus?	»Voll auf seine Kosten kommen« heißt, alle Wut muss raus, sodass dann Anerkennung und Liebe einkehren können.
82.	R:	Ja, dass sie das ganze Haus auf den Kopf stellen ... dass dann auch die Polizei geholt wird.	
83.	K:	Und da geht es dir immer noch gut? Hast du keine Angst vor der Polizei?	Wir müssen darauf achten, dass der Klient keine Kompromisse eingeht. Von der Polizei ist nicht zu erwarten, dass sie dieses Kind in ihr Herz nimmt, aber sie kann das Drama erhöhen, und das ist wichtig für die Gefühle.
84.	R:	Nein, als Kind schon, wohl.	
85.	K:	Ja, aber die müssen jetzt die Polizei holen?	
86.	R:	Ja.	
87.	K:	Und was sagt die Polizei?	Die Polizei könnte das Unrecht der Eltern anprangern, indem sie herausfindet, dass der Junge weggelaufen ist, weil er zu Hause geschlagen wird.
88.	R:	Ja, wir müssen ihn jetzt suchen.	Keine Umschreibung ist endgültig. Wir können sie an jeder Stelle verändern und ergänzen. So lange, bis alle Gefühle gereinigt sind.
89.	K:	Was soll mit den Eltern jetzt passieren? Was sollen die von dir denken?	
90.	R:	Die sollen eine Lektion erhalten.	Das zeigt, wie tief R.'s Wunden sind.
91.	K:	Wann kriegen die eine Lektion? Was müssen die über ihren Fips denken?	
92.	R:	...Wenn sie mich eine gewisse Zeit nicht gefunden haben?	
93.	K:	Ja, und was müssen sie dabei denken? Was müssen sie für Gefühle haben?	
94.	R:	Ja, vielleicht ist ihm was passiert?	

95.	**K:**	Wie weit muss das gehen?	
96.	**R:**	Er könnte gestorben sein.	Das Drama spitzt sich zu auf die Frage: Liebe oder Tod? So kommt R. an das Herz seiner Mutter und hoffentlich auch an das seines Vaters.
97.	**K:**	Wie sollst du gestorben sein?	
98.	**R:**	Ja, irgendwo im See oder ich weiß nicht wo?	
99.	**K:**	Stell dir vor, du bist da am See. Welche Tages- oder Nachtzeit ist da?	Auch dieses Drama ist nur wirkungsvoll, wenn es erlebt wird.
100.	**R:**	Es ist Nacht …	
101.	**K:**	Also du bist weggelaufen, weil du es nicht mehr aushältst, und jetzt bist du da am See und kämpfst mit dir: »Wie weit muss ich jetzt gehen?«	
102.	**R:**	Mama, (*R. macht im Dialekt weiter*) muss ich mich … muss ich sterben, damit du mir deine Liebe zeigen kannst?	Das Wort »*umbringen*« wäre ihm zu dramatisch. Der jetzt gesprochene Dialekt erhöht die Authentizität, und der Konflikt erreicht seine Spitze.
103.	**K:**	Was ist die Antwort?	Durch diese Fragestellung provoziere ich eine Entscheidung im Drama, die besser vielleicht erst später hätte fallen sollen.
104.	**R:**	Nein, du musst nicht sterben.	Das nimmt die Versöhnung vorweg, obwohl das Drama um die Wiederentdeckung der Liebe noch nicht ausgekostet ist.
105.	**K:**	Das sagt sie? Sterben musst du nicht.	Der vielgeschlagene Junge kürzt hiermit das Drama *Tod oder Liebe* ab. Das macht es im Moment etwas leichter für ihn, aber schwächt das Ergebnis dieser Sitzung.
106.	**R:**	Nein.	Damit ist schon jetzt klar: Mutter und Sohn werden sich aussöhnen. Somit kommt es jetzt auf das Wie an.

107.	K:	Gut, »dann hol mich hier weg«, könntest du sagen. Du möchtest jetzt eine Änderung haben. Was muss sie tun?	R. spürt, dass er das Drama noch weiter braucht. Er will allerdings nicht mehr mit seinem Tod drohen, um die Liebe zu bekommen.
108.	R:	Sie muss den Vater an die Hand nehmen und an den See gehen und mich dort suchen.	Durch die Abmilderung des Dramas mit der Mutter kann der Vater wieder ins Spiel kommen.
109.	K:	Also gut, lass sie losrennen zum See. Es ist Nacht, sie hat den Vater an der Hand und dann?	Wir nehmen die Geschichte wieder auf, wo wir sie im Schritt 102 abgekürzt hatten.
110.	R:	Sie geht da suchen, wo wir immer am See gespielt haben. Wo wir oft waren. Sie sucht mich, aber ich versteck mich noch. Ich will das auskosten.	Die Versöhnung (Schritt 106) war zu schnell. R. will »auskosten«, wie seine Eltern um ihn bangen, das tut seinem verschlossenen Herzen gut.
111.	K:	Wo hast du dich versteckt?	R. versteckt sich nur noch. Er droht nicht mehr mit seinem Tod im See.
112.	R:	Hinter Bäumen, hinter Wurzelstöcken.	Es fragt sich, ob das R.'s Seele reicht?
113.	K:	Und dann, wie geht das weiter?	Nach der Sitzung wird das Symptom zeigen, ob es hier nicht zu leicht ging.
114.	R:	Sie rufen nach mir.	Auf jeden Fall tut ihm der Ruf der Mutter gut.
115.	K:	Lass sie das rufen. Du musst das hören.	Je realistischer, desto wirkungsvoller.
116.	R:	*»Fips, wo bist du? Wo bist du?«*	
117.	K:	Kommt es jetzt zu dem Punkt? ---- ? Lass die Mutter lauter rufen, wie sie …	
118.	R:	*Atmet sehr schwer durch.*	Ein Zeichen, dass diese neuen Informationen auf das Zellbewusstsein wirken.
119.	K:	Was musst du für Sätze hören?	*… damit noch mehr neue Synapsen sich bilden*, bedeutet diese Frage, obwohl sie auf der Meta-Ebene gestellt ist.

120.	**R:** Ich muss spüren und hören, dass sie mich liebt und mich nicht mehr schlagen will.	Einsicht und Reue sind für die wahre Versöhnung wesentlich.
121.	**K:** Ja eben. Solange das nicht passiert ist, brauchst du hinter deinem Wurzelstock nicht herauszukommen.	Selbstheilung bedeutet, dass ich meine Umschreibung so gestalte, dass ich voll auf meine Kosten komme.
122.	**R:** *»Fips, wir haben dich lieb, wir brauchen dich. Komm! Komm wieder! Bitte verzeih mir. Vergebe mir. Ich konnte nicht anders. Es war nicht in meiner Absicht, dich so zu verletzen, so zu schlagen.«*	Für die Selbstheilung ist entscheidend, mit welcher emotionalen Intensität die neue Wirklichkeit inszeniert wird, damit sie Wirkung erzielt. Jedes Wort, jeder Ton zählt und entscheidet über den Grad der Heilung.
123.	**K:** Wir geben dir noch Unterstützung. *(Dabei reichen wir uns die Hände.)*	Das ist der Moment, in dem R.'s Schicksal einen neuen Lauf bekommt, gemäß unseres Leitspruchs: »Für eine glückliche Kindheit ist es nie zu spät.«
124.	**R:** Jetzt sehe ich den Vater und die Mutter das Ufer entlanglaufen und rufen: *»Fips, wo bist du?«*	Nachdem die Mutter ihre Einsicht bekundet hat, fehlt noch die Einsicht vom Vater.
125.	**K:** Was sagt der Vater?	
126.	**R:** Der sagt nicht Fips zu mir, der sagt Butcher.	Solche Details sind sehr wichtig für die Wirksamkeit der neuen Wirklichkeit.
127.	**K:** Ja, dann lass ihn dich so rufen.	
128.	**R:** *»Butcher, wo bist du?«*	
129.	**K:** … und die Mutter?	Die anderen Teilnehmerinnen der Gesprächsrunde übernehmen hin und wieder die Rollen der Protagonisten.
130.	**Annette:** *Fips, zeig dich! Gib mir ein Zeichen, wo bist du?*	Vielleicht ist es für R. leichter, die Mutter zu spüren, wenn er ihre Worte nicht selbst sprechen muss.
131.	**Eva:** *Fips, komm heim! Ich schlag dich nie mehr. Ich hab gesehen, dass es falsch ist, ich hab gesehen, was ich dir angetan hab. Bitte komm heim. Bitte Fips, melde dich. Zeig dich.*	Die Rollen der Bezugspersonen Dritten zu überlassen, birgt die Gefahr in sich, dass die Aussagen für den Klienten unglaubhaft werden. Deshalb bedarf es dafür eines sehr hohen Einfühlungsvermögens.

132.	**Annette:** *Tut mir so leid, Fips. Tut mir von Herzen so weh, so leid, dass ich dir so wehgetan hab.*	Die wirkungsvollen Bilder sind nicht die, die man hört, sondern die, die man vor seinem inneren Auge sieht.
133.	**R:** Ich will sehen, dass ihr um mich weint, wenn ich nicht da bin, sonst …	
134.	**K:** Was ist sonst?	
135.	**R:** Sonst glaube ich euch nicht. Nur über die Tränen sehe ich eure Gefühle.	Der Klient weiß selbst sehr genau, wie weit er die Umschreibung (das Drama) treiben muss, damit sie wirkt.
136.	**K:** Kann die Mama weinen?	
137.	**R:** Ja.	
138.	**K:** Siehst du sie da weinen?	
139.	**R:** Sie schluchzt. Sie hält die Hände vors Gesicht und ist auf den Knien.	
140.	**K:** Siehst du das?	Das Bild wirkt.
141.	**R:** *nickt (R. hat die ganze Zeit die Augen geschlossen).*	Eine bis zu dieser Stunde harte, gefühlsarme Frau/Mutter ist gewandelt. – Das ist geistiges Heilen.
142.	**K:** Atme das mal ein.	
143.	**R:** *atmet tief.*	Wieder ist ein wichtiger Schritt der Anteilnahme, seit dem Schritt 96, in wenigen Minuten bei der Mutter vollzogen.
144.	**K:** Sag ihr, sie wird alle Kochlöffel nur noch zum Kochen verwenden und keinen Teppichklopfer mehr an dir … Du brauchst eine vollkommene Wiedergutmachung.	So verletzend die alte, krank machende Wirklichkeit war, so wohltuend und befreiend muss die neue, selbst ausgedachte Wirklichkeit sein. Der neue Film muss stärker gefühlt werden als der frühere, der das Leid verursachte.
145.	**R:** Sie ruft nach mir im Schmerz: *»Wo bist du? Wo bist du?«*	

146.	**K:** Mehr, mehr, du brauchst viel mehr.	An der Stimmlage zeigt sich, wie tief die Heilbilder wirken.
147.	**R:** *Komm wieder, komm wieder zurück. Wir brauchen dich. Ich hab dich lieb.*	
148.	**K:** So hört sich das nicht an, wenn jemand heult und schluchzt.	Die Tatsache, dass der Klient emotional noch auf der Bremse steht, zeigt, dass sein aus dem Schmerz heraus eingeübtes Verhaltensmuster (Schritt 8 u. 30) ihn auch in der Umschreibung noch prägt.
149.	**R:** Die Verzweiflung ...	Seine Verzweiflung (Schritt 54) spiegelt sich jetzt in der Mutter und kann dort von ihm aufgelöst werden.
150.	**K:** Ja, lass sie raus. Du kannst das hier in dieser Runde – wir halten dich – du kannst alles rauslassen.	Hier ersetzen Teilnehmer der Runde das Papier, dem man alles anvertrauen kann, wenn man diesen Prozess alleine macht.
151.	**R:** *»Komm, komm wieder zurück in meine Arme, ich möchte, dass du wieder zurückkommst.«*	Die Tonlage entspricht noch nicht der Verzweiflung, die in ihm steckt. Es herrscht noch einiges von der Abkapselung, dem »*Schneckenhaus*« (Schritt 32).
152.	**K:** (*schreiend*) Fiiiiips, wo bist du?	Eine solche Stellvertreter-Handlung gehört zu den Notmaßnahmen und sollte so wenig wie möglich eingesetzt werden. Unter normalen Bedingungen (siehe S. 255) gibt es die Zeit, bis der Klient aus sich herausgeht und »platzt«.
153.	**R:** Da!	Jetzt zeigt Fips sich. Dieser verzweifelte Schrei der Mutter nach ihrem Kind bricht seinen Schutzpanzer auf.
154.	**K:** Ah! Was brauchst du, damit du vorkommen kannst?	Besser wäre gewesen, er hätte ihn mit seinem eigenen Schrei aufgebrochen.
155.	**R:** Es braucht Stärke.	Die Stärke, Gefühle zuzulassen. (Schritt 212)
156.	**K:** Ja!	
157.	**R:** Ich muss fühlen, dass die Liebe da ist.	Der Mensch ist in der Lage, mit seiner Kreativität und Einsicht sich diese für ihn heilsame Wirklichkeit selbst zu erschaffen.

158.	**K:** Gut. Sollst du entdeckt werden? Sollen sie dich finden oder willst du dich zeigen?	Die konkrete Szene bietet den Rahmen, in dem wir die neue Wirklichkeit kreieren können.
159.	**R:** Ich will mich zeigen.	Für diesen ersten Versuch der Heilung reicht das Drama, um neue Verhältnisse im Beziehungsgeflecht einkehren zu lassen.
160.	**K:** Ja dann, was soll jetzt passieren? Du hast nur einmal die Chance, dann muss es klappen. Du musst vorbereitet sein, damit es keine falsche Reaktion gibt, wenn du dich zeigst.	Der Grad der Selbstliebe entscheidet, auf welchem Niveau die Befreiung von den alten, schmerzenden und erstarrten Verhältnissen stattfinden darf.
161.	**R:** *(schreit)* »Fiiips, wo bist du?«	R. gewinnt mehr und mehr Zutrauen in seine Schöpferkraft.
162.	**K:** Jetzt merkst du es. Was macht das mit deinem Herz, wenn sie so laut wird?	Nun wird ihm bewusst, was er mit seinem Mut erreicht. Sein Vertrauen in *Mental Healing* wächst.
163.	**R:** Es wird weiter.	Die körperlich spürbaren Folgen einer solchen Imagination treten augenblicklich ein.
164.	**K:** Gut. – Wie weit ist sie weg von dir?	Wir sind aber noch nicht am Ziel.
165.	**R:** Na – 20 m.	
166.	**K:** Ah-ha. – Willst du sie noch mal hören?	Die Heilkraft des Rufes der Mutter nach ihrem Kind darf man nicht unterschätzen.
167.	**R:** *(ruft)* »Fips, komm zurück, wo bist du?«	
168.	**K:** Geh aufs Ganze.	Etwas gebremst ist R. noch immer. Aber für seine Verhältnisse ist es für den ersten Versuch eine gewaltige Veränderung.
169.	**R:** Ich will ja eigentlich nur Liebe.	Die Frage ist nur, wie verschafft man sie sich rückwirkend aus eigener Kraft?
170.	**K:** Ja, dann lass sie das sagen,	Auch hier bietet eine konkrete Szene wesentlich höhere Wirksamkeit als abstrakte Affirmationen.

171.	**R:** *(ruft)* »Fips, ich hab dich lieb. Komm zurück.«	In einer konkreten Szene wird die Liebe nicht postuliert, sondern erlebt.
172.	**K:** Mehr, mehr!! Bis du da hinter dem Wurzelstock wirklich hervorkommst.	Wir treten auf der Stelle, um die Energie zu akkumulieren, mit der schließlich eine alles durchdringende Versöhnung stattfinden kann.
173.	**R:** *Fips, komm zurück, ich schlag dich nicht mehr.*	Mehr kann R. seiner Mutter jetzt nicht abverlangen. Als Außenstehender habe ich das zu respektieren.
174.	**K:** Magst du dich jetzt zeigen?	
175.	**R:** *nickt.*	
176.	**K:** Dann komm heraus, geh auf sie zu. Was willst du machen?	Der Klient ist der Regisseur.
177.	**R:** Ich bleibe stehen, ich möchte, dass sie auf mich zukommt.	R. möchte von seiner Mutter ihr Bekenntnis zu ihm physisch erleben. Er inszeniert nach seinen seelischen Bedürfnissen. Das ist Selbstheilung.
178.	**K:** Ja gut, was macht sie dann, wenn sie auf dich zugeht? Das ist ganz wichtig jetzt. Sie kommt?	
179.	**R:** … sie kommt und nimmt mich gleich in den Arm.	Somit ist der neue Höhepunkt in der Sohn-Mutter-Beziehung erreicht.
180.	**K:** Wie geht es dir?	Das ist das Gefühl, das R. noch nie mit seiner Mutter hatte. Damit hat er sich eine neue Basis für sein weiteres Leben geschaffen.
181.	**R:** Schön!	
182.	**K:** Atme das tief ein. Ob damit dein Rebell jetzt rausgeht?	
183.	**R:** *atmet tief.*	
184.	**K:** Wo ist dein Kopf?	
185.	**R:** Bei ihr an der Brust.	
186.	**K:** Kannst du sie auch umarmen?	
187.	**R:** Mhmh.	

188.	**K:** Kannst du sie spüren?	Er hat ein neues, heutiges Verhältnis zu seiner Mutter gewonnen, unabhängig davon, ob sie noch lebt oder gestorben ist. (Zu diesem Zeitpunkt lebt sie noch.)
189.	**R:** Mhmmmh.	
190.	**K:** Wie fühlt sich das innerlich an?	
191.	**R:** Warm.	
192.	**K:** Was willst du ihr sagen?	
193.	**R:** Ich hab dich lieb.	
194.	**K:** Wie spürst du das?	
195.	**R:** Im ganzen Oberkörper spüre ich Wärme, als wenn sich der ganze Brustkorb weitet.	
196.	**K:** Könnt ihr euch freuen, dass es so ausging?	Die neue Wirklichkeit muss sich rundum gut anfühlen. Alle erlittenen Defizite müssen ausgeglichen sein.
197.	**R:** Der Vater sollte noch dazukommen.	Eine gute Idee, denn den Vater in der Euphorie mit der Mutter zu vergessen, wäre nur eine halbe Heilung.
198.	**K:** Ja komm, der ist ja nicht weit – ruf ihn.	
199.	**R:** »Komm, Vater!« ----------- Ich sehe jetzt sogar eine Träne bei einem Auge von meinem Vater.	Gemäß R.'s kulturellem Hintergrund (er ist Schweizer) ist die Träne ein heftiger emotionaler Ausbruch eines Mannes.
200.	**K:** Vielleicht kann er dich auch mal umarmen und ist genauso glücklich, dass du lebst?	
201.	**R:** *nickt.*	Hier fehlt die Ausgestaltung der Versöhnungsszene. Da die Vaterbeziehung für R. nicht so verletzend war wie zur Mutter, können wir es im Moment bei diesem Bild mit dem Vater belassen.
202.	**K:** Was war der wichtigste Moment in dem Ganzen?	Die »Umschreibung« kann am Ende in einem einzigen Bild zusammengefasst werden, dem sogenannten *Heilbild.*

203.	**R:**	Wo sie vor mir auf den Knien war und ich meinen Kopf an ihre Brust gedrückt habe. *(Schritt 186)*	Die Festigung des Heilbilds ist für den weiteren Heilungsverlauf von großer Tragweite.
204.	**K:**	Umarme sie noch mal, wenn sie da kniet und diese Sätze sagt. Die solltest du dir aufschreiben. Alles, was sie da zu dir sagt. Damit du das immer wieder spüren kannst. Und wenn dieses andere Gefühl kommt, wo du nichts wert bist, wo du sagst, ist ja egal, es liebt mich eh keiner, dann musst du dir dieses Bild holen.	Das alte Gefühl (Schritt 6), das das heutige Leben so beschwert hat, ist hiermit überschrieben. Die Datei existiert nicht mehr. Wir lesen in unserer Biografie nur noch die neue Datei – die selbst erschaffene Imagination. Das ist die Vorgehensweise von *Mental Healing.*
205.	**R:**	Mmmm-ha.	
206.	**K:**	Vielleicht kannst du es auch zeichnen. *(Hier machten wir eine Pause.)*	Alle Formen der Festigung der neuen Wirklichkeit sind hilfreich, um nicht in das alte Muster zurückzufallen. Sollte das neue Gefühl sich nicht voll verwirklichen, liegt es daran, dass die neue Wirklichkeit nicht stark genug in Szene gesetzt wurde. Das aber lässt sich nachholen. Man verstärkt das Drama und die wohltuenden Aspekte des neuen, imaginierten Filmes.
207.	**K:**	Wenn du wirklich ins Wasser gegangen wärst und die hätten dich gefunden, dann … Du hast gesagt, es muss knapp sein, aber es war dann plötzlich nicht mehr knapp, denn hinterm Wurzelstock ist es nicht so knapp.	Nachdem die Sitzung beendet war, schloss sich noch eine Reflexion zur Methode an.
208.	**R:**	Ja.	
209.	**K:**	Da hast du dir selber die Spitze weggebrochen. Du wolltest ins Wasser gehen. Jetzt kannst du dich fragen, warum habe ich mich das nicht getraut? Was wäre wirklich passiert? Es sollte ja knapp sein – oder?	Von Schritt 98 zu Schritt 105 wurde die Umschreibung aus verständlichen Gründen ent-dramatisiert. R. konnte sich auf einem weniger heftigen Weg seine Liebe holen.

210.	**R:** Ja!	
211.	**K:** … und warum muss es knapp sein?	
212.	**R:** Für die Gefühle.	Darum ging es im Schritt 112.
213.	**K:** Ja, damit der Korken rausfliegt. Und dann wird auch die Liebe heftiger. Dann bleibt das nicht alles so im Mittelmaß. Denn das Mittelmaß macht dich nicht glücklich. Du willst voll geliebt sein.	Es muss sich nun im realen Leben zeigen, ob die neu gewonnene Liebe der Mutter zu der erhofften Veränderung im Heute führt. Wenn nicht, dann liegt der Grund dafür hier bzw. im Schritt 104 ff.
214.	**R:** Ja.	
215.	**K:** Ja, und deshalb musst du auch den Mut haben, die Kurve so weit auszufahren, weil du weißt, wie viele Jahre dein Leid schon dauert. Du musst also bis an den Rand fahren. Das nennt sich ja Selbstheilung, d.h. *du* musst den Film umschreiben. Wer soll das sonst machen? Wenn ich dir das alles vorsage, dann hörst du dir das an und sagst, schön wär's, und du erlebst es nicht.	Selbstheilung gibt es nicht ohne Anstrengung. Die Sehnsucht nach dem magischen Heiler, der »schnipp« macht und man ist gesund, ist nur zu verständlich. Aber die Seele will mehr, sie will, dass wir für uns, unser Beziehungsgeflecht und das ganze Universum Friedensarbeit leisten. Die »Umschreibung« ist diese Friedensarbeit. Da passiert es, und das ist die eigentliche Arbeit.
216.	**R:** Ja, es ginge schon noch einiges intensiver.	Es gibt aber keinen Zwang, diese Arbeit auf einmal zu leisten.
217.	**K:** Ja, und das rieselt dann durch bis in die Fußspitzen. Vielleicht kannst du es jetzt auch selber machen, indem du dich auf dem Papier immer weiter dahin manövrierst: Ahhh, jetzt geht mir das Wasser schon bis da hin, jetzt schluck ich schon, aber jetzt höre ich schon, sie kommen an den	Die Wirksamkeit kann sich von Mal zu Mal steigern. Es ist jederzeit möglich, das »Drehbuch« teilweise oder ganz zu überarbeiten und den Ablauf zu verändern, bis der neue Film die Intensität erlangt hat, mit der sämtliche Symptome im Heute aufgelöst sind. Die heutigen Symptome zeigen auf eindeutige Weise an, wie weit die Versöhnung gediehen ist. Es gibt keinen Grund zu verzagen. Übung macht

	Strand, und sie jammern ah-oh-ah, und sie sehen, du bist da draußen im See, und deine Mutter muss schwimmen, und so … Am nächsten Tag steht im Tagblatt: Mutter rettete ihren Sohn in letzter Minute.	den Meister. Also nimmt man sich das Projekt so lange vor, bis man sich 100% gesund fühlt.
218.	(*Alle lachen.*)	
219.	**R:** Ah ja.	

Hinweis: Dieses Gespräch fand in einem Fernsehstudio mit einer Zeitvorgabe von 45 Minuten statt. Es ist auf der DVD *Lebe Deinen Film* zu sehen, der im Frühjahr 2011 herauskommt (siehe S. 379).

Rüdiger schreibt nach einem halben Jahr: »Meine Yoga-Kurse laufen sehr gut, und mit meiner Mutter, die ja noch lebt, hat sich das Verhältnis völlig entspannt. Ich habe zum ersten Mal das Gefühl, sie nimmt mich wahr. Ich habe das Seelenschreiben noch öfters gemacht, um andere Aspekte in meinem Leben zu heilen, und ich muss sagen, es funktioniert.«

Das Neue

Nur was ich bewerte, existiert

Viele Menschen stagnieren in irgendeiner Lebensphase, und ihre Entwicklung verlangsamt sich bis zur Erstarrung. Der Grund dafür ist, sie fühlen sich allein. Sie sind mit sich, mit ihrer Seele, nicht wirklich verbunden. Je länger die Stagnation andauert, desto höher erscheint die Hürde, die es zu überwinden gilt. Die Hauptfrage dabei liegt nicht in den Äußerlichkeiten, sondern nur darin: Wie überwinde ich mein Alleinsein? Und dies ist immer eine Frage an sich selbst: Wie verbinde ich mich mit meiner Seele? Auf diese Herausforderung müssen wir nicht warten, bis wir krank sind. Klüger ist, sich ihr schon vorher zu stellen, wenn man das Gefühl hat, dass die eigene Entwicklung stagniert oder stresst. Die Verbindung zur eigenen Seele ist eine Selbstheilung ohne Symptome.

Probieren Sie es selbst aus: Wenn Sie kein Symptom haben oder Sie Ihre Symptome relativ schnell und ohne bleibende Folgen auflösen können, machen Sie ganz offensichtlich etwas richtig. Sollten Sie sich jedoch nicht in Ihrer vollen Kraft fühlen, stellt sich die Frage: Was lernen Sie aus Stagnation, Stress oder dem Gefühl, allein zu sein? Jeder dieser Punkte klärt sich, wenn Sie auf intuitiver Ebene gelernt haben, mit Ihrer Seele zu kommunizieren. Auch das ist Selbstheilung.

Selbstheilung ist ein Tor, durch das man schreiten muss. Je selbstverständlicher Sie durch das Tor gehen, desto leichter kommen Sie hindurch. Hassen Sie nicht das, was vor dem Tor ist, und hegen Sie keine Erwartungen, was nach dem Tor kommt. Lassen Sie den Transit durch das Tor einfach zu. Denn Erwartung erzeugt Angst, Angst erzeugt Erwartung – ein Teufelskreis. Der Gang durch das Tor geschieht durch das schriftliche Gespräch mit Ihrer Seele. Die Seele beinhaltet all das, was war, ist und je gewesen sein konnte und je sein wird oder werden sollte. Der Kontakt zur Seele ist der Kontakt zur Ewigkeit – sie ist Frieden durch Ausgleich. Für die Verbindung mit ihr braucht es das Du.

Wenn Sie mit Ihrer Seele in Kontakt sind,sind Sie in der Ewigkeit.

Wenn du anfängst zu schreiben, am besten in der sicheren Ruhe der Nacht, in der dich nichts ablenkt, nicht mal Müdigkeit. Erinnere dich daran, dass du niemals von deiner Seele getrennt warst und niemals getrennt sein wirst.

Sag deiner Seele, dass du deine Lebensaufgabe annimmst, was immer sie meint, dass sie ist, und versprich ihr, diese Aufgabe ohne Furcht und Zweifel in Zufriedenheit, Glück und Gesundheit zu leben. Erteile deiner Seele die Erlaubnis, dir deine Lebensaufgabe zu nennen. Erinnere dich, dass nichts Falsches von deiner Seele kommt und nie gekommen war. Mit dem *Seelenschreiben* schenkst du ihr die Beachtung, die ihrer Führung zusteht. Ohne sie fühlst du dich allein. Mit ihr bist du an das Universum angeschlossen und schwingst mit ihm. Denke daran, wie unsere Welt entsteht, und mach dir selbst ganz klar:

Allem, was ich sehe, habe ich eine Bedeutung gegeben, ohne meine Bedeutung gäbe es nichts. Nichts hat eine Bedeutung, außer ich vergebe sie. Alles, was ich wahrnehme, nehme ich wahr auf Grund der Bedeutung, die ich ihm verliehen habe. Ich habe dem, was ich sehe, sämtliche Bedeutung gegeben, die es für mich hat. Es ist dies und einzig dies, was ich sehe.

Ich spüre, dass meine Bewertung (bisweilen) auch verletzend ist; nicht nur gegenüber anderen, auch mir selbst gegenüber. Ich habe alles, worauf ich schaue, beurteilt; und mit einigen Urteilen habe ich mich und andere verletzt. Verletzungen, welcher Art auch immer, sind meine Urteile. Ich sage mir jetzt: *Ich will nicht weiter diesen Urteilen entsprechend sehen. Ich ändere mein Urteil über das, was ich sehe. Ich gebe dem, was ich betrachte, eine andere, neue Bedeutung.*

Am besten vergebe ich jetzt die Bedeutung, die mich und andere am glücklichsten macht; damit erteile ich meinem Glück Wahrheit. Selbstverständlich ist das eine Illusion. Da alles eine Illusion ist – denn es existiert ja nur durch meine Bewertung –, entscheide ich mich für die Illusion, die mich gesund erhält oder werden lässt. Das ist nicht schwer. Denn meine Seele sagt mir genau, was gesund ist: Gesund ist Liebe; gesund ist Harmonie; gesund ist, mit dem *All ein* zu sein; gesund ist, in der Natur zu sein; gesund ist, etwas zu lesen, was mich in meiner Entwicklung unterstützt; gesund ist, in meinen Beziehungen Frieden zu finden. Ich bewerte alles so und imaginiere es mir auf dem Papier entsprechend, bis ich eine neue, glücklich und gesund machende Wirklichkeit dort stehen habe. (*Präsens, wörtliche Rede.*) Wirklichkeit ist das, was wirkt.

Wenn ich aufschreibe, was mich krank und unglücklich macht, dann ist das eine beachtliche Liste. Die meisten Beurteilungen, die ich vergebe, entsprechen nicht meiner Seele, sondern einer kollektiven Projektion oder der Projektion einer Autorität meiner Wahrnehmung. Ich schreibe diese übernommenen Projektionen auf und überprüfe sie daraufhin, ob sie mich gesund und glücklich machen oder ob sie mein Seelenempfinden verletzten. Wenn sie mich verletzen, lasse ich sie los – als eine Illusion.

Ich gebe denjenigen Illusionen Raum und Zeit, die ich verstehe, die ich liebenswert finde, die harmonisch und ohne Stress sind. Es ist meine individuelle Entscheidung, welcher Illusion ich folgen möchte. Meine Seele sagt mir, was mir guttut, und ich brauche mich nur nach ihr zu richten. Gelingt das nicht sofort, sage ich mir: *Meine Gedanken haben keine Bedeutung, wenn ich sie ihnen nicht gebe. Sie sind vollkommen bedeutungslos, so wahr und so faktisch sie mir auch erscheinen mögen. Wenn sie nicht von Liebe, Harmonie, Gesundheit und Freude getragen sind, gebe ich ihnen keine Bedeutung. Basta!*

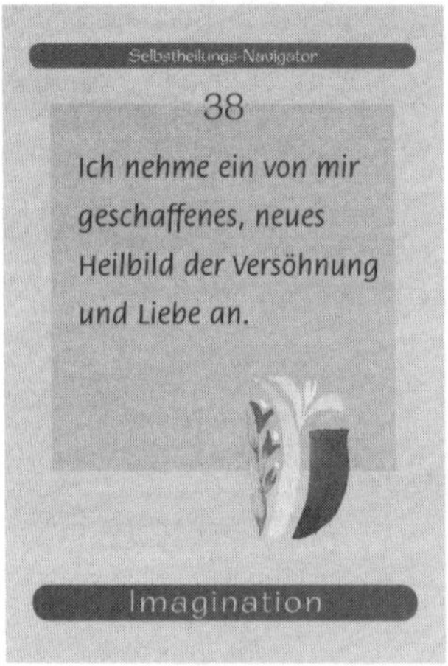
Selbstheilungs-Navigator
38
Ich nehme ein von mir geschaffenes, neues Heilbild der Versöhnung und Liebe an.
Imagination

Ich mache mir klar: Nur die Bedeutung, die ich vergebe als meine Interpretation, ist das, was wahr war, was wahr ist und was wahr sein wird. Jedes Wort ist eine Interpretation, auch rückwirkend. Zunächst ist jedes Ereignis neutral. Erst die Interpretationen schaffen Glücks- oder Leidenszustände. Jedes Wort hat Kraft. Jedes Wort hat Wirkung, ob gesagt, geschrieben oder auch nur gedacht. Jedes Gefühl ist die Reaktion auf eine Interpretation, auf eine eigene oder auf die eines anderen. Das Ereignis selbst bestimmt noch kein Gefühl, sondern erst die Interpretation. Deshalb halte ich mich jetzt an *die* Interpretation eines Ereignisses, die mich und andere glücklich macht.

Wenn Sie sich diese Prinzipien des Geistes und damit des Lebens klarmachen, werden Sie mit Umschreibungen Ihre Wirklichkeit gesund und glücklich gestalten.

Ärger – eine Frage der Interpretation

Jeder von uns wird im Alltag mit kleinen oder größeren Ärgernissen konfrontiert. Auch hier können Sie viel mehr entspannen, wenn Sie sich wiederum klarmachen:

Ich ärgere mich niemals aus dem Grund, den ich meine, denn jeder Ärger ist (lediglich) der Versuch, die eigene Interpretation zu rechtfertigen. Ändere ich die Interpretation, entfällt der Ärger, denn nun gibt es für ihn keinen Grund mehr – auch wenn das Ereignis dasselbe geblieben ist. Der Grund für den Ärger kann also nicht im Ereignis selbst gelegen haben, sondern ausschließlich in der Interpretation (in der Bewertung, dem Urteil) die meine Gedanken dem Ereignis gegeben haben.

Wenn es mir darum geht, meine Interpretation zu rechtfertigen, will ich sie wahr machen und damit einen scheinbar wahren Grund für meinen Ärger schaffen – insbesondere bei Ereignissen, die ich als mir feindlich gesonnene Ereignisse interpretiere. Mit meiner Interpretation des Ereignisses kann ich meinem eigenen Ärger so viel Rechtfertigung (so viel Legitimation) verschaffen, dass ich selbst zum Angriff auf den vermeintlichen Feind übergehen kann.

Auf diese Weise missbrauche ich ein Ereignis zur Rechtfertigung meiner Interpretation (meines Ärgers über den vermeintlichen Angriff auf mich). Dieses Gedankensystem kann nur deshalb einen Angriff erkennen (bzw. so interpretieren), weil es selbst an Angriff denkt. Ein Gedankensystem, zu dem der Gedanke *Angriff* gehört, mit dem ich das Ereignis interpretiere, scheint mir wichtiger zu sein als Gedanken wie *Friede, Gesundheit, Glück und Harmonie*, mit denen ich ebenfalls das Ereignis interpretieren könnte.

Für diese Interpretation brauche ich kein neues Ereignis zu erschaffen. Es müssen auch keine neuen Ereignisse entstehen, auf die ich keinen Einfluss habe. Es muss lediglich mein Gedankensystem bereit sein, das loszulassen, was in mir die feindlichen Interpretationen von Ereignissen rechtfertigt.

Zu diesem Thema gibt es ein schönes Gleichnis, das man Buddha zuschreibt:

Vor 2500 Jahren, als Buddha lebte und es noch keinen Asphalt gab, beschwerte sich jemand bei ihm, dass der Weg so steinig sei, und forderte, man solle doch alle Wege mit Leder auslegen, dann ließe es sich endlich ohne Schmerzen auf der Erde herumwandern. Buddha fragte, warum er etwas so Aufwendiges, Teures und letztlich Unmögliches von der Menschheit verlange? Wenn er seine Füße schonen möchte, könne er sich selbst zwei kleine Lederstückchen unter seine Füße binden, dann würde er immer auf Leder wandeln, wohin er auf dieser Erde auch gehen möge.

Was lernen wir daraus? Wir können die Verhältnisse, die wir bisher als ärgerlich interpretiert haben, getrost so lassen, wie sie sind. Wir brauchen nur unsere persönliche Interpretation umzustellen, und schon geht es uns gut.

Neues Denken

Die Verhältnisse, so wie wir sie meist sehen – als von einem selbst unabhängige, gute oder schlechte Verhältnisse –, werden uns niemals vollständig gesund und glücklich machen, geschweige denn auf alle Ewigkeit hin. Das geht schon deshalb nicht, weil wir nicht nur die Verhältnisse, sondern vor allem den Tod als ein von uns unabhängiges, uns irgendwann ereilendes Ereignis betrachten, das schlecht ausgeht. Dieser belastende Gedanke beginnt bereits bei der Idee des »Ichs«. »Mich« ereilt der Tod. Das ist bereits eine grundlegende Interpretation des »Ichs«. Doch wie wir inzwischen wissen, gäbe es einige andere Möglichkeiten, ein »Ich« zu interpretieren, zum Beispiel als ein unsterbliches, »seelisches Ich«.

Die Idee des gewohnten »Ichs« ist bereits das Fundament für ein Gedankensystem, das glaubt, es gäbe irgendwelche Ereignisse oder irgendwelche Verhältnisse außerhalb der eigenen Interpretation. Umgekehrt heißt das: Besäßen wir ein Gedankensystem, das absolut keine

Bewertung, keine Interpretation, kein Urteil abgäbe, gäbe es auch keine Ereignisse. Das aber ist ein absolutistischer, rein abstrakter Gedanke, der wiederum eine Interpretation – nämlich die, keine zu haben – auf unser Leben legt. Wesentlich praktischer ist es deshalb, die ohnehin ständig stattfindenden Interpretationen auf solche Interpretationen umzustellen, die uns in jeder Lage guttun und anderen auch.

Gelingt dies, wird die Erfahrung sein, dass die Relevanz von Ereignissen stark abnimmt und die Freude am Leben stark zunimmt, inklusive körperlicher und gesundheitlicher Erscheinungen. Denn der Wille, sich in seinen Interpretationen zu beobachten und sich bewusst für die guttuenden Interpretationen zu entscheiden, kommt einer *Absicht* gleich. Da in diesem Universum bekanntlich das Gesetz herrscht, dass der Absicht die Energie folgt, heißt das: Wo keine Absicht ist, ist auch keine Energie – zumindest keine Konzentration von Energie. Für eine anstehende Bewusstseinsentwicklung bedarf es jedoch sehr hoher Konzentration, das heißt: einer sehr klaren Absicht.

Wenn jedes wichtige Ereignis im Leben lediglich durch die Bedeutung entsteht, die wir ihm geben, müssen wir eine verflixt hohe Konzentration aufwenden, um möglichst sofort und unmittelbar für jedes Ereignis die gewünschte friedvolle, liebevolle, gesunde und harmonische Interpretation für unser Empfinden parat zu haben. Eine besondere Herausforderung ist es, wenn wir die Bewertungen der anderen uminterpretieren sollen, die wir mit unserem alten Gedankensystem noch immer als verletzend, bösartig und kränkend interpretieren und sie auch als wahr rechtfertigen.

Wie steigern wir nun die Aufmerksamkeit, um aus diesem circulus virtiosus auszusteigen? Aufmerksamkeit erfordert viel Energie. Aber diese Energie entspricht nicht der üblichen Anstrengung, die für eine hohe Leistung einzusetzen ist, sondern diese hohe Energie oder Aufmerksamkeit besteht in Gelassenheit. Wir wollen uns ja nicht anstrengen, um etwas festzuhalten, sondern wollen Energie aufwenden, um etwas zu lassen – loszulassen; etwas bleiben zu lassen, um gelassen zu bleiben – darauf richten wir unsere Konzentration.

Gelassenheit erfordert Disziplin im Kopf. Alte Gedankensysteme lösen sich nicht von allein auf. Sie müssen in jeder Minute erkannt und korrigiert werden, indem ihnen kein Raum gegeben wird. Interpretationen, die zur Ärgerlichkeit führen, sind sofort zu spüren und abzuschneiden – cut! Die Disziplin der Gelassenheit sagt: Das, was ärgern könnte, ist nicht so gemeint – nicht so, wie es mein altes Denksystem interpretieren möchte. Selbst wenn ich nicht sofort weiß, wie ich das Ereignis positiv interpretieren könnte – dann interpretiere ich es aber nicht so, dass ich mich ärgern müsste. Ich lasse es zunächst so stehen und suche, sobald ich ein paar ruhige Sekunden oder Minuten zum Nachdenken habe, eine Interpretation des Ereignisses, die von Friede, Gesundheit, Glück und Harmonie getragen wird.

Wenn das alte Denksystem sich durch solche Cuts nicht wie gewohnt aufregen kann, wird es alsbald lustlos und gibt auf. Meldet es sich im Tonfall der Entrüstung zu Wort, wie: »Eine Ungerechtigkeit ist das, das muss doch wohl mal gesagt werden dürfen« etc., wird es ständig und sofort unterbrochen weiterzudenken. Hat man seine Wahrnehmung diesbezüglich einmal geschärft, dann erscheinen einem die Interpretationsmuster des Ärgers und der Entrüstung geradezu lächerlich: »Die Welt ist wirklich schlecht. Verbrechen gibt es überall. Niemand ist mehr sicher …«, und so weiter, den ganzen Tag. Das alte Gedankensystem ist bestens ausgerüstet, um sich am Leben zu erhalten, mit dem Resultat, dass wir uns ärgern, krank sind und die Welt nur noch aus Verbrechen besteht.

Das neue Denken hingegen basiert unter anderem darauf, dass wir, das heißt unser Gehirn, zwischen Realität und Illusion nicht unterscheiden – nicht unterscheiden können und auch nicht unterscheiden wollen. Es ist nämlich egal, ob wir etwas als wahr oder unwahr interpretieren, denn auch die Wahrheit ist nur eine Interpretation. Und jede Interpretation produziert ein Gefühl, das in unserem Gehirn Synapsen bildet, welche wiederum Botenstoffe aussenden, die unser gesamtes körperliches System regulieren. Wenn wir möchten, dass unser körperliches System nur positive, aufbauende und gesund machende Botenstoffe erhält, erlauben wir uns nur noch solche Gedanken (Illusionen, Interpretationen von Ereignissen), die entsprechende Synapsen bilden – und zwar unabhängig davon, wie andere dieselben Ereignisse interpretieren und für wahr oder unwahr erklären.

Mit neuem Denken erhält unser Körper gesund machende Botenstoffe.

Die Fähigkeit des Gehirns, unseren Körper über die Synapsenbildung so zu steuern, wie wir es wünschen, ist quasi der letzte Rest an Göttlichkeit, den wir in uns tragen. Wir sind damit der Schöpfer unserer Wirklichkeit – genau das, was Gott, den Schöpfer, darstellt.

Das Schwerste im neuen Denken ist, sich selbst positiv zu interpretieren. Damit meine ich nicht die selbstherrliche Prahlerei, sondern frei von Schuld zu sein. Dafür muss man nicht frei von Fehlern sein. Es ist nur die Frage, wie man Fehler interpretiert. Wenn ich Fehlern als wertvollen Beitrag für meine Bewusstseinsentwicklung danken kann, bin ich mit mir im Frieden und in meiner Kraft. Wenn ich das mit mir selbst nicht kann, kann ich es auch bei anderen nicht. Wenn ich die Fehler der anderen als deren schuldhaftes Verhalten interpretiere, entsteht Feindschaft, so auch mir selbst gegenüber. Ich finde mich dann selbst blöd, dumm und be ...

Das neue Denken beginnt also bei dem, was man *über sich selbst denkt*. Wenn es gelingt, sich selbst so zu interpretieren, dass man keine Feindschaft mehr sieht, dann gibt es auch keine Feindschaft mehr. Das liebt unsere Seele. Dann sind wir mit ihr im Reinen. So etwas macht gesund und glücklich.

Es mag ungewohnt sein, im neuen Denken lediglich von einer virtuellen Welt auszugehen, wenn es um einen herum alle möglichen schmutzigen, gewaltvollen, verletzenden Phänomene gibt, die man plötzlich alle weginterpretieren bzw. positiv bewerten soll. Irgendwie will man dabei nicht mitmachen, denn man ist ja nicht so dumm, dass einem diese Phänomene nicht auffallen würden. Das Verbrechen nicht zur Kenntnis zu nehmen, betrachten viele als eine unerträgliche Ignoranz, mit der sich die Verhältnisse niemals bessern werden. Sich alles positiv zu interpretieren, öffnet dem Mitläufertum Tür und Tor. Das empfinden viele als sehr gefährlich und als das Ende des Rechtsstaates. Doch anders betrachtet: Ich wüsste nicht, wo diese *berechtigte* Interpretation des Verbrechens zum Ende des Verbrechens geführt hätte? Verbrecherische Denksysteme scheitern immer an sich selbst. Gewalt mit Gegengewalt zu begegnen, fördert Gewalt.

Wenn es gelingt, die Ereignisse so zu interpretieren, dass sich einem das Gute darin erschließt, dann leistet man einen Beitrag für das Gute.

Man kann nicht fragen, was das Gute an diesem oder jenem Verbrechen ist, in der Hoffnung, dass es einem jemand zeigt, sondern es geht darum, selbst das Gute in die Ereignisse hineinzuinterpretieren.

Der Tod

Eine Philosophie ist kein Selbstzweck, sie muss der Gesundheit und dem Glück dienen. Das ist die oberste Maxime für jede Philosophie. Eine Philosophie, die das nicht leistet – und zwar jetzt und nicht erst im sogenannten Jenseits –, brauchen wir nicht. Selbst wenn man in seinem Leben nie viel über Philosophie nachgedacht hat, spätestens beim Tod zeigt sich, wes Geistes Kind man ist. Die eigene Philosophie soll einen gesund und glücklich sterben lassen.

Die Frage lautet daher: *Geht das mit meiner derzeitigen Philosophie*? Wer im näheren Umfeld schon einmal mit Tod konfrontiert war, weiß, wie schwer gestorben wird und wie schwer es ist, mit dem Tod geliebter Menschen »fertig« zu werden. Wer einer Philosophie anhängt, bei der er nach dem Tod für immer fort ist, ist fixiert auf seinen Körper und dadurch sterblich. Wer hingegen an seiner Seele hängt, ist unsterblich.

Es sei hier nochmals betont: Die Seele kennt keinen Anfang und kein Ende. Man kann sie sich als eine Schwingung denken, die wie jede Schwingung von zwei Kräften gekennzeichnet ist: den an- und absteigenden Energien. Ansteigend bedeutet: Verdichtung, Kompression, Kontraktion, Materialisierung – absteigend bedeutet: Auflösung, Dekompression, Extraktion und Entmaterialisierung; oder mit einem Begriff der neuen Physik ausgedrückt: *Materie auf energetisch niedrigstem Niveau*. Diesen Begriff hat die Physik eingeführt, weil sie von *Geist* nicht sprechen darf. Einem Physiker, der in die Physik den *Geist* einführen will, würde nahegelegt werden, die Fakultät zu wechseln. Den Begriff *Geist* darf man im Theologiestudium verwenden, nicht aber in der Physik.

Das ewige Leben ist Verdichtung und Auflösung im Wechsel.

Das Problem für die Physik besteht nun darin: Wie nennt sie eine Schwingung, die sich so weit dekomprimiert, dass Materie nicht mehr erkenntlich ist, wie in einem Atom? Bisher sprach die alte Physik vom

Vakuum, also vom Nichts, von etwas Leerem, etwas, das hohl ist. Immerhin hat die alte Physik festgestellt, dass das Vakuum 99,99% des Volumens eines Atoms ausmacht und nur 0,01 % eines Atoms Materie genannt werden könnte, und zwar in Form von Elementarteilchen. Das Verhältnis von Materie und Vakuum, also der Leerheit, ist im All das gleiche wie im Atom. Sterne und Planeten machen auch nur 0,01% des Raumes aus, den wir Universum oder Kosmos nennen.

Erst die neue Physik konnte messen, dass das Vakuum doch nicht leer ist, sondern eine Eigenschwingung besitzt. Eine messbare Schwingung (Frequenz) ist selbstverständlich kein Nichts, doch Materie im althergebrachten Sinne kann und darf man es auch nicht nennen. Bevor man es aber *Geist* nennt und sich damit unwissenschaftlich ausdrückt, hat man den erwähnten Begriff von der *Materie auf energetisch niedrigstem Niveau* eingeführt.

Mit dieser Vorstellung lässt es sich leben und auf ihr aufbauen, um zum Tod ein neues Verhältnis zu bekommen. Wir identifizieren uns also nicht nur mit der Schwingung »Mensch« in der Kompressionsphase, sondern mit der gesamten Schwingung, das heißt mit dem ständigen Auf und Ab.

Das Ab ist die Dekompressionsphase, in der die Schwingung ab einem bestimmten Punkt, den wir Tod nennen, so wenig verdichtet ist, dass nur noch von Geist gesprochen werden kann. Da diese Phase sowohl aus der herrschenden Philosophie als auch aus der alten Physik ausgeblendet ist, gibt es für sie keine allgemein gültigen Begriffe. Es kursieren daher Namen wie *Astral-Körper*, *Aura*, *Seele*, *Bardo* etc. – alles Zustände, die von der in unseren Schulen und anderen Ausbildungsstätten verbreiteten Philosophie nicht berücksichtigt oder gar zugelassen sind. Deshalb ist der Tod für Menschen, die nach der Philosophie des Materialismus leben, auch so schwer anzugehen.

Da eine Schwingung immer schwingt, gelangt sie automatisch von der einen in die andere Phase. Tod und Zeugung sind damit nur ein Phasenwechsel und weder ein Ende noch ein Anfang. Der Tod gehört zum Leben, wie das Wasser zum Eis.

Seelengespräch mit Eva

Eva leidet (litt) seit Jahrzehnten unter Rückenmarksvereiterung, die tödlich ausgegangen wäre, wenn man sie nicht mit starken Medikamenten am Leben erhalten hätte. 15 Jahre hielt sie ständige starke Schmerzen aus, bis sie eine Heilpraktikerin kennenlernte, mit der ihre Bewusstseinserweiterung begann. Das führte zur Abkehr von der Schulmedizin und zu vielen Jahren Schmerzfreiheit, bis sie nach dem Tod ihres Vaters wieder zurück in ihr Elternhaus zog und die Schmerzen plötzlich wiederkehrten. Nachdem sie in meinem Seminar war, erfolgte dieses Gespräch.

> Hinweise auf Ziffern in den Kommentaren beziehen sich auf die nummerierten Aussagen des Dialogs in der linken Spalte.

Eva (E), Clemens Kuby (K)			Mein Kommentar
1.	**K:**	Deine Mutter ist krank, sagst du.	
2.	**E:**	Meine Mutter hat Leberkrebs. Es geht ihr sehr schlecht, und oft meint sie, jetzt ist es so weit, jetzt stirbt sie. Viele Nächte habe ich bei ihr oben in der Wohnung verbracht und immer wieder Notarzt und Krankenhaus.	Die Formulierung »jetzt ist es so weit« lässt ahnen, welches schlechte Verhältnis zum Tod besteht. Darauf muss man eingehen, wobei wir das Thema über die Person angehen, die spricht, und nicht über Dritte.
3.	**K:**	Wenn sie sagt, sie stirbt, was denkst du dann?	Deshalb geht es um Eva und dann erst um ihre Mutter, auch wenn die Probleme so verquickt sind wie hier zwischen Mutter und Tochter.
4.	**E:**	Da bin ich jedes Mal mitgestorben. Es hat mich all meine Kraft und Energie gekostet, weil ich selber krank bin.	
5.	**K:**	Was hast du?	

6.	**E:** Eine Osteomyelitis, das ist eine Knochenmarksvereiterung.	Ein dramatisches Symptom – also muss dahinter auch ein dramatischer Konflikt liegen.
7.	**K:** *Knochen – Marks – Eiterung.* So nennt man das auf Deutsch?	
8.	**E:** Ja.	
9.	**K:** Eiterung? Das ist ja schon die Folge von etwas? Was war der Grund dafür?	Der direkteste Weg zur Ursache eines Problems geht immer vom Symptom aus.
10.	**E:** Ein Autounfall.	
11.	**K:** Und was war der seelische Grund dafür?	So direkt kann ich bei E. fragen, denn sie kennt meine Arbeit schon seit einer Weile.
12.	**E:** Damals? Der seelische Grund? Den weiß ich nicht. Ich hatte einen Freund, der ganz fürchterlich wild fuhr, und ich hatte so unglaubliche Angst, wir könnten einen Unfall haben. Und wir hatten dann auch einen Unfall. Meine Knochen waren gebrochen.	Trotz Praxis im *Seelenschreiben* stellen sich einem immer wieder Herausforderungen für die eigene Bewusstseinsentwicklung, bei denen man sich wieder wie ein Anfänger fühlt.
13.	**K:** Daher kommt die Knochenmarkseiterung?	
14.	**E:** Die kam durch das Nageln. Es war ein geschlossener Bruch, der genagelt wurde.	
15.	**K:** Ach so.	
16.	**K:** Ist der Nagel jetzt raus?	
17.	**E:** Ja, ja, schon lange.	
18.	**K:** Dann ist ja die Eiterquelle behoben?	

19.	**E:** Nein, eben nicht. Das ging jahrelang weiter. Immer wieder ist es aufgeflammt und mit großen Schmerzen einhergegangen.	Eva hat deshalb jahrzehntelang gelitten. Zunächst 3 Monate Klinik und dann 15 Jahre auf Krücken mit starken Schmerzen. Mit Homöopathie kam es zur Linderung. 10 Jahre ging es gut. Als sie zurück ins elterliche Haus zog, flammten die Schmerzen wieder auf.
20.	**K:** Also die geistige Verbindung ist sozusagen immer noch da, obwohl es auf der physischen Ebene gereinigt worden ist.	
21.	**E:** Ich dachte, dass es gereinigt ist. Man hat mir aber gesagt, damit werde ich nie gesund. Das werde ich nie mehr los. Ich habe aber gesagt, das glaube ich nicht.	Wenn man nicht das geistig-seelische Menschenbild besitzt, um an die Ursache zu gelangen, betreibt man ein Leben lang hilflose Symptombekämpfung mit chemischen Kampfmitteln. Daraus kann keine Gesundheit erwachsen.
22.	**K:** Gereinigt wäre es doch erst, wenn die Seele keine Angst vor dem Tod mehr hätte.	
23.	**E:** Das war mir damals gar nicht bewusst, dass es um Angst vor dem Tod geht.	
24.	**K:** Aber heute.	
25.	**E:** Heute? ------ Ja!!!	Ein solches schnelles Verständnis kann man nur von jemand erwarten, der schon eigene Erfahrungen im geistigen Heilen gemacht hat wie Eva.
26.	**K:** Kann das sein, dass das Knochenmark auf Todesängste reagiert oder ist das völlig an den Haaren herbeigezogen?	
27.	**E:** Ich habe diese Verbindung noch nicht gesehen, aber möglich ist es schon, weil durch die Krankheit der Mutter diese Angst immer da ist. Ich bin mit ihr in diese Angst hineingegangen.	Dass sie mit dem Leid der Mutter jedes Mal in Todesangst gerät, hat sie schon bei Schritt 4 gesagt.

28.	**K:**	Genau. Und damals bist du mit deinem Freund in dieser Angst gewesen. Also muss man sich anschauen, was macht den Tod so furchtbar, dass man gleich bis ins Knochenmark erschüttert ist. Das geht ja tief. … Man sagt doch: *Das trifft mich …*	Statt der lateinisch/medizinischen Krankheitsbezeichnungen ist es wesentlich bewusstseinsfördernder, der Bedeutung der deutschen Bezeichnung nachzugehen, um an die Ursache von Evas Problem zu gelangen.
29.	**E:**	*… bis ins Mark.*	
30.	**K:**	*… bis ins Mark.* Da haben wir es.	
31.		*Die Volksweisheit kennt viele Sprüche, die die geistige Ursache eines Symptoms offenlegen. Solche Weisheiten können uns helfen, die eigene, persönliche Geschichte zu finden. Es gibt ja keine einzige Krankheit ohne eine tatsächliche seelische Verletzung. Und diese Szene brauchen wir, um sie umschreiben zu können.*	
32.	**K:**	Geh doch mal in das Gefühl rein, wenn du jetzt deine Mutter besuchst. Wie läuft das ab? Sitzt sie da im Bett?	Um intuitiv in eine konkrete Szene einzusteigen, hilft es, dass der Klient die Augen schließt und (während einer Gruppensitzung) die Anwesenden im Kreis sich durch Händegeben mit ihm verbinden. Das steigert die Konzentration.
33.	**E:**	Ich klopfe. Sie will das zwar nicht, aber ich klopfe.	
34.	**K:**	Was sagst du? Warum du kommst?	
35.	**E:**	*Wie geht's dir? Was machst du? Alles in Ordnung?*	
36.	**K:**	Und sie sagt?	
37.	**E:**	*Ich hab so Kopfschmerzen, es tut so weh.* Ich denke, unglaublich, wie hält sie das aus? Ich weiß, wie entsetzlich es ist, wenn man ständig Schmerzen hat.	

38.	**K:**	Dann sag doch mal: *Mama, willst du nicht lieber sterben?*	Da die Schritte 2, 4, 12 und 27 das Thema *Tod* vorgeben, ist es legitim und notwendig, mit einer Provokation zu versuchen, das Tabu zu öffnen.
39.	**E:**	Das soll ich jetzt sagen????	
40.	**K:**	Um zu testen, was dann passiert. Du denkst doch sowieso dauernd, sie könnte sterben.	
41.	**E:**	»Mama, willst du nicht lieber sterben?«	Es ist ganz entscheidend, den Klienten laut aussprechen zu lassen, was seinen Knoten öffnen könnte. Nur so findet man heraus, ob man an der richtigen Stelle des Knotengewirrs den Faden zieht.
42.	**K:**	Wie fühlst du dich dabei, wenn so ein Satz durch den Raum geht?	
43.	**E:**	Ich hab das Gefühl, dass ich sie am Leben halte oder am Sterben hindere.	
44.	**K:**	Oh! Dann mach nochmal die Augen zu und stell sie dir vor. … Wie weit sitzt sie von dir jetzt weg?	
45.	**E:**	So eineinhalb Meter.	
46.	**K:**	Was ist zwischen euch?	
47.	**E:**	Ein Tisch.	
48.	**K:**	Okay, sie sitzt da, und du sagst ihr jetzt deinen Satz: *Mama, ich glaube, ich hindere dich am Sterben.*	
49.	**E:**	»Mama, ich glaube, ich hindere dich am Sterben.«	Das konkrete Setting – die konkrete Szene, in der sich Eva jetzt befindet – macht es möglich, wie in einer systemischen Aufstellung die Wahrheit der ausgesprochenen Konfliktpotenziale zu überprüfen.
50.	**K:**	Was macht ihr Gesicht, wenn du diesen Satz sagst?	
51.	**E:**	Es passiert nicht viel. Das ist nichts, womit ich sie irgendwie erschüttern könnte.	

52.	K:	Nein? Sie denkt: *Das ist in Ordnung. Du hast recht?*	Auf der Seelenebene, auf der wir uns hier befinden, sind auch die Seelen der am Prozess beteiligten Personen ein offenes Buch, so wie die eigene Seele.
53.	E:	*Du wirst es dann schon können,* denkt sie. Ich habe letztens zu ihr so was Ähnliches gesagt, darauf sagte sie: *Du wirst dich daran gewöhnen.*	
54.	K:	An was?	
55.	E:	*An das, wenn ich nicht mehr da bin.*	
56.	K:	Ja, dann frage sie: *Wann willst du das machen? Wie lange muss ich noch warten?*	Da der Tod zu den größten Tabus unseres Lebens gehört, muss ich stark provozieren, um ihn ans Licht zu holen.
57.	E:	*Wie lang muss ich noch warten?* So was kann ich gar nicht sagen, weil ich merke, ich will nicht, dass sie stirbt.	
58.	K:	Ah ha, sie darf also doch nicht sterben. Dann sind das hier ja alles die falschen Sätze. Dann sag doch: *Mama, bitte stirb nicht.* Deine wahren Gefühle, die müssen jetzt raus.	
59.	E:	Ist das nicht eine Lüge, wenn ich das sage?	Man sieht, in welche Qualen uns dieses Tabu stürzt. Kein Mensch weiß, ob er den Tod lieben oder ihn hassen soll. Das kommt daher, weil wir einer rein materialistischen Philosophie anhängen.
60.	K:	Nein! Du sagst das, was du wirklich empfindest. Wenn das nicht stimmt, was wir gerade getestet haben, dann sag: *Mama, ich hab Angst, dass du stirbst.*	
61.	E:	»Mama, ich habe Angst, dass du stirbst. Bitte stirb nicht.«	
62.	K:	Was sagt sie darauf?	
63.	E:	*Ich bin aber schon so alt und so krank.*	

64.	K:	Wie verträgt sich das? Einerseits willst du ihr sagen, Mama, ich glaub, ich hindere dich am Sterben, gleichzeitig sagst du aber, ich will nicht, dass du stirbst?	Könnten wir uns mit unserer Seele vollständig identifizieren, wäre der Tod nichts.
65.	E:	Das ist es ja, warum ich das Gefühl habe, ich hindere sie, weil ich nicht will, dass sie stirbt. Damit hindere ich sie am Sterben.	
66.	K:	Also, was wäre die Lösung?	
67.	E:	Dass ich sie loslasse und in meine Kraft gehe.	
68.	K:	Probier das mal: Sitzt du noch in dem Sessel ihr gegenüber, und der Tisch ist zwischen euch? Gut. Dann sag ihr, *Mama, ich lass dich jetzt …*	Loslassen ist schön und gut, aber das bedarf einer Aktion und klarer Worte, sonst bleibt es bei einem theoretisch gewünschten Vorsatz, der keine Wirkung hat.
69.	E:	… *los!!*	
70.	K:	Geht das, wenn du das sagst?	
71.	E:	*Mama, ich lass dich jetzt los.* Nein, das geht irgendwie nicht.	
72.	K:	Wenn das auch nicht geht, dann hat es auch keinen Sinn, es zu wollen. Was willst du dann? Soll sie sterben? Soll sie nicht sterben? Das müssen wir jetzt unbedingt klären.	
73.	E:	Das liegt nicht in meiner Hand, jemand anderem zu sagen, ob er sterben soll oder nicht.	
74.	K:	Das ist doch deine Mutter! Wenn sie nur noch für dich lebt, dann musst du ihr das sagen.	

75.	**E:** »Mama, von mir aus darfst du sterben.«	Es ist wichtig, aufkommende Trauer daraufhin zu untersuchen, auf welcher Philosophie sie fußt. Die Trauer offenbart sehr deutlich die Schwäche des Gefühls der seelischen Verbundenheit und zwar nicht bezogen auf die Zeit nach dem Tod, sondern auf die Zeit vorher. Es ist deshalb heilsam, zu Lebzeiten einen starken Seelenkontakt herzustellen. Der wiederum zeigt sich am deutlichsten im Menschenbild, das der Heilung zugrundeliegt.
76.	**K:** Wie fühlt sich das an? Stimmt das?	
77.	**E:** Ja, es stimmt schon, aber es macht mich so furchtbar traurig.	
78.	**K:** Dann kann sie nicht sterben, dann stimmt es nicht. Dann ist es doch wieder die andere Seite: *Mama, bitte stirb nicht.* Wie lösen wir das? Vielleicht gehst du mal um den Tisch rum. Vielleicht bietet das eine Chance?	
79.	**E:** Dass ich mich zu ihr rübersetze?	Damit die geistigen Prozesse wirken, müssen sie in das konkrete Setting der Realität eingebunden werden, sonst wirken sie nicht stark und bieten keine differenzierte, genaue Analysemöglichkeit, um an die wahre Ursache zu gelangen bzw. um die Ursache dann umzuschreiben.
80.	**K:** Ja.	
81.	**E:** Ich sitze jetzt mit ihr auf der Couch.	
82.	**K:** Wo hast du sie? Links oder rechts?	
83.	**E:** Rechts, und ich gebe ihr beide Hände.	
84.	**K:** Stell sie dir genau vor.	
85.	**E:** Sie sitzt aufrecht mir zugewandt.	
86.	**K:** Was hat sie an?	
87.	**E:** Einen blauen Pullover.	
88.	**K:** Also, sie ist dir zugewandt, und ihr haltet euch an beiden Händen. Welchen Satz kannst du ihr jetzt sagen?	

89.	**E:**	»Mama, wenn du stirbst, bitte besuch mich ab und an.«	Ein großer Teil des Tabus ist nun schon gelöst.
90.	**K:**	Ja, gut! Was antwortet sie darauf?	
91.	**E:**	*Ich werde immer auf dich schauen.*	
92.	**K:**	Ich werde immer auf dich *schauen.* Wie ist das?	
93.	**E:**	Schööööön!!!!!!	Jetzt, nachdem wir die erste Wand des Tabus *Tod* durchstoßen haben, gelangen wir an die den Tod übergreifenden Gefühle. Dahin führt uns die Seele des Klienten von selbst. Das sollte sich kein Therapeut anmaßen. Wenn dieser Bereich nicht vom Klienten selbst erschlossen wird, wird er immer ein unsicheres Gefühl zu diesen Erkenntnissen behalten, wodurch dann die Kraft für die Heilung fehlt.
94.	**K:**	Sie sagt, sie ist mit dir *immer* verbunden. Warum ist es bei dir nur *ab und an*? Was brauchst du, damit du mit ihr auch immer verbunden bist?	
95.	**E:**	*(leidend) Mama, gib mir von deiner Kraft.*	
96.	**K:**	Wo ist denn deine Kraft?	
97.	**E:**	Mein Denken ist wohl so, dass meine Kraft weg ist, wenn sie stirbt.	
98.	**K:**	Woher kommt denn dieser Gedanke?	Es ist für mich immer wieder erstaunlich, mit welcher Treffsicherheit die Seele den Weg zur Ursache des Leidens weist.
99.	**E:**	Vielleicht war ihre Kraft weg, als ihr das Liebste starb.	
100.	**K:**	Wie, als ihr Mann starb?	Als *Mental-Healing*-Begleiter braucht man die Biografie des Klienten nicht zu kennen, aber die ursächliche Szene für den bisher ungelösten Konflikt muss man verstehen können.
101.	**E:**	Nein, ihr Bruder.	
102.	**K:**	Ihr Bruder war ihr Liebster? Hast du das miterlebt?	
103.	**E:**	Nein, ich kam kurz danach auf die Welt.	
104.	**K:**	Woher weißt du das dann?	
105.	**E:**	Weil sie mir das erzählt hat.	

106.	**K:** Wie lange danach kamst du?	Da niemand an etwas Abstraktem erkrankt, sondern immer an einer konkreten Erfahrung, muss – vor allem für den Klienten – diese konkrete Kränkung und Verletzung ins Bewusstsein gelangen, wann, wo und wie ist sie geschehen, damit sie geheilt werden kann.
107.	**E:** Ein Jahr später.	
108.	**K:** Dann ist sie erst nach seinem Tod schwanger geworden?	
109.	**E:** Ja.	
110.	**K:** Es wäre doch schön, du könntest ihr, bevor sie stirbt, die Sorge um ihren Bruder nehmen. Wie hieß ihr Bruder?	
111.	**E:** Karl.	
112.	**K:** Wenn du ihr sagst: *Wir bleiben genauso verbunden, wie du mit Karl verbunden bist.* Glaubt sie das?	
113.	**E:** Keine Ahnung.	Wenn Evas Mutter das glauben würde, wäre Eva nicht krank. Das entschlüsselt sich jetzt aber ganz von selbst.
114.	**K:** Dann spreche doch erstmal mit ihr über Karl, damit sie seinen Verlust überwindet. Sonst wiederholt sich das bei dir.	Wie man über den Tod denkt, wird entscheidend geprägt von dem, wie die Eltern über den Tod denken (oder dachten). Wie man ihn dann mit ihnen erlebte, so erlebt man ihn dann auch selbst, außer man hat zwischenzeitlich eine Bewusstseinsentwicklung erfahren (meistens durch Leid).
115.	**E:** Ich habe immer das Gefühl gehabt, ich bin für ihn gekommen, als Ersatz, weil er weg war.	
116.	**K:** Also muss das zuerst gelöst werden. Solange das mit Karl noch Thema ist, kann sie nicht sterben. Du hast vollkommen recht, dadurch fehlt dir was von deiner Kraft. Was kann man da machen? Wie bekommt sie den Glauben, dass sie mit Karl genauso verbunden ist, wie sie mit dir verbunden bleibt?	

117.		*Für das Verbundenheitsgefühl untereinander, auch für die Zeit nach dem Tod, besitzen die Menschen von jeher verschiedene Glaubenskonzepte, von denen ihre Kulturen geprägt sind. Wir glauben einfach an das Konzept, das uns die beste Lösung in unserem Heilfilm für alle Beteiligten bietet.*	
118.	K:	Als Karls Ersatzperson bist du natürlich nicht in deiner Kraft. Könntest du dir vorstellen, dass du Karl bist?	Diese Frage ist provokant und heikel zugleich. Da das Bewusstsein von der Kontinuität der Seele bei uns so stark verkrustet ist, gehe ich hier das Risiko ein, dass der Klient sich innerlich von mir abkehrt. Im Fall von Eva weiß ich aber, dass ihr der Wiedergeburts-Gedanke nicht neu ist.
119.	E:	Der Gedanke hat mich gerade das erste Mal überkommen.	
120.	K:	Das wäre doch unglaublich. Dann wäre ja gar nichts kaputt. Oder? Sag es deiner Mutter. Sie sitzt noch immer neben dir auf dem Sofa. *Ich bin Karl. Schau mich an.* Da fallen ihr doch die Augen aus?	
121.	E:	Mmmh?!	
122.	K:	Und wenn du nur zu ihr sagst: *Wie wäre es, wenn ich Karl wäre? Wenn ich dein geliebter Bruder Karl wäre, der bei dir wieder inkarniert hat? Wie wäre das für dich?*	Klüger ist es in jedem Fall, für die Einführung des geistig-seelischen Menschenbildes den Konjunktiv zu verwenden; das Vorleben als bedenkenswerte Hypothese in den Raum zu stellen.
123.	E:	»Mama, wenn ich dein geliebter Bruder Karl wäre, der bei dir wieder inkarniert hat, wie wäre das für dich?« (*Pause*) *Wunderschön!!!*	
124.	K:	Das sagt sie? Dann umarme sie doch mal. Es ist so schön, wenn wir das glauben können. Warum sollen wir es nicht glauben? Wir glauben doch so Vieles.	Da Beweise für Wiedergeburt auf der rationalen Ebene immer nur als subjektive Wahrheiten verstanden werden, ist es entscheidend, kein Dogma diesbezüglich entstehen zu lassen.
125.	E:	Ja, stimmt eigentlich.	

126.	**K:**	Du bist nach seinem Tod erst gezeugt worden. Das passt doch.	Es geht für den *Mental-Healing*-Begleiter immer nur darum, welches Bewusstsein heilt.
127.	**E:**	Ja.	
128.	**K:**	Wie fühlst du den Karl?	
129.	**E:**	Ich habe nichts gegen ihn, aber ich habe mir immer gedacht, ich bin halt bloß die zweite Garnitur.	Ein Mensch mit Knochenmarksvereiterung zeigt ganz klar, dass ihm seine Lebenskraft schon im Kern (im Innersten seiner Knochen) fehlt. So etwas muss einen tiefen Grund haben, und »tief« bedeutet einen Grund, der am Anfang des Lebens liegt, wofür die Ursache zwangsläufig nicht in diesem Leben zu finden ist.
130.	**K:**	Ob du nun seine Inkarnation bist? Oder ob das seelisch ist? Wie auch immer. Auf jeden Fall brauchen wir die Vorstellung, wenn einer aus seinem Körper herausgeht, ist das nicht sein Ende.	
131.	**E:**	Ja, ich glaube, das wäre sehr schön für sie, zu wissen, dass ich das bin.	
132.	**K:**	Und wie fühlst du dich dabei?	
133.	**E:**	Eigentlich gar nicht so schlecht.	
134.	**K:**	Du, Karl, hast zu deiner Schwester damals gesagt: *Komm, das ist nicht so schlimm, ich bin gleich wieder bei dir. Wenn du ein Kind kriegst, bin ich es. Zwar nicht als Junge …* Warum bist du dann als Mädchen gekommen?	
135.	**E:**	Vielleicht, weil meine Mama lieber ein Mädchen haben wollte.	
136.	**K:**	Also hast du es ihr zuliebe getan? Wusste Karl schon, dass seine Schwester gerne ein Mädchen hätte? Hat er deshalb gedacht: *Okay, dann komme ich halt als Mädchen wieder.*	

137.	**E:**	Auch meine Schwester wollte lieber eine Schwester.	Die karmischen Verbindungslinien sind nicht weniger kompliziert als die biologischen Verwandtschaftslinien in einem Stammbaum. Da meistens geistige (karmische) Abstammung und biologische Abstammung zusammenfallen, muss man sich die Verhältnisse sehr klarmachen, damit einem der ursächliche Konflikt deutlich wird.
138.	**K:**	Also hätte Karl schon ein Mädchen sein sollen.	
139.	**E:**	Ja.	
140.	**K:**	Dann hast du ja was richtig gemacht. Oder wärst du lieber ein Mann geworden?	
141.	**E:**	Nein!	
142.	**K:**	Wenn du das mit deiner Mama klärst, dass das alles mit dem Tod von Karl kein Drama ist, weil du die Kontinuität bist, dann ist es auch kein Drama, wenn sie geht. Das Leben geht immer weiter – seelisch. Der einzelne Körper, der muss gehen, der ist aber auch verbraucht. Schau ihren Körper an; sie kriegt einen neuen. Ist doch auch schön, oder?	
143.	**E:**	Ja.	
144.	**K:**	Also: Seelisch bleibt ihr verbunden. Du bist die Kontinuität von Karl. Hat das Kraft oder ist dir das alles viel zu fiktiv?	Es ist immer wieder wichtig, dem Klienten die Chance zu geben, auf die Bremse zu treten, wenn das Weltbild sich zu schnell für ihn ändert.
145.	**E:**	Das hat schon Kraft, weil ich mich diesmal nicht aus meinem Leben davongeschlichen habe, wie als Karl damals. Ich habe meine Krankheit überlebt. Und so gesehen hat das sogar sehr viel Kraft.	Hier beginnt ein neuer Prozess: Aus welcher Ursache ist Eva in ihrem Vorleben als Karl so früh gestorben? Bevor man aber eine solche neue Baustelle aufmacht, muss man sich fragen, ist dort eine Heilung für das heutige gesunde Leben von Eva notwendig?
146.	**K:**	Dann gib ihr doch mal die Hände und sag: *Mama, wir glauben jetzt an Wiedergeburt, einfach weil es uns nützt, egal, ob es stimmt.*	

147.	**E:**	»Mama, wir glauben jetzt an Wiedergeburt, weil uns das einfach nützt und weil ich auch glaube, dass es stimmt.«	Wenn Evas Gesundheit sich mit diesem Prozess vollkommen einstellt, ist alles erreicht. Meistens kommt die Antwort auf eine solche Frage der Betroffenen plötzlich von ganz alleine und damit auch die Erkenntnis, dass mit der jetzt erreichten Harmonisierung ihres Lebens auch der Konflikt in Karls Leben bereinigt ist.
148.	**K:**	Und was sagt die Mama zu diesem Gedanken?	
149.	**E:**	Sie lacht.	
150.	**K:**	Wie geht es ihr dann? Sind die Kopfschmerzen weg?	
151.	**E:**	Ja.	
152.	**K:**	Das ist doch gut. Wenn sie sich über den Tod nicht mehr den Kopf zerbrechen muss, weil der eh nichts bedeutet, sondern nur ein Aggregatswechsel ist wie für dich auch, dann ist doch alles in bester Ordnung. Es wird deinen Kindern mit dir genauso gehen. Warum jedes Mal das Drama hochkommen lassen?	
153.	**E:**	Das sagst du so, aber wenn es so weit ist, dann kommt es halt doch hoch. Darum sitze ich ja hier.	Aus der Praxis gesehen, hat Eva recht.
154.	**K:**	Du identifizierst dich ab sofort mehr mit deiner Seele als mit deinem Körper. Nur darum geht's.	Für die Orientierung der Gefühle ist die Philosophie maßgebend.
155.		*Sich hauptsächlich mit seinem Körper zu identifizieren macht Angst, denn der Körper vergeht, aber die Seele bleibt. Sie ist ohne Anfang und ohne Ende. Sich mit ihr zu identifizieren, entspannt und nimmt dem Tod seinen Schrecken.*	

156.	**K:**	Du sagst: *Mama, ich liebe deine Seele, ich liebe dich als geistig-seelisches Wesen und du mich auch.* Dass wir hier im Körper zusammensitzen können, ist einerseits eine Einschränkung, weil wir nur im dreidimensionalen Raum und in der linearen Zeit miteinander umgehen können – das bietet zwar auch enorme Möglichkeiten etwas zu realisieren –, aber geistig-seelisch, da ist die Welt offen.	
157.	**E:**	Ja und wie!!	
158.	**K:**	Du kannst dir nun ein Bild von Karl neben deins stellen und damit das Todesdrama für alle Beteiligten als gelöst täglich betrachten.	Rituale zur Festigung seines Glaubens sind von größter Bedeutung. Hat sich der eigene Glaube verändert, ist es ratsam, dafür auch neue, entsprechende Rituale zu finden.
159.	**E:**	Mach ich.	
160.	**K:**	Gibt es einen Vater?	Die Frage nach den weiteren Bezugspersonen ist für jeden Heilungsprozess essenziell. Denn dort können immer noch Konflikte lagern, die auf die erreichte Harmonisierung (Heilung) großen Einfluss haben und für den Erfolg mit einbezogen werden müssen.
161.	**E:**	Ja.	
162.	**K:**	Was würde der zu dem Ganzen sagen?	
163.	**E:**	Ich könnte mir vorstellen, dass das für ihn eine Erleichterung wäre.	
164.	**K:**	Warum? Was war so schwierig für ihn?	
165.	**E:**	Dass sie so auf den Karl fixiert war und später dann auf mich.	
166.	**K:**	Und er? Welche Rolle hat er gespielt? Kam er erst hinter Karl?	

167.	**E:** Ja, das kann ich mir vorstellen. Aber nicht aus bösem Willen. Es war halt damals nach dem Krieg so: Sie kam mit ihrem Bruder weg von Zuhause, dann war nur er noch Heimat. Er war das Einzige, was ihr geblieben war.	Hier entsteht wieder eine neue Baustelle, die auch mit der Baustelle *Karl* zu tun haben kann. (Schritt 145) Wenn Eva sich selbst dadurch nicht betroffen fühlt, so ist das aber u.U. ein Thema für die Gespräche mit ihrer Mutter zur Sterbeerleichterung.
168.	**K:** Wenn ihr nun spürt, dass du seine Kontinuität bist, dann läufst du nicht mehr durchs Leben mit dem Gefühl, die zweite Garnitur zu sein.	Prozesse wie dieser sind immer unter einem ganz pragmatischen Gesichtspunkt zu führen: Der Klient soll gesund werden. Weiterführende Neugierde ist nicht erforderlich und führt oft ins Uferlose und Verwirrende. Das sollten wir uns ersparen. Wir haben genug zu tun, um die anstehenden Hausaufgaben zu erledigen.
169.	**E:** Das ist ein sehr freundlicher Gedanke, mit der Kontinuität, dass ich das bin.	
170.	**K:** Es geht nur darum, dass dieser Gedanke deinem Gefühl nützt.	
171.	**E:** Ich weiß.	
172.	**K:** Es geht nicht darum, ob es wahr ist oder nicht wahr ist. Sondern es geht nur darum, ob du es emotional annehmen kannst. So wie einen starken Film. *Mama, jetzt können wir uns richtig umarmen. Auch du kommst wieder. Wir bleiben seelisch verbunden.*	
173.	**E:** Das ist ein wunderschönes Gefühl.	Die Umschreibung muss Spaß machen, denn gesund zu sein, macht Spaß.
174.	**K:** Jetzt stell dir noch mal vor, du gehst zu ihr hoch und schaust nach ihr, klopfst, machst die Tür auf und sagst: *Hallo, hier ist Karl.*	
175.	**E:** *Was?* … (sagt Mutter)	
176.	**K:** … *Karl wieder da?* (fragt die Mutter)	

177.	E:	Ja, er war schon immer wieder da. Mama, da gibt es keinen Unterschied, das Leben geht weiter, Mama.	
178.	K:	Sag ihr: Freu dich auf die nächste Etappe. Wir können uns darüber unterhalten: Wo du inkarnieren willst, wie du inkarnieren willst, was du im nächsten Leben machen willst. Ob du wieder als Mädchen auf die Welt kommen willst oder ob du auch das Geschlecht wechseln möchtest, so wie ich? Was hast du vor?	Eine Umschreibung ist erst komplett, wenn der Humor nicht zu kurz kommt. In jedem Witz steckt Wahrheit. Mit Witz lässt sich sehr oft wesentlich leichter an die Wahrheit gelangen als mit Analyse – gerade was den tief intuitiven Bereich angeht, wie das Sehen der Zukunft.
179.	E:	*Das nächste Mal komme ich als Mann.*	
180.	K:	Oh ha! Und wo? Wieder in Deutschland? Oder wo will sie als Mann hin?	
181.	E:	*Nein, da komm ich nach China.*	
182.	K:	Wieso denn nach China?	
183.	E:	*Weil ich immer schon so gerne Reis gegessen habe.*	
184.	K:	Prima, lass sie darüber fantasieren, was sie alles im nächsten Leben machen würde. Wenn du schon so dezidierte Meinungen hast, dann kommt ganz viel dabei raus.	
185.	E:	Das kam mir jetzt so spontan. Ich werde sie fragen.	

186.	**K:**	Und schreib das bitte alles mit, was sie sagt, und lies ihr es dann immer wieder vor und frag weiter: *Was wäre dein Traum, was wäre deine Vision?* Wenn alles klar ist, dann kannst du ihr am Schluss sagen: *So, und dafür wünsch ich dir alle Gute, und meld dich mal, wenn du so weit bist.*	Das Schreiben ist keine Schikane, es ist die Basis für Bewusstseinsentwicklung, denn das Bewusstsein entwickelt sich durch Reflexion, und das Papier bietet uns eine hervorragende Möglichkeit, unsere Erkenntnisse zu reflektieren.
187.	**E:**	Ja. »Mama, dafür wünsch ich dir alles Gute, und meld dich, wenn du so weit bist.« Das fühlt sich sehr friedlich an.	
188.	**K:**	Und wie geht es dir dabei?	
189.	**E:**	Meinem Seelenheil geht es gut.	
190.	**K:**	Und wenn du daran denkst, sie macht es wahr, sie stirbt und sucht sich einen neuen Platz?	
191.	**E:**	Dann darf ich weinen, weil ich traurig bin, und sie trotzdem gehen lassen.	
192.	**K:**	Und wie fühlst du dich, wenn die Mama nicht mehr über dir ist? Weder körperlich noch in deinem Geist?	Evas Mutter hat nicht nur die Wohnung über ihr, sondern diesen Platz auch energetisch, geistig-hierarchisch eingenommen (gehabt).
193.	**E:**	Ich darf mich freuen, weil ich es alleine genauso gut kann. Weil ich es immer auch alleine konnte.	
194.	**K:**	Und wie bringst du es deinen Kindern bei, wenn die Oma stirbt? Kannst du mit ihnen darüber reden, sodass die das auch so verstehen?	Wir sollten nie vergessen, dass das Menschenbild, mit dem wir durch das Leben gehen, in den ersten Lebensjahren geprägt wird. Durch die Umwelt (Schule, Freunde, Fernsehen) besitzen die Kinder meistens schon mit 8 Jahren ein gefestigtes biochemisches mechanisches Menschenbild.

195.	E:	Ja, ich denke, dass ich ihnen das gut vermitteln kann.	Will ich das als Eltern ändern, muss ich die Kinder konkrete, andere Erfahrungen machen lassen. Theoretisch lässt sich diese Entwicklung nicht wirksam lenken.
196.	K:	Soll sich doch die Oma mit ihnen darüber unterhalten und ihnen zeigen: Schaut mal, mein Körper, der ist nicht mehr so richtig fit, er wird immer leerer, und jetzt brauche ich nur noch einen guten Grund, den zu wechseln. Dann sind die Kinder nämlich auch nicht traurig, wenn's passiert. Die Kinder verstehen das noch viel leichter.	
197.,	E:	Ja, das kann ich mir auch gut vorstellen.	
198.	K:	Ihr könnt ja zusammen mit der Oma fantasieren, wie das Leben in China aussieht. Dann habt ihr nach ihrem Tod einen guten Grund, mal dorthin zu fahren. Auf der Seelenebene bleibt die Oma aber gleichzeitig bei euch, denn sie liebt euch ja. Man kann mit dem Tod viel Spaß haben, wenn man eine entsprechende Philosophie besitzt.	
199.	E:	Es fühlt sich auch nicht mehr als Drama an. Es fühlt sich in Fülle an. Es fühlt sich richtig froh an.	
200.	K:	Atme dieses Gefühl ganz tief ein – ganz tief.	Ist man so weit gekommen, dass die neue Wirklichkeit zu einem Gefühl wurde, ist es wichtig, sie gut zu verankern, damit die Wirklichkeit wirkt.

201.	E:	Ich merke jetzt, wie mich das ganz macht. Wie mich das richtig ganz macht. Wie mir das Kraft gibt. Ich spüre, welche Freude und Erleichterung auch bei ihr einkehrt, dass Karl nicht weg und tot ist, sondern hier drin. *(Sie zeigt auf sich.)* Ich habe jetzt das Gefühl, der Knoten, *Ich will nicht, dass du stirbst*, ist gelöst.	Dieser Moment des Fühlens der neuen Information bildet unmittelbar die neuen Synapsen, die wiederum über die Botenstoffe das gesamte Zellverhalten regulieren.
202.	K:	Du bist ein Kontinuum.	
203.	E:	Das ist schon ganz schön mutig von mir, gleich noch mal hier zu inkarnieren.	Was Eva damit meint, betrifft das weiterführende Projekt (Schritt 145 und 167).
204.	K:	Es war sehr liebevoll von dir gedacht. Du wolltest ihr den Verlust-Schmerz nehmen. Nur, wenn das Bewusstsein dazu nicht da ist, hilft die ganze Maßnahme nichts.	Es ist beglückend zu sehen und zu spüren, welche enormen Entwicklungsmöglichkeiten sich uns mit dem geistig-seelischen Weltbild bieten (Schritt 157).
205.	E:	Ich bin tief bewegt und gerührt.	
206.	K:	Du kannst die Tränen ruhig laufen lassen.	
207.	E:	Dass es mich so berührt, hätte ich nicht gedacht.	
208.	K:	Nimm die Mama in den Arm und sage: *Mama, alles ist gut, denn wir lieben uns.*	
209.	E:	»Mama, alles ist gut und wir lieben uns.« Ich sehe jetzt, wie sich die immer gleichen Geschichten in diesem Bild förmlich lösen – auflösen.	

210.	K:	Lass dir von ihr noch mal erzählen, wie das war, als Karl starb, und was sie in der Phase, bis sie wieder schwanger war, gedacht hat. Dann kommen oft so Sätze wie: Daran habe ich auch schon gedacht gehabt, aber so einen Gedanken, den verdrängt man ja gleich wieder, weil er nicht in unser gesellschaftliches Denken passt. Das geht vielen so. Man hat dafür keine Gesprächspartner. Aber ihr könnt euch jetzt ausführlich darüber unterhalten, oder?	In diesem Gespräch kommen wahrscheinlich die Punkte (Schritte) 145 und 167 von ganz allein hoch. Die beste Sterbebegleitung besteht darin, so viele ungelöste Konflikte wie möglich anzusprechen und zu befrieden. Dazu dient das Aufschreiben und Wieder-Vorlesen. Je mehr Konflikte vor dem Tod gelöst sind, desto freier und souveräner kann der Mensch sich seine Wiedergeburt aussuchen.
211.	E:	Ja, ich glaube schon, dass sie das tut.	
212.	E:	Mit diesem Bild bekommt jetzt alles so eine andere Wendung.	
213.	K:	Fabelhaft.	
214.	E:	Die Dinge werden klar und lösen sich auf, das ist unglaublich, das ist sehr schön.	
215.	K:	Jetzt kannst du auch darüber nachdenken, was Karl eigentlich in seinem Leben wollte und warum er so früh gegangen ist. Du könntest einen Brief an Karl schreiben und dir von ihm einen schreiben lassen. Damit regulierst du nicht nur dein Leben, sondern auch dein Vorleben als Karl. Du kannst herausfinden, aus welchen Gründen du es so schnell beendet hattest und es jetzt als Frau fortsetzt. Das kann dir einen großen Entwicklungsschub geben.	Ist die Kontinuität unseres seelischen Lebens im Bewusstsein hergestellt, ist es nicht nur möglich, sich eine glückliche Vergangenheit zu erschaffen, sondern auch ein glückliches, früheres Leben.

> In jeder Inkarnation lebt man einen anderen Aspekt. Wir lernen nur dann effektiv, wenn wir uns des Rollenwechsels bewusst sind. Sonst wissen wir jedes Mal wieder nicht, wer wir genau sind und was wir wollen. Das Leben erscheint einem dann viel zu kurz.

Eva hatte sich nicht nur in meinem Seminar um ihre Heilung gekümmert, sondern auch anderweitig schon viel in dieser Richtung für sich getan. Deshalb war die neue Perspektive für sie nicht so abwegig wie für Menschen, denen der Wiedergeburtsgedanke fremd ist. Heilung durch Bewusstsein, was *Mental Healing* bedeutet, ist insofern ein langwieriger Prozess – je nachdem, wie schnell sich das Bewusstsein entwickelt.

Ein Jahr später antwortet Eva auf meine Fragen:

1. *Wie geht es dir?*
   Ich habe gelernt, im Augenblick gewahr zu sein, mir in dem Moment, wo mich die Emotion packt und beutelt, mich ganz offen und bewusst zu spüren, ganz genau auf meine augenblicklichen Gedanken zu achten und darauf, wie meine Emotionen meine Situation beeinflussen und verändern. Mit dieser Achtsamkeit habe ich jetzt schon sehr viel erreicht.
   Ich lerne, dass es im Grunde nur meine Gedanken und Beurteilungen sind, die mir meine Lebensqualität kreieren, und das spüre ich jetzt auch. Das hilft mir, nicht immer wieder in die alten Muster zu springen. Der körperliche Schmerz (der fast vollständig weg ist) ist mir mittlerweile ein Freund geworden, der mir hilft, auf mich zu schauen. Das geht immer besser.

2. *Wann war deine letzte Blutuntersuchung und welches Ergebnis hatte sie?*
   Ich hatte schon sehr lange keine Untersuchung mehr, weil ich aus tiefstem Herzen davon überzeugt bin, dass es MEINE Sache ist, und ICH mich um meine Gesundheit zu kümmern habe.

3. *Wie geht es deiner Mutter?*
   Meine Mutter war bei einer Krebsärztin, welche meinte, die Werte seien jetzt so schlecht, dass sie vielleicht noch ein halbes Jahr zu leben hätte. Im ersten Moment habe ich geschluckt. Dann war mein Gedanke, ich werde mit ihr die gemeinsame Zeit in Achtsamkeit verbringen, ohne mich vereinnahmen zu lassen und mit dem immer wieder nötigen Abstand. Ich habe keine Angst mehr vor dem Tod und kann sie gehen lassen.

4. *Wie fand sie den Gedanken, dass du in deinem Vorleben Karl warst?*
   Lustig – sie bliebe aber Katholikin, sagt sie. Und dabei lasse ich sie auch. Es ist ihre Sache, wie sie sterben möchte.

Der Selbstheilungs-Navigator

Bleiben bei der Selbstheilung Erfolge aus, gibt es verschiedene Möglichkeiten, um Anstöße, Unterstützung und Begleitung im Selbstheilungsprozess zu erhalten. Eine sehr praktische Hilfe ist der *Selbstheilungs-Navigator*, ein sehr wichtiges Instrument des *Mental-Healing*. Mit seinen 64 Arbeitskarten und den dazugehörigen Erklärungen erlaubt er ein schrittweises Vorgehen, in den vier Stadien eines Heilprozesses: *Position*, *Reflexion*, *Imagination* und *Affirmation*. Einige der Karten sind in diesem Buch zu sehen.

Die ersten 11 Karten dienen dazu, die eigene philosophische *Position* zu finden, die für *Mental Healing* Voraussetzung ist. Die Erfahrung lehrt, dass Misserfolge sich oft auf eine wackelige philosophische Position zurückführen lassen. Deshalb ist ihr in diesem Buch so viel Aufmerksamkeit gewidmet.

Der zweite Bereich *Reflexion* mit 17 Karten hilft, sein Schmerzbild zu finden. Dafür verwenden wir das *Seelenschreiben*. Es handelt sich dabei um eine Seelen-Recherche. Man reflektiert intuitiv über die Bilder, Worte, Gefühle oder Informationen, die einem aufs Papier kommen, wenn man die geistige Ursache für sein Problem – sein Projekt, wie wir sagen – erfahren möchte.

Ist die Szene rekonstruiert und aufgeschrieben, die den ursächlichen Konflikt für den Schmerz, die Krankheit/das Projekt darstellt, schreitet man fort zu den 26 Karten der *Imagination*, die bei der Umschreibung helfen. Damit erschafft man sich die neue, heilende Wirklichkeit.

Wenn auf diese Weise die ursächliche, schlechte Erfahrung korrigiert und harmonisiert worden ist, sodass am Ende alle Beteiligten in die Liebe und Harmonie gefunden haben, geht es in die letzte und vierte Etappe eines Heilprozesses: die *Affirmation* mit 10 Karten. Mit der Affirmation, die einem Mantra oder Gebet gleichkommt, wird die durch den Heilprozess entstandene Bewusstseinserweiterung gefestigt. Sie zeigt sich durch eine charakterliche Verbesserung, indem Fähigkeiten und Energien affirmiert werden können, bei denen früher ein Defizit bestand, das zu der Krankheit oder dem Problem geführt hatte.

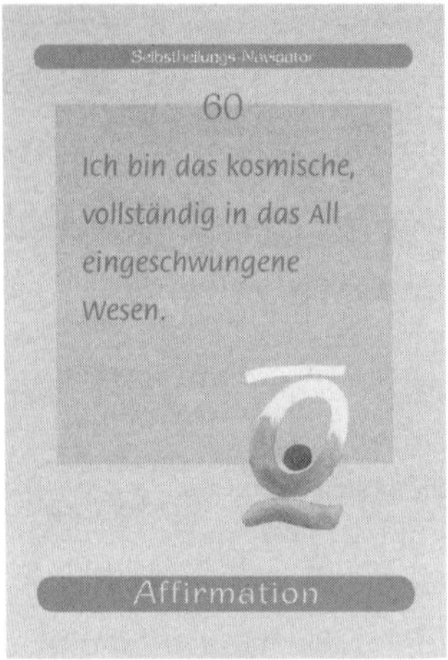
Selbstheilungs-Navigator
60
Ich bin das kosmische, vollständig in das All eingeschwungene Wesen.
Affirmation

Dieser *Selbstheilungs-Navigator* lässt sich ideal als Werkzeug für regelmäßige Seelenhygiene einsetzen. Man kann ihn intuitiv nutzen, indem man aus dem gesamten, gemischten Set eine Karte als Antwort auf eine zuvor gestellte Frage zieht, oder man befindet sich bereits mitten im Projekt und sucht Unterstützung für eine der vier Etappen des Heilprozesses. In diesem Fall zieht man dann nur eine Karte aus einem der vier farblich getrennten Bereiche, um für das Seelenschreiben einen neuen Anstoß zu bekommen.

Wer sich in einer dramatischen Lage mit einem besorgniserregenden Symptom befindet, sollte sich besser eine Auszeit nehmen, um mit dem *Selbstheilungs-Navigator* systematisch zu arbeiten, das heißt: alle Karten von 1 bis 64 der Reihe nach durcharbeiten und jede Karte schriftlich beantworten. Manche Karten sind schnell zu bearbeiten, über andere lässt sich viele Stunden sinnieren und Entsprechendes zu Papier bringen.

Am Ende wird man genau wissen, was ab sofort zu tun oder zu lassen ist, damit die Seele zu ihrem Recht kommt. Wenn das gelingt, findet die Heilung statt.

Perspektivenwechsel

Stress ist der Urgrund aller Krankheit. Die Seele jedoch zeigt uns den Weg, ihn zu harmonisieren; auch den Stress, den es früher einmal gab; den Stress, den es im Moment gibt; und den Stress, den es in Zukunft nicht geben soll. Oftmals ist dafür ein Perspektivenwechsel notwendig.

Jedes Phänomen lässt sich aus unendlich vielen Perspektiven betrachten. Und jede Perspektive sorgt für ein anderes Gefühl. Ein Phänomen aus der Vogel- oder aus der Ameisenperspektive, aus der biochemischen oder aus der geistigen Perspektive usw. – sie alle kommen zu völlig unterschiedlichen Bewertungen ein und desselben Phänomens. Aus seiner Perspektive hat jeder recht, das heißt, jeder vertritt (s)eine Wahrheit.

Deshalb ist es die wichtigste Aufgabe, für sich selbst die Perspektive zu finden und zu vertreten, die der eigenen Gesundheit, der Liebe und Harmonie am besten und direktesten dient – und auch den anderen. Dies ist eine von Zeit und Ort unabhängige Aufgabe. Sie funktioniert auch rückwärtig, was für die Gesundung der Menschheit wesentlich ist, denn sie krankt in ganz besonderem Maße an rückwärtig fixierten Bewertungen, Perspektiven, Urteilen, die die Betroffenen belasten, schuldig machen, ärgern, beleidigen, kränken und sogar töten.

Was du für dich tust, tust du für alle.

Diese Sichtweisen zu ändern, eine neue Bewertung einzunehmen, dem Phänomen einen anderen, positiven Ausgang zuzuschreiben, um Glück, Liebe, Harmonie, Stressfreiheit und alles, was für einen selbst und die Betroffenen gesund ist, und sich auch so anfühlt, rückwirkend zu produzieren – das ist die heilende Aufgabe. Und sie funktioniert deshalb, weil uns unser Gehirn jederzeit die Möglichkeit bietet, jeden Standpunkt einzunehmen.

Wir sind virtuelle Wesen: Auch diesen Standpunkt kann ich einnehmen, und dieser Standpunkt ist wahr wie jeder andere auch. Ich entscheide mich für ihn, weil er mir in der momentanen Lage das beste Ergebnis für meine Gesundheit, Stressfreiheit, Harmonie, Liebe und

Glück verschafft. Es wäre dumm und für das eigene Wohlbefinden abträglich, wenn man seine virtuellen, geistigen Fähigkeiten nicht nutzen würde. Und wieder ist dies nur eine Frage des Gedankensystems. Im Folgenden ein ungewöhnliches, beeindruckendes Beispiel, das ich als Filmstudent vor 40 Jahren sah, nie vergessen konnte, aber jetzt erst verstand.

Überleben

Wir sahen in der Filmakademie einen Film der Alliierten über die Befreiung des KZs in Ravensbrück. Es handelte sich um eine Art Wochenschaubericht der längeren Art: Man sieht das weit geöffnete Tor, durch das die verhungerten Überlebenden in ihren Sträflingsanzügen herauswanken, teilweise auf Mithäftlinge gestützt. Sowjetische Soldaten bilden rechts und links ein Spalier. Mit ihren Gewehren vor der Brust stehen sie am Rand des Ausgangs in Bereitschaft und mustern die Befreiten.

Plötzlich kommt, ebenfalls in Sträflingsanzügen, eine Gruppe von fünf Häftlingen heraus, die offensichtlich bei Kräften sind und nicht verhungert wirken. Die Soldaten gehen auf sie zu und verhaften sie wegen Kollaboration. Sie wissen, dass nur solche Häftlinge extra Essensrationen erhielten, die entweder mit der Lagerleitung kollaborierten oder sonstige Aufträge der SS ausführten, das heißt Fluchtabsichten meldeten oder andere Widerstandsregungen ausspionierten. Nichts dergleichen aber hatten diese fünf Häftlinge getan. Doch so, wie sie aussehen, müssen sie besser ernährt worden sein als alle anderen, zumal sie bereits schon über zwei Jahre im KZ gewesen sind.

Es war schwierig für diese Ex-Häftlinge, ihre Unschuld zu beweisen, bis sie schließlich den Amerikanern vorführen konnten, wie sie sich die ganze Zeit über ernährt hatten: Sie bekamen genau dasselbe Essen wie alle anderen Häftlinge auch. »Essen« konnte man es nicht nennen: Es waren Suppen von ausgekochten Abfällen, Schnürsenkeln und Ähnlichem. Bei jeder »Mahlzeit« setzten sich diese fünf zusammen, reichten sich die Hände und beteten unauffällig. Sie wünschten sich gegenseitig eine gute, gesegnete Mahlzeit.

Dann begannen sie, ihre »Suppen« mit vollem Genuss zu schlürfen und waren voll des Lobes für diese Köstlichkeiten, die es wieder einmal gab. Sie kosteten untereinander und waren hell begeistert von der Qualität, dem einzigartigen Geschmack und der Reichhaltigkeit ihrer Suppen und voll des Lobes und der Dankbarkeit: »So gut war die Suppe schon lange nicht mehr. Das ist ja eine Hochzeitssuppe. Schmeckt deine auch so köstlich? …« Als sie fertig waren, strahlten sie sich an und dankten dem Herrn. Diese Männer nahmen nicht ab. Sie verließen das KZ so genährt, wie sie hineingekommen waren.

Es ist eine grausame Geschichte, weil sie daran erinnert, zu welcher Unmenschlichkeit der Mensch fähig ist, indem er andere umbringt, ausrottet und verhungern lässt. Auf der anderen Seite ist es eine großartige Geschichte, weil sie daran erinnert, welche hohe geistige Kraft der Mensch besitzt. Sie ist so groß, dass wir damit Materie verändern können und auch unsere Körper. Es ist nur eine Frage unseres Gedankensystems.

Humor ist Transformation

Wenn wir lernen, unser momentanes Gedankensystem nicht zu ernst zu nehmen, also nicht zu verabsolutieren, dann merken wir, welch lebenswichtige Funktion der Humor hat. Ohne Humor keine Liebe, ohne Humor keine Gesundheit, ohne Humor keine Freude am Leben. Martin Luther sagte: »Wenn Gott keinen Spaß verstünde, so möchte ich nicht im Himmel sein.«

Humor heißt, alles in Frage zu stellen und alles und jeden zu lieben – auch das, was man verurteilt. Humor, der jedoch auf Kosten anderer geht, ist kein Humor, weil nicht jeder mitlachen kann. Es handelt sich dann um einen als Humor getarnten Angriff. Angegriffene wiederum sinnen auf Gegenangriff, und weiter geht es mit dem Krieg – nur mit anderen Mitteln. Wirklicher Humor soll jedoch dazu beitragen, den Ärger, den Krieg, die Schuld, die Verletzungen und Kränkungen aufzulösen und die Menschen gesund zu machen. Lachen macht gesund, wenn es andere nicht krank macht.

Der wichtigste und schönste Humor besteht darin, unser Gedankensystem zu relativieren, das heißt zu zeigen, dass jedes Phänomen auch aus einer Perspektive gesehen werden kann, die zu einem wesentlich erfreulicheren Ergebnis führen kann als die gewohnte. Jede Perspektive für sich genommen darf wahr sein. Eine solche Denk-Erweiterung macht Spaß und hilft, das Denksystem für weniger absolut zu nehmen.

So kann schließlich auch dort, wo das Denksystem zu massivem Leid führt, eine friedvolle, gesunde und liebevolle Perspektive eingeübt und die entsprechenden Zustände verwirklicht werden. Der für uns derzeit schwierigste Perspektivenwechsel besteht darin, sich das eine Mal als materielles, körperliches Wesen zu sehen, und das andere Mal als geistig-seelisches Wesen.

Reinkarnation

Fleisch ist Geist

Sieht man an sich herunter, entsteht der Eindruck, man bestehe aus Haut und Knochen. Unter der Haut sind Muskeln und darunter Organe, alles ganz festes Fleisch. Wenn Sie kein Vegetarier sind und Fleisch essen, dann wissen Sie, wie zäh und fest Muskeln, Haut und manche Organe sind, die ab und zu auf den Teller kommen als Steaks, Hähnchenbeine oder Entenbrüste. Man muss lange darauf herumbeißen, bis diese Zellen heruntergeschluckt sind.

Je länger der Tod dieser Wesen zurückliegt, desto zäher und fester sind sie. Je kürzer die Tötung her ist, desto besser schmeckt uns das Wesen. Frisch Getötetes mögen wir alle lieber als Altes und länger Totes. Der Unterschied liegt im Geist: Der Geist oder der individualisierte Geist, die Seele, braucht eine Weile, bis sie den getöteten Körper verlässt – und genau das schmecken wir. Deswegen heißt es, eine schonende Verarbeitung bewahre die Lebendanteile in dem, was getötet wurde, und das bringe die Qualität auf den Tisch.

Frisches Essen enthält viel Geist.

Je mehr Geist wir verspeisen, desto besser schmeckt es uns. Das wissen vor allem Rohköstler zu schätzen. Fleisch roh zu essen, nur damit es frisch ist, kommt jedoch zu nah an den unangenehmen Tötungsakt heran. Deshalb isst man dann doch lieber gebratenes oder gekochtes Fleisch, und bitte auch nur solches Fleisch, an dessen Mord man selbst nicht beteiligt war und am besten darüber auch nichts weiß. Beim Gemüse fühlt man sich vom Tötungsakt nicht so stark herausgefordert oder attackiert wie beim Tier, weil das Tier uns artverwandter erscheint als die Pflanze. Dieser Unterschied aber dient ebenfalls nur zur Rationalisierung eines zweifelhaften humanistischen Vegetarier-Standpunktes. In Wirklichkeit sind alle Zellen Lebewesen, die glücklich werden wollen.

Dazu gehört auch, dass der stattfindende Tod entsprechend gewürdigt wird. Denn mit einer echten Würdigung entfernt sich die Tier- oder Pflanzen-Seele gern aus dem Körper und überlässt ihn dem Nutznießer als ihr Produkt bzw. als ihr Geschenk. Wenn dieser sich bei der

Seele entsprechend für das Geschenk bedankt und mit ihm sinnvoll verfährt, dann ist für alle Seiten die Welt in Ordnung. In diesem Fall bedeutet das, jene Wesen bewusst zu achten und zu ehren – ganz gleich, ob Fleisch oder Gemüse –, die uns ernähren. Wir alle sind geistige Wesen. Der Körper ist so lange gut und wichtig, wie wir ihn für eine spezifische Erfahrung gebrauchen können. Ihn zu verlassen, ist kein Drama, wenn es in Harmonie mit der Seele passiert.

Vegetarier töten nicht?

Es ist eine vom Materialismus geprägte Idee, das Töten vermeiden zu wollen, denn er verherrlicht ein möglichst langes Leben. In 500 Jahren hat er es zumindest für die Menschen der nördlichen Halbkugel verdoppelt. Der Tod ist nach einem doppelt so langen Leben wie früher jedoch keinen Deut leichter geworden, eher schwerer. Denn nun hat man doppelt so lange Zeit, sich auf den Körper zu fixieren, und ihn dann zu verlassen ist schwer. Der Tod aber ist dasselbe Phänomen wie die Zeugung, nur von der anderen Seite her betrachtet. Man kann das Leben nicht haben ohne den Tod. Es ist dieselbe Medaille. Tod ist so normal wie Leben.

Damit haben aber die meisten Menschen Probleme. Sie wollen den Tod nicht, und schon gar nicht selber töten. Dabei tötet jeder, jedes Wesen und immerzu: Der Vogel tötet den Wurm, die Katze den Vogel und der Autofahrer die Katze. Alles moralisch verwerflich, wenn man gewohnt ist, das Prinzip des Lebens materiell zu sehen. Je weiter in der Verwertungskette der Tod von einem entfernt ist, desto leichter nehmen wir ihn hin. Prinzipiell gesehen ist aber das Abschneiden des Salatkopfes derselbe Mord wie der, den der Vogel am Wurm begeht oder der des Autofahrers an der Katze.

Individuell betrachtet gibt es selbstverständlich eine Entwicklung und damit Unterschiede zwischen dem Bewusstsein eines Salatkopfes, eines Wurms, Vogels, einer Katze und eines Autofahrers: Immer tötet die höhere Ebene die untere. Das entspricht der allgemeinen, evolutionären Bewusstseinsentwicklung und lässt sich demzufolge auch nicht vermeiden. Jeder dient jeweils dem Höheren, auch mit seinem Körper.

Jedes Wesen will gewürdigt sein.

Was grausam erscheint, wenn der Mensch andere Wesen frisst und andere Wesen andere Wesen fressen, ist aber prinzipiell immer der gleiche Tod und bedeutet nichts anderes als einen mehr oder weniger rasch vollzogenen Aggregatwechsel oder eine Phasenverschiebung, um im Bild der Schwingungswesen zu bleiben (siehe S. 266).

Die Schwingung, das heißt die Wesensenergie, bleibt die gleiche – ganz gleich, ob komprimierend oder dekomprimierend. Wichtig ist nur, wie friedvoll oder wie ausgeglichen eine Schwingung schwingt. Ein schöner, friedvoller und sinnvoller Tod verändert die Qualität einer Schwingung nicht. Aber ein Tod voller Todesangst, ausgelöst durch Folter, Gier oder sinnloses Morden und mechanische Massenschlachtung, beeinträchtigt die Schwingung eines Wesens bis hin ins Traumatische. Das hat nachhaltigen Einfluss auf den Fortgang der Schwingung. So normal, wie der Wurm den Salat frisst und der Vogel den Wurm oder die Katze den Vogel, so selbstverständlich stirbt auch eine Katze, die an einer Bundesstraße lebt. (Die Engländer nennen es »Shit happens«.)

Wer dem Tod mit demselben Respekt und derselben Liebe wie dem Leben begegnet, der tut beim Töten nichts Schlimmes und erfährt selbst auch nichts Schlimmes, denn es handelt sich jeweils um einen harmonischen Entwicklungsmoment in einer nie endenden Kette von Kontraktion und Extraktion. Wäre dem nicht so – nichts würde uns schmecken, was auf den Teller kommt.

Um nach dem geistig-seelischen Prinzip im konkreten Beispiel zu bleiben: Autofahrer beispielsweise, die eine Katze zu Tode fahren, haben viele Möglichkeiten, die Schwingung dieses Katzenwesens zu beeinflussen. Der Autofahrer/die Autofahrerin kann denken: »Dieses blöde Vieh muss doch ausgerechnet vor mir auf die Straße laufen. Was hätte mir alles passieren können!« Der Fahrer kann aber auch umdrehen und versuchen, sich um die Katze zu kümmern: sie von der Straße wegnehmen und sie an einen geschützten Platz bringen, sich tief und innig bei ihr für den unnützen Tod entschuldigen und ihr eine gute Wiedergeburt unter für sie positiven Lebensbedingungen wünschen. Mann/Frau kann sie segnen, zudecken und sie noch einmal segnen.

Bevor wieder losgefahren wird, kann aber auch noch ein Moment innegehalten werden, um die Unfallszene vor dem inneren Auge Revue passieren zu lassen mit der Frage: »Was hat mir die Aufmerksamkeit genommen, nicht rechtzeitig reagiert zu haben? Ich gehe davon aus, dass es bei mir Gedanken und Gefühle gegeben hat, die den Tod der Katze in Kauf genommen haben. Was kann das gewesen sein?«

Am besten stellt man diese Frage schriftlich auf einem Zettel und schreibt an Ort und Stelle noch im geparkten Auto (auch wenn man eigentlich gar keine Zeit hat) die Antwort dazu. So viel Zeit muss einem der Mord an einer Katze wert sein. Man schenkt auf Grund dieses dramatischen Vorfalls seiner Seelenanalyse die erforderlichen Minuten, egal wie wichtig das weitergehende Leben ist. Am Ende dieser Analyse wird man wissen, wofür diese Katze geopfert wurde, und für diese Bewusstseinserweiterung bedankt man sich aus tiefstem Herzen bei ihr – im Geiste und/oder durch ein Ritual.

Mit dieser Erkenntnis spielt man dann den Unfall ein weiteres Mal vor seinem geistigen Auge durch bzw. protokolliert ihn auf dem Papier. Aber diesmal ist man in der Lage, den Mord (den Unfall) durch die wiedergewonnene Achtsamkeit zu vermeiden, und man erlebt, wie die Katze am Leben bleibt und unversehrt die andere Straßenseite erreicht. Mit dieser Vision hat man viel für das geistige Wesen der Katze getan: Man hat für sie gebremst, vielleicht sogar scharf, und ihr (geistig) das Geleit über die Straße gegeben. Diese Handlung im Geiste erfährt sie als Respekt und Würdigung. Damit hat man vieles wieder gutgemacht.

Die Katze wird es einem auf der Seelenebene danken. Im Weiterfahren wird klar, dass dieser Tod einen etwas gelehrt hat, und damit war er für die Katze doch nicht so sinnlos: Sie setzt ihre geistige Existenz mit besseren Gefühlen fort, als wenn man sie achtlos mitten auf der Straße liegen gelassen hätte. Jeder Tod lässt sich auch noch rückwirkend in Ordnung bringen – wir können auch sagen: harmonisieren.

Auch für das Töten von Tieren und Pflanzen gilt: Das Wichtigste ist das Bewusstsein von der Kontinuität des Geistes. Spätestens beim Sterben offenbart sich jedem Wesen diese Kontinuität. Und damit kehrt in den Sterbevorgang Frieden und Ruhe ein. Tod und Töten werden jedoch zur Belastung, wenn wir, wie zum Beispiel Vegetarier, meinen, den

Tieren etwas zu ersparen, wenn wir sie nicht essen. Den Tod kann auch der Vegetarier keinem Wesen ersparen. Man kann nur eine auf- oder abwertende Haltung jenem Wesen gegenüber einnehmen, das man sich einverleibt. Diese Haltung hat auf den Fortgang des Wesens eine entscheidende, nämlich *karmische* Wirkung.

Selbstverständlich gibt es sehr gute und gewichtige Gründe, *kein* Fleisch zu essen. Doch alles in allem geht es nicht um den Unterschied im Töten von Pflanzen oder Tieren, sondern darum, wie bzw. mit welcher Einstellung man deren Tod empfindet und verabreicht.

Niemandem – keinem Wesen ist sein Tod egal. Der Tod kann nur dann ein »schöner« Tod sein, wenn er einem höheren Zweck dient. Diesen Zweck muss man auch bei den Wesen (zumindest nachträglich) erreichen, die man sich selbst einverleibt, aber nicht selbst umbringt. Bei denen, die man selbst für das eigene Wohl tötet, muss der höhere Zweck schon vor dem Entschluss zu töten vorhanden sein. Man tut dies, indem man sich bei den Seelen für die Zuwendung bedankt, die sie einem mit ihrer Hinterlassenschaft (ihrem toten Körper) zukommen lassen. Dafür sollte man diesem Opfer, das man mit dem Kochen und Verspeisen der Speisen annimmt, auch gerecht werden.

Man kann also alles essen, es muss für den Getöteten nur Sinn machen. Mahlzeit! Wohl bekomm's. Dank und Respekt den Gebern. Dafür das Ritual des Betens vor dem Essen wieder einzuführen, wäre eine Bewusstseinserweiterung. In den meisten traditionellen Essensgebeten danken wir allerdings nur Gott oder Jesus: »Komm Herr Jesus, sei unser Gast, und segne, was du uns bescheret hast …« Das ist in Ordnung, aber wir sollten dabei vor allem denen danken, die sich in diesem Moment für uns hingeben. Ihnen geloben wir mit unserem Gebet, dass ihr Opfer nicht sinnlos ist. Wir sind dazu verpflichtet, die Energie, die sie uns mit ihrem Körper (Kohlenhydraten, Vitaminen, Eiweiß etc.) schenken und die uns bis zur nächsten Mahlzeit nährt, sinnvoll einzusetzen. Achten wir diesen Zusammenhang nicht, wäre ihr Opfer sinnlos. Durch unsere bewusste Achtung dieses Energieaustausches wird das für uns getötete Leben gerechtfertigt und in die harmonische Gesamtheit eingebettet.

Für alles, was wir essen, sollten wir danken.

Das Lamm, die Kuh, die Kartoffel, den Salat einfach in sich hineinzustopfen, nur um sich zu beweisen, dass man ein materielles Wesen ist, reicht für bewusst lebende Menschen nicht aus. Unser Bewusstsein entwickelt sich schneller, wenn wir uns das geistige Zusammenspiel allen Lebens bei jedem Bissen klarmachen. Damit sind wir eingebunden in das All, in das Eine, in Allah, in Gott oder wie immer man es nennen möchte.

Man kann natürlich sagen: »Das ist mir alles Wurst. Ich esse, was mir schmeckt, und passe auf, dass ich von niemandem getötet werde. Wenn ich mal sterben muss, dann hoffentlich … Na, darüber denke ich nach, wenn es so weit ist. Heute geht es mir ja gut. Und für die Momente, in denen es mir nicht so gut geht, bin ich ja versichert …« Mit diesem Bewusstsein fristen viele ihr Leben. Das lange Dahinsiechen sieht allerdings nicht gut aus. Es bedeutet eine Quälerei auch für die Pflege und die ganze Gesellschaft. Das ist kein Dauerzustand. Man könnte ihn jetzt ändern.

Denke bei allem, was du isst, dass es sich um ein göttliches Wesen handelt, das du dir einverleibst. Dann verlierst auch du deine Angst vor dem Tod und kannst dich im rechten Moment geben. Denke daran, welche Umstände du dir für deinen Tod wünschst. Du kannst dieselbe Qualität auch für die Wesen herstellen, die für dich sterben. Wenn dir dein eigener Tod bis zum letzten Atemzug genauso egal ist wie der der Wesen, die du gerade auf der Gabel hast und zwischen deinen Zähnen zu zermalmen trachtest, dann …?

Wir sollten darüber nachdenken, was wir mit der Lebensenergie anstellen, für die ein anderes Wesen uns sein körperliches Leben gibt, sodass sein Opfer auch gerechtfertigt ist. Das heißt, wir sollten mit der hinzugewonnenen Lebensenergie einen Beitrag zum Wohle des Lebens (allen Lebens) leisten.

Es macht einen nicht froh, Wesen geringerer organischer (materieller) Komplexität geringschätziger zu töten als Wesen höherer organischer Komplexität. Es kommt in jedem einzelnen Fall auf die Achtung und auf das Einheitsbewusstsein an, mit denen man einem Wesen, welcher Komplexität auch immer, begegnet. Zum Beispiel haben die *Todas* (ein Urstamm in Süd-Indien) von mir erwartet, dass ich meine Schuhe auszog, wenn ich durch ihr Gras lief. Denn in ihrem Bewusstsein ging ich durch das heilige Essen ihrer Brüder und Schwestern, der wilden Büffel in den Nilgiri Hills. Selbstverständlich essen sie ihre Brüder und Schwestern nicht, weil sie das gar nicht nötig haben. Ihre Schwestern schenken ihnen täglich so viel Milch, dass sie sie bei ihren Nachbarn, die das Gras für den Ackerbau umdrehen, gegen deren Reis eintauschen. Außerdem finden sie in den Wäldern ihres Gebietes (noch) so viel pflanzliche Nahrung, dass sie davon zu allen Zeiten satt wurden.

Es ist also immer die Frage: *Welche Wesen bitte ich, sich für mein Fortkommen zu opfern, und wie gleiche ich das energetisch aus?* Ein Tod, der sinnlos ist, weil er mit einem anderen Bewusstsein nicht nötig wäre, produziert schlechtes Karma. Insofern muss man sich Tolstois Ausspruch »Solange es Schlachthäuser gibt, werden Schlachten geschlagen« sehr zu Herzen nehmen. Wer nachvollziehen kann, wie brutal und obszön Monokulturen – sei es Obst, Getreide, Hühner, Schweine oder was auch immer – bewirtschaftet werden, kann dies als eine ebenso karmische Freveltat erkennen wie einen Krieg. Die gigantischen Massen an tödlichen Giften, die Pflanzen und Tieren in der Monokultur zugefügt werden, wirken sich auf das universelle Leben dieser Erde ebenso negativ aus wie die Massenschlachtungen.

Auch die derzeit große Zahl an Menschen könnte, sofern das Bewusstsein dafür vorhanden wäre, auf liebevolle Weise gesund ernährt werden. Bei noch höherem Bewusstsein ist sogar eine dauerhafte Ernährung durch Licht oder Prana oder Elektronen der Luft oder durch nichts, was wir Materie nennen, möglich. Von einigen wenigen Menschen (von denen ich mehrere kenne) wird dies schon praktiziert.

Wo immer sich der Bewusstseinsstand befindet: Unsere Aufgabe ist es, uns mit Respekt und Achtung in das Gesamtleben einzufügen. Das ist eine völlig andere Haltung, als sich die Erde untertan zu machen, sich als Krone der Schöpfung zu betrachten und das Recht herauszunehmen, alles und jeden minderwertiger als sich selbst zu betrachten und zu benutzen. Ein Beitrag zum Leben bedeutet, etwas zur Realisierung einer Idee beizutragen, die das Leben fördert. Bei jeder Realisierung geht es letztlich um Bewusstseinserweiterung, sonst würde ihre Materialisierung keinen Sinn machen. (Auch jemand, der Schrauben herstellt, möchte, dass so viele Menschen wie möglich an der Zweckmäßigkeit seiner Schrauben partizipieren.) Nur sinnerfüllte Leben sind glückliche und letztlich gesunde Leben. Unterstütze ich mit meiner Lebensenergie sinnvolles Leben bei mir und anderen, dann ist das der Dank an die Wesen, denen im Moment ihres Todes die Möglichkeit genommen wurde (oder diese auch nicht hatten), sinnvoll tätig zu sein. Sie unterstützen mit ihrer Energie, die sie mir mit ihrem Tod zur Verfügung stellen, meine sinnvolle Tätigkeit. Damit trägt auch ihr Tod zum Lebenssinn bei, und der Tod verliert seinen Schrecken, seine Sinnlosigkeit und Endgültigkeit.

Ich, Seele und das Absolute

Die Vorstellung, irgendwann hätte die Schwingung unseres ewigen Seins (siehe S. 266) nur noch eine so geringe Amplitude, dass keine Form mehr entstehe, erscheint mir untypisch für eine Frequenz. Sehr wohl aber können wir uns vorstellen, dass eine Frequenz sich entsprechend des Bewusstseins, das sie hervorbringt, wandelt – so wie sie sich im Verlauf der uns bekannten Evolution schon oft gewandelt hat. Denn jede Seele (jede Frequenz) trägt das Wissen (die Erinnerung) unendlich vieler anderer Formen als die des Menschseins in sich.

Was ich mir nicht vorstellen kann ist, dass die Frequenz so verflacht, dass daraus ein Nirwana-Status entsteht, indem die Frequenz zu keinerlei Verdichtung (Kompression) mehr führt, die wir noch Form nennen könnten. Das Nirwana oder das Göttliche wird meist als Zustand gesehen, in dem die Dualität (Polarität) für immer aufgehoben ist. Das heißt, die Schwingung käme zum Stillstand oder wird so gering, dass ihre Kompression (Verdichtung) zur Formgebung nicht ausreicht und keine Polarität mehr entsteht, alles ist eins. Für viele ist dies dann das Absolute.

Mein Weltbild aber sieht das Absolute in dem ewig anfangenden und endlos weiterschwingenden, seelischen, sich manifestierenden Sein. Insofern gibt es für mich das Absolute nicht. Ich möchte es die Universalität nennen. Allein schon, dass nur ein Ich – eine Individualität – einen solchen Gedanken haben kann, macht die Vorstellung eines Absoluten unmöglich. Wer soll das sein? Gott? Also doch ein Individuum. Dies zeigt sich an dem Drang, Gott zu personalisieren, wir können offenbar gar nichts anderes als Individualität denken. Was aber in der Tat vorstellbar wäre, sind viele Individuen, und diese könnten zusammengenommen als Universalität bezeichnet werden. Die Individualität ist also eine Momentaufnahme der Universalität. Und die geistige Evolution der Seelen aller Wesen beinhaltet die Universalität als die Summe aller ihrer Individualitäten.

Ein Individuum oder eine Individualität entsteht durch Inkarnation. Inkarnation heißt im Deutschen *Fleischwerdung*, der Klarheit wegen können wir auch von *Formwerdung* sprechen oder von der Kompressionsphase einer Schwingung.

In welchem Verhältnis eine individuelle Schwingung zur universalen, gemeinsamen Schwingung steht, versuchte ich schon mit der Metapher des unermesslichen Ozeans bzw. der Tasse Ozeanwasser auszudrücken (siehe S. 47). Sie besagt, dass die individuelle Schwingung (die Seele) nach wie vor Großer Geist ist, nämlich Ozeanwasser. Die Separierung (Individualisierung) erfordert ein Gefäß, die Tasse. Die Tasse ist die Form der Individualisierung, die wir Körper nennen. Der Körper macht das Individuum aus, so wie wir es definieren. Da uns dieser Körper in unserer Zeit am meisten interessiert, nennen wir ihn das Leben. Alles andere, was ohne Körper (Materie) in diesem Universum geschieht, blenden wir aus unserem Bewusstsein aus oder nennen es zusammengefasst Gott oder das Absolute.

Was aber mache ich mit der Individualität, wenn sie keinen Körper (Materie) mehr hat, gibt es sie dann auch noch? Gemäß des Gedankens der Wiedergeburt muss die Individualität auch noch erhalten sein, wenn sie keinen Körper hat. Nach dem Bild der genannten Metapher ist dies schwer vorstellbar, denn wenn die Tasse zerbricht (der Körper stirbt), ergießt sich ihr Inhalt (die Seele), wieder in den Ozean, und vorbei ist es mit der Individualität. Die nächste Schöpfung (Geburt) kann also keine Wiedergeburt sein, denn wie soll dasselbe Wasser wieder in eine Tasse kommen, das sich beim Tod mit dem Ozean (dem Großen Geist) erneut vermischt hat? Da wir aber Fälle haben, in denen sich Individuen an ihre letzte Individualität erinnern können und zwar sehr, sehr präzise, wird diese Vorstellung entweder haltlos oder wir müssen nach einem anderen Modell suchen, das den Zusammenhang von Individualität und Universalität (oder dem Absoluten, wie es viele Menschen nennen) strukturiert.

Noch einmal: Wenn die Form (der Körper/die Tasse) sich auflöst (also die Schwingung dekomprimiert) und die Tasse zerbricht (der Tod eintritt), ergießt sich das Wasser aus der Tasse wieder in den Ozean und muss in der nächsten Inkarnation (Komprimierung) in einem neuen Körper auch neu geschöpft werden. Eine solche Metapher würde bedeuten, dass es keine Kontinuität des individualisierten Geistes gibt und man die Erinnerungen an ein früheres Leben nicht erklären kann. Diese Vorstellung missachtet jedoch den Beitrag, den die Individualität für die Universalität leistet. Denn die Individualität ist viel, viel mehr als eine Inkarnation – sie ist eine Re-Inkarnation, das heißt, die Individualität kommt zurück (re = zurück).

Jedes Individuum arbeitet mit seiner Entwicklung immer auch am Universalen, dem Ganzen. Um bei der Metapher bleiben zu können: Sicherlich vermischt sich das im Individuum separierte Wasser beim Tod wieder mit dem Ozean, wenn es dekomprimiert (wenn die Tasse zerbricht), aber sicherlich nicht, ohne Spuren zu hinterlassen. Jede Entwicklung, die ein in einer Tasse (Körper) separierter Geist vollzieht, wirkt sich auf die Universalität, den Großen Geist oder das Absolute, den Ozean aus. Das Absolute ist keine vom Individuum unabhängige Größe – wenn es so definiert sein soll, wie es in dem Begriff *Gott* zum Ausdruck kommt –, dann ist es eine Vision für die gemeinsame Entwicklung aller Individuen, aller Wesen.

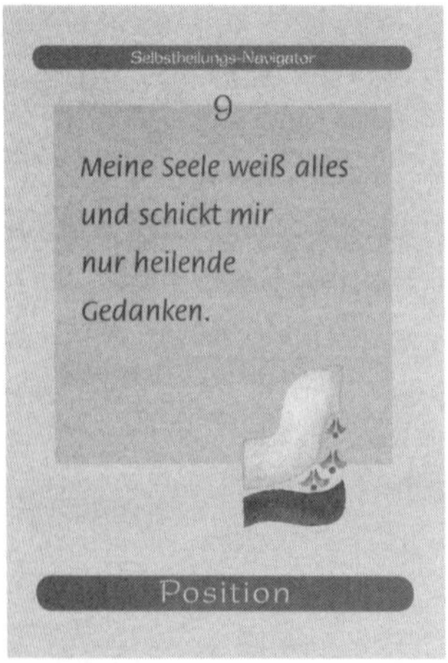
Selbstheilungs-Navigator
9
Meine Seele weiß alles
und schickt mir
nur heilende
Gedanken.
Position

Stellen wir uns vor, es gäbe so viele Tassen Wasser, wie es Wasser in den Ozeanen gibt. Dann wäre das Absolute ein Konglomerat aller Wasser (aller Wesen) in den Tassen (Individuen), und kein Tropfen Wasser bliebe für etwas, was nicht eine Individualität genannt werden könnte. Gemäß diesem Bild (Metapher) kommt es auf die Entwicklung *aller* an, durch die das Absolute oder die Universalität definiert wird. So gesehen gibt es kein von den Individuen aller Gattungen separates oder eigenständiges, losgelöstes Absolutes.

Das Absolute ist die von Individuen miteinander geteilte gemeinsame Vision ihrer Geister (*Geister* als Plural von Geist, den es aber grammatikalisch im Deutschen nicht gibt). Gott ist also eine solche von vielen Individuen aufgestellte und geteilte Vision. Ohne diese geteilte Vision gäbe es keinen Gott für alle, die an Gott glauben. Andere Individuen teilen eine andere gemeinsame Vision für das Absolute. Das Absolute ist immer der größte gemeinsame Nenner einer Gruppe von Individuen.

Gefährlich für die Freiheit und Würde des Individuums wird es, wenn dem Absoluten eine eigenständige, von den Individuen losgelöste Existenz zugesprochen wird. Dann ordnen sich die Individuen dem Absoluten unter. Diese Vorstellung kann aber wiederum nur durch Individuen zustande kommen. Es sind in der Geschichte der Menschheit jeweils einzelne Individuen, die mit ihrer Philosophie das Absolute nicht als das Konglomerat aller Individuen definieren, sondern als eine eigene, über allen Individuen stehende Kraft. Da sie sich als die Verkünder dieser absoluten Kraft präsentieren, werden sie Teil des Absoluten, das über allen anderen steht. Würden sie sagen, dass ihre persönliche Vision vom Absoluten vor allem ihr Ego verklären soll, würde ihrer Philosophie niemand folgen.

Indem sie aber dem Absoluten eine eigenständige Existenz zusprechen und es quasi personalisieren, lässt es sich vom gemeinsamen Individuellen abtrennen. Dafür geben sie ihrem Absoluten zum Beispiel den Namen *Gott*. Durch die Namensgebung wird das Absolute ein eigenständiges Wesen, dem man eine Stimme verleihen kann. Damit kann Gott zu sprechen beginnen, einen Sohn haben, Gesetze erlassen etc. Das Absolute löst sich aus dem Ozean der Individuen heraus und erlangt damit Macht über sie. Das Absolute ist nicht länger die Summe aller Individuen, also die Universalität, sondern steht den Individuen als die alles umfassende Macht gegenüber. Ein großer, fundamentaler Unterschied.

Kein Individuum würde freiwillig einem anderen Individuum eine solche Machtfülle über sich zugestehen. Das Absolute (Gott, Allah usw.) kann seinen Machtanspruch nur daraus ableiten, dass es sich von dem Einen, dem Ganzen aller Individuen abspaltet. Eine fatale philosophische Entwicklung für die Freiheit und den Frieden aller Wesen. Denn wer einen separaten Gott vertritt, vertritt ein Machtinstrument, mit dem sich einige über andere erheben können. Das führt zu Bevormundung, Unterdrückung, Widerstand, Kampf und Krieg.

Nur der Anspruch auf etwas Absolutes kann auch den Anspruch auf Gewalt erheben, mit der die separate Existenz des Absoluten vertreten wird (z.B. Glaubenskriege). Die Idee *Gott* oder *Allah* oder, oder … ist dabei das Vehikel für Individuen, die Gewalt nicht nur durch körperliche Gewalt ausüben wollen. Denn die Evolution zeigt, dass die Macht des Stärkeren sehr beschränkt ist. Nur sehr kurzfristig kann jemand mit Gewalt die Herrschaft an sich reißen und sich damit als stärkste Kraft hervortun. Gewaltherrschaften wie das römische oder das Dritte Reich waren jeweils für die Ewigkeit angetreten. Wer rein physisch versucht, an der Macht zu bleiben, scheitert schnell.

Sicherlich gab und gibt es in der Menschheitsgeschichte auch Gottesbegriffe, die per Definition dem Individuum untergeordnet wurden. Diese gehören aber mehr den Naturvölkern an. In der ersten und zweiten Welt jedoch tun sich immer wieder Menschen hervor, die aus ihrer physischen Dominanz auch eine geistige Dominanz ableiten wollten, weil sie mit ihrer physischen Überlegenheit keine dauerhafte Herrschaft ausüben können.

Aber auch der geistigen, philosophischen Machtausübung sind Grenzen gesetzt, wie man an der katholischen Kirche sieht. Die Kirchenaustritte nehmen zu wie noch nie. Im Moment raubt das Internet durch *blogs* von Missbrauchserfahrungen mit Vertretern dieser Gott-Vorstellung dem Absolutheitsanspruch der Kirche die Akzeptanz und Glaubwürdigkeit.

Solange es viele Götter gibt, ist die Sucht nach Macht nicht zu befriedigen. Das philosophische Modell *Gott* musste zum Absoluten für alle Individuen gemacht werden. Dafür wurde das Gebot ausgegeben: »Du darfst keine anderen Götter haben neben mir.« Damit setzte man durch, dass Gott selbst existiert als eigenständiges, abgespaltenes Wesen und dass er alleine existieren möchte. Trotz aller Anstrengungen der Machtbesessenen gelingt es glücklicherweise aber nicht, diese Vorstellung weltweit durchzusetzen. Es ist zwar gelungen, das Absolute in das Denken der Menschen einzuführen, aber nicht als das einzige Absolute, und daher kann sich auch kein Absolutes als absolut begreifen. Es gibt immer Menschen, die sich nicht in Absolutheitsvorstellungen zwingen lassen.

Gott ist eben nur eine Erfindung unter vielen, und insofern machen sich die Machtbesessenen gegenseitig ihre Macht streitig. Das wiederum zeigt den mitfühlenden Menschen, dass diese Gott-Philosophien eben doch nur Visionen Einzelner sind, die sich über kurz oder lang wieder relativieren. Je mehr Kommunikation zwischen den Individuen möglich ist, desto schneller entwickelt sich das Bewusstsein von der

Universalität. Universalität und das Absolute sind miteinander nicht vereinbar, zumindest dann nicht, wenn das Absolute als ein vom Individuum abgespaltenes Absolutes definiert wird wie *Gott* oder *Allah*.

Es bedarf für den Frieden unter den Menschen einer Philosophie, die ohne ein abgespaltenes Absolutes auskommt. Wenn Gott als das *gemeinsame* Entwicklungsmoment aller Wesen betrachtet werden würde, wäre Schluss mit den Religionskriegen.

Als Individuum brauche ich zum Glück auf den philosophischen gesellschaftlichen Wandel nicht zu warten, sondern kann mit der Relativierung des Absoluten sofort bei mir selbst beginnen, indem ich die eigene Materialisierung durch die Fixierung auf das Fleisch und Materielle nicht als mein einziges Leben verabsolutiere. Es wäre schwierig, an die eigene Universalität und damit Göttlichkeit zu glauben, wenn meine Individualität von diesem einen Körper abhängen würde. Denn der individuelle Geist, oder nennen wir ihn weiterhin die Seele, hat unendlich viele Ausdrucksformen. Selbstverständlich nicht alle zur selben Zeit, weil eine Form die Begrenzung braucht, um überhaupt Form zu sein – aber im Geiste auf der intuitiven Ebene ja und zu jeder Zeit.

Kreativität bedeutet die Umsetzung einer Idee in Raum und Zeit, für eine bestimmte Zeit. Die Idee hingegen bleibt. Weshalb soll es bei der Fleischwerdung, die ebenfalls eine Materialisierung in Raum und Zeit darstellt, anders sein? Die Idee Menschsein bleibt ja bestehen, auch wenn der Mensch wieder zu Staub wird. Die Idee »Mensch« materialisiert sich stets als ein einzigartiges Individuum. Dieses ist aber viel mehr als das Fleisch oder die Form. Im Individuum steckt eine Idee, die es brauchte, um zu Fleisch zu werden – um »in carne« (lat. *aus Fleisch*) zu werden, das heißt um zu inkarnieren.

Sobald sich eine Form oder Inkarnation wieder auflöst, drängt dieselbe Idee zur nächsten Form. Der Kreativität sind dabei keine Grenzen gesetzt. Es ist nur die Frage: Wie viel will ich mir zutrauen, wie viel Kraft zur Konzentration – zur Verdichtung einer Idee setze ich ein, um Geist (Idee) in die Kategorien von Raum und Zeit zu bringen? Ideen (geistige Impulse) gibt es unendlich viele. Interessant ist, welche man zur Realisierung auswählt. Diese Wahl kann ich bewusst oder unbewusst treffen. Bewusst ist natürlich besser, weil die unbewussten

Fleischwerdungen oft traurige, stark problembehaftete Existenzen hervorbringen. Für die bewusste Wahl muss man sich mit dem, der wählt, und nicht mit dem, was gewählt wird, identifizieren.

Mit dieser Philosophie sind wir Teil des nicht abgespaltenen Absoluten, also der Universalität aller Individuen. Wir teilen unsere Ideen und damit unser Schicksal mit allen. Jeder ist an den gemeinsamen Ideen mit seiner Idee von seiner Fleischwerdung beteiligt. Was man für sich tut, tut man für alle. Eine wunderbare Motivation, um seine Probleme zu lösen.

Die Puppe in der Puppe

Wenn alle Prozesse im Universum Schwingungsprozesse sind, die auf der Basis von *Logarithmus 3*, genauer gesagt: von *Logarithmus e* (e = 2,71828 = Eulerische Naturkonstante) verlaufen und im gesamten Universum keine andere Basis – zum Beispiel nach Logarithmus 4 oder 10 – vorhanden ist, dann wissen Sie, dass Sie sich an jedem Ort dieses Universums, der Leben zulässt, heimisch fühlen können. Nichts würde Ihnen fremd oder feindlich vorkommen. Vieles würden Sie auf Anhieb wiedererkennen, und mit dem Rest könnten Sie sich gut anfreunden.

Wenn wir bei Nacht ins Universum schauen, sehen wir nur Sonnen (außer den Planeten, die von unserer eigenen Sonne erleuchtet werden). Um alle anderen Planeten dieses Universums zu erkennen, ist unsere Sonne viel zu schwach und sind die anderen Sonnen zu stark. Wir sehen die Planeten unseres Sonnensystems ja auch nur, wenn wir nachts von der sonnenabgewandten Seite aus schauen. Tagsüber, wenn wir ihr zugewandt sind, sehen wir nichts vom galaktischen Universum, und so geht es uns bei allen anderen Sonnensystemen, die wir als Sterne wahrnehmen. Wir wissen nicht mal, wie viele Planeten sich um jede Sonne drehen. Gemäß der *Global-Scaling*-Theorie dürfen wir aber davon ausgehen, dass es sich um unendlich viele handelt (siehe auch: www.global-scaling-institute.de).

Unter diesen vielen Planeten muss es Planeten geben, die sich ebenfalls zurzeit in einem Schwingungsbereich befinden, der unserer Erde ähnelt. Wenn es *eine* Menschenart gibt, muss es sie also vielmals geben;

genauso wie es auf der Erde auch nicht nur einen einzigen Pflaumenbaum gibt, sondern überall dort, wo der Schwingungsbereich der Pflaume sich »ausschwingen« kann, weitere Pflaumenbäume existieren.

Eine Schwingung *Pflaumenbaum* oder *Erde* besitzt viele Knotenpunkte, das heißt Materie-Attraktoren. Wenn sich also an einem Knotenpunkt dieser Schwingung eine Erde gebildet hat, dann ist die Wahrscheinlichkeit unendlich hoch, dass sich bei einem weiteren Knotenpunkt eine weitere Erde bildet. Selbstverständlich ist es nicht dieselbe, denn die Schwingung ist bis zum nächsten Knotenpunkt in ihrer Entwicklung fortgeschritten. Doch das Schwingungsphänomen, dass sich an einem ihrer Knotenpunkte eine Erde bildet, dieses Phänomen oder dieser Charakter der Erdschwingung setzt sich durch das Universum fort.

So ist es auch mit jeder einzelnen Tiergattung und mit jeder Pflanze und allen anderen Wesenheiten. Nichts existiert singulär. Eine Singularität wäre keine Schwingung. Ohne Schwingung keine Existenz. Jede Schwingung schwingt durchs gesamte Universum und dort, wo sie Resonanz erfährt, manifestiert sich der Geist dieser Schwingung. Diese Resonanz ergibt sich aus dem gesamten Gefüge von Schwingungen, und dieses Gesamtgefüge setzt sich genauso fort wie jede Einzelschwingung. Ähnlich wie die Puppe in der Puppe in der Puppe der Matrjoschka.

Der Geist einer Schwingung manifestiert sich durch Resonanz.

Wenn wir beginnen würden, bewusst durch dieses Universum zu reisen, würden wir viele Verwandte treffen. Aber auch wiederum nur solche, die dann mit ihrem Bewusstsein in Resonanz zu unserem Bewusstsein stehen. Man sieht nur das, was man selbst ist. Diese Selektion ist jedem Wesen zu eigen. Solche Wesen, die wir in körperlicher Form wahrnehmen, sind ebenfalls nur vorübergehende Ausdrucksformen bestimmter Bewusstseinszustände. Zum Beispiel gibt es den Bewusstseinszustand, der sich in Form eines Dinosauriers darstellt, in unserer Hemisphäre Erde schon länger nicht mehr. Es bräuchte uns aber nicht zu verwundern, wenn es ihn auf anderen Planeten gäbe. Vermutlich existieren alle Bewusstseinsstufen der nach oben offenen Evolutionsskala gleichzeitig bzw. zeitlos nebeneinander in unserem Universum.

Da wir uns für unser Menschsein einen höheren Bewusstseinszustand mühelos vorstellen können, kann bzw. muss dieser sich auch schon anderswo manifestiert haben. Es ist der Übung wert, sich für einen solch höheren Bewusstseinszustand die Gesellschaft vorzustellen, in der dieser Bewusstseinszustand von der großen Mehrheit bereits geteilt wird. Wenn es diese Gesellschaft im Universum schon gibt, müsste es möglich sein, kraft des eigenen Bewusstseins mit ihr in Resonanz zu treten und dort zu inkarnieren.

Wenn man allerdings davor Angst hat, inkarniert man lieber wieder auf dieser Erde, und am besten bei den Menschen, die man kennt – selbst wenn die engsten Vertrauten nicht das leben, was gesund und glücklich macht. Es macht jedenfalls weniger Angst, als irgendwo Neuland zu betreten. Entsprechend schwerfällig verläuft jedoch die eigene Bewusstseinsentwicklung von Inkarnation zu Inkarnation.

Fazit: Was immer Sie von diesen Betrachtungen des Lebens mitnehmen – für die Selbstheilung ist wichtig, dass Sie mit dem geistig-seelischen Menschenbild arbeiten, denn ohne dieses kann Selbstheilung nicht bewusst betrieben werden. Im geistig-seelischen Menschenbild bedeutet der Tod nichts.

Der Tod ist nichts

Diese Erkenntnis kam mich sehr teuer zu stehen – nämlich zu jener Zeit ca. 15.000 DM. Nachdem ich durch meine Begegnungen mit dem Dalai Lama und anderen Lamas mehrfach von dem Konzept der Wiedergeburt gehört hatte, fragte ich, ob ich einmal eine Wiedergeburt dokumentieren könne. Das hieß, ich würde mit einer Person drehen, die möglichst bald stirbt und die ich mit Hilfe der tibetischen Lamas in ihrem neuen Leben wiedertreffe. Der Zuschauer, an erster Stelle ich selbst, würde dann durch die Aufnahmen überzeugt sein wollen, dass es sich um ein und dieselbe Person in zwei Leben handelte. Die Lamas, inklusive des Dalai Lama, willigten ein, und es dauerte 7 Jahre, bis dieser Film im Kino war: *Living Buddha*. Dazu gab es dann noch einen Fernsehfilm über die Dreharbeiten, der für manche Leute spannender ist als der Hauptfilm (siehe auch S. 379).

Für mich selbst war besonders spannend mitzuerleben, wie ich nach und nach immer mehr vom Konzept der Wiedergeburt überzeugt wurde, sodass ich heute – alt genug bin ich ja – schon mehrere Personen in zwei Leben kennengelernt habe. In den ältesten philosophischen Schriften der Menschheit – den *Veden* – heißt es, zwischen Tod und Wiedergeburt könnten 250 bis 500 Jahre vergehen.

Das mag seinerzeit noch gestimmt haben, denn wenn man damals so lange dem irdischen Leben ferngeblieben war, hatte sich dennoch kaum etwas verändert. Inzwischen aber haben die Ereignisse eine solch hohe Dichte angenommen, dass Veränderungen um ein Vielfaches beschleunigt werden. Eine Statistik von 31 Personen, die gestorben und wiedergeboren sind, weist eine *Bardozeit* (die Zeit zwischen Todestag und Geburtstag minus 9 Monate) von 8 Wochen bis längstens 4 Jahre auf. Das erhöht natürlich die lebende Personenzahl gewaltig. Außerdem wissen wir nicht, ob nicht immer mehr Seelen den Sprung vom Tier zum Menschen machen. Es gibt also viele Faktoren für den rapiden Anstieg der Weltbevölkerung.

Zurück zu meinem Fall, an Hand dessen ich mich davon überzeugen wollte, dass das Konzept Wiedergeburt logisch und plausibel ist. Nachdem ich bereits von mehreren Personen Filmaufnahmen in ihrem vorhergehenden und dem heutigen Leben gedreht hatte, schälte sich heraus, dass der Fall *Karmapa* das überzeugendste Beispiel von Wiedergeburt war, weil er diesen Prozess nun schon zum 17. Mal mit handgeschriebenen Dokumenten vollzogen hat. Darin hatte er jeweils vor seinem Tod die Namen seiner zukünftigen Eltern, sein nächstes Geburtsdatum, Geburtsort und weitere eindeutige Hinweise bei einer Vertrauensperson hinterlegt und konnte dementsprechend in seiner neuen Inkarnation identifiziert werden. Den Wechsel von seiner 16. zu seiner 17. verbrieften Wiedergeburt habe ich in meinem Film *Living Buddha* dokumentiert.

Und nun kommt es: Nachdem die Dreharbeiten abgeschlossen waren und der Film im Rohschnitt vorlag, fiel mir auf, dass ich vergessen hatte, Karmapa danach zu befragen, was der Tod ist, wie man ihn erlebt und was im Tod überhaupt passiert. Diese Unterlassungssünde konnte ich mir nicht verzeihen. Nun hatte ich monatelang mit einem Menschen filmen können, der 17 Mal bewies, dass er das Wiedergeburtsprinzip bewusst beherrschte, und ausgerechnet ihn vergaß ich nach dem Tod zu befragen, was für meinen Film die zentrale Rolle spielte. Denn für die meisten Menschen in unserer Kultur ist der Tod furchtbar, im wahrsten Sinne des Wortes: Sie fürchten sich vorm Tod zu Tode.

Also musste ich mich erneut nach Tibet aufmachen und dieses Interview nachholen. Wieder brauchte ich eine chinesische Dreherlaubnis, musste mit einem Team nach Lhasa fliegen, dort Jeeps, Generator und Lampen organisieren, um dann auf 4.500 Meter Höhe unter entsetzlichen Attacken von Höhenkrankheit bei meinen neuen deutschen Mitarbeitern im Kloster Tsurphu das Interview zu führen. Und das verlief so:

Als alles aufgebaut ist, schärfe ich meinem Kamera- und Tonmann ein, es dürfe nichts schiefgehen, sie müssten alles drehen, was auch immer passiert. An Filmmaterial dürfe jetzt nicht gespart werden. Okay! Ton läuft, Kamera ab. Bitte! Meinem tibetischen Übersetzer hatte ich die erste Frage schon gegeben. Er spricht Karmapa auf Tibetisch an, mit den üblichen ausgedehnten Höflichkeitsfloskeln, aber Karmapa reagiert gemäß meiner Wahrnehmung kaum. Da schaut mich mein Übersetzer an und fragt, ob ich noch eine weitere Frage habe. Ich bitte ihn, Karmapa doch erst einmal darum zu bitten, meine erste Frage zu beantworten. Mein Übersetzer sagt darauf zu mir: »Karmapa sagt nichts.«

Wie? Bitte ihn noch einmal, er möge mir beantworten: Was bedeutet der Tod?

Mein Übersetzer reagiert etwas gereizt, fragt ihn aber noch einmal. Seine Übersetzung lautet wieder: »Karmapa sagt nichts.« Jetzt bin auch ich gereizt. Wir haben uns gigantische Mühe gemacht, aus Deutschland nur wegen dieser einen Frage hierherzukommen, und dann sagt Karmapa nichts. Das kann ich nicht akzeptieren. *Bitte frage ihn ein drittes Mal und erkläre ihm, warum uns seine Antwort so wichtig ist.* Mein Übersetzer weigert sich, dreimal dieselbe Frage zu stellen.

Der 8-jährige Karmapa merkt natürlich, dass wir uns streiten und schaut meinen Übersetzer fragend an, der nun beginnt, ihm die Situation auf Tibetisch zu erklären. Und ich frage wieder, was los ist: *Will Karmapa jetzt sprechen?* Der Übersetzer will mich zur Seite nehmen, weil es ihm unangenehm ist, in Anwesenheit Seiner Heiligkeit eine solche Auseinandersetzung mit mir zu führen. Er erklärt mir noch einmal: »Karmapa hat meine Frage ›Was ist der Tod?‹ korrekt beantwortet mit: ›Nichts‹.«

Ich breche innerlich zusammen. Das ist seine Antwort? Ich dachte die ganze Zeit über, er wolle nichts sagen. Und jetzt das! »Mein Gott!« … Mein Gott hilft mir aber in diesem Moment auch nicht weiter, denn ich merke, mit meiner Gottesvorstellung erhalte ich keine Vorstellung vom Tod – im Gegenteil. Was ich in meinem deutsch-europäisch-westlichen Leben über den Tod erfahren habe, hilft mir nicht, um glücklich und zufrieden zu sterben, geschweige denn zu Gott hinüberzugehen. Und jetzt sagt Karmapa, der vor 8 Jahren gerade wieder ganz bewusst den Transit vom Leben zum Tod und vom Tod zum Leben gemacht hat, der Tod ist *nichts*. Ich packe ein und fahre nach Hause.

Wer 17 x wiedergeboren wurde, weiß, was der Tod bedeutet …

Dort angekommen, muss ich mich vor meiner damaligen Frau, vor meiner Cutterin und vor meinen Geldgebern rechtfertigen, weshalb ich 15.000 DM verbraten habe. Meine Cutterin ist entsetzt, denn uns fehlt der Höhepunkt unseres Mammut-Films. Ich schäme mich zu Tode. Stopp – was heißt zu Tode? Zähneknirschend beenden wir den Schnitt, wie vor der Reise gedacht.

Zwei Tage vor der Mischung kann ich nicht schlafen und hole aus dem Schrank im Schneideraum unser aussortiertes Restmaterial, unter dem dieses total verunglückte Interview gelandet war. Ich schaue mir Bild und Ton noch einmal genau an und – mache eine atemberaubende Entdeckung!

Da ich meinem Kameramann eingeschärft hatte, er dürfe kein Material sparen und dürfe entgegen sonstiger Praxis zwischen den Fragen nicht abschalten, gab es eine Menge Material, während ich mich mit dem Übersetzer stritt. In diesen Minuten und Sekunden kommunizierte Karmapa nur mit den Augen und einem Feuerwerk an Grimassen mit der Kamera – und zwar großformatig, sodass der Zuschauer ihm ganz nah in die Augen sehen kann. Dieses bereits weggeschobene Restmaterial sehe ich nun zum ersten Mal als die Juwelen aller Bilder, die ich in den Jahren von Karmapa gemacht habe. Sie treffen genau ins Herz.

Als am Morgen die Cutterin kam, hatte ich die wichtigsten Sequenzen daraus auf den ganzen Film verteilt. Sie war erneut schockiert, sah aber schließlich ein, dass diese Bilder dem Film über eine Person in zwei Leben erst seine eigentliche Tiefe und Wahrhaftigkeit geben. Der Film wurde ein großer Erfolg und erhielt den Bayerischen Filmpreis als bester Film des Jahres. Für mich war die Frage, was ist der Tod, geklärt: Nichts – wenn man sich nicht als biochemisches und mechanisches Wesen, sondern als ein geistig-seelisches Wesen versteht, was für Karmapa selbstverständlich ist.

Mit diesem Bewusstsein erzielen auch die Teilnehmer meiner Selbstheilungsseminare ihre großen Erfolge. Karmapa ist kein anderer Mensch als du und ich, er ist nur mit seinem Bewusstsein, was den Tod angeht, viel weiter als wir. Uns aber hindert nichts daran, unser Glaubenskonzept und Denksystem so zu erweitern, dass auch für uns der Tod *nichts* mehr bedeutet und frei von jeglicher Angst ist.

Pläne für das nächste Leben

Dieser grundlegenden Angstfreiheit dient das geistig-seelische Menschenbild, durch das wir uns als Kontinuum wahrnehmen. Es bietet die Möglichkeit, Perspektiven zu entwickeln und zu verfolgen, die mindestens das nächste Leben mit einschließen. Solche Vorhaben erlauben es uns, in Umständen wiedergeboren zu werden, die unseren Projekten besondere Förderung zuteil werden lassen. Ein Leben, das der eigenen Idee von Liebe und Kreativität entspricht, ist ein schönes Leben. Menschen, die ihr Leben als schönes Leben empfinden, strahlen diese Schönheit aus – und das begeistert alle Wesen, ihre Mitmenschen, ihre Tier- und Pflanzenwelt, das gesamte Universum.

Also, was könnte Ihre Idee für Ihr nächstes Leben sein? Arbeiten Sie an dieser Idee. Sie werden merken, dass es gar nicht so einfach ist, sich zu einer bezaubernden, meisterhaften Idee zu bekennen, mit der man ein Leben verbringen möchte. Man braucht ein großes Herz, denn die Ideen für das eigene Wohl werden sehr schnell langweilig und taugen deshalb nicht als Lebenskonzept. Man braucht etwas, dem man aus Leidenschaft, Freude und Spaß dienen kann, sonst macht die Lebensidee keinen Sinn als Lebensaufgabe. Man braucht eine Idee, die in jedem Moment ihres Ausdrucks andere Wesen glücklich macht und in höchstem Maße den Wunsch nach dem eigenen Glück erfüllt. Überlegen Sie sich also gut: Welche Idee möchten Sie in Ihrem nächsten Leben leben?

Welche Idee haben Sie für Ihr nächstes Leben?

Haben Sie die Antwort gefunden, beginnen Sie am besten sofort mit den Vorbereitungen. Dafür ist es nie zu früh. Es ist davon auszugehen, dass die Idee für das nächste Leben diejenige Idee, an der Sie im Moment arbeiten, übertrifft, das heißt eine größere Herausforderung darstellt als das heutige Leben mit den derzeitigen Aufgaben.

Natürlich möchten Sie die für heute übernommenen Verantwortungen nicht einfach stehen und liegen lassen, indem Sie Ihrer Umwelt erklären, Sie hätten für Ihr nächstes Leben eine ganz andere Idee und müssten deshalb sofort damit beginnen. Doch unabhängig davon, wie stark verstrickt Sie in Ihre derzeitigen Aufgaben sind – es gibt immer Möglichkeiten, an der Vorbereitung der zukünftigen Lebensaufgabe ab sofort zu arbeiten.

Fehlen Ihnen beispielsweise derzeit noch gewisse Fähigkeiten, die Ihnen für deren Erfüllung notwendig erscheinen, brauchen Sie nicht darauf zu warten, bis Sie wieder ein Kleinkind sind und neu zu lernen beginnen. Der Mensch lernt immer. In jedem Alter können wir ein neues Fach, eine neue Sprache, ein neues Instrument oder sonst eine neue Ausbildung zu studieren beginnen. Alles, was wir dabei lernen, kommt uns im nächsten Leben zugute, denn der Geist stirbt nicht. Wissen, das wir leben und das unser Bewusstsein durchdringt, bleibt erhalten.

Auf dem können wir aufbauen, wenn es nicht von Zweifeln unterminiert wird, das heißt ihm die Energie entzogen wird. Jeder Mensch spürt diese Kontinuität, wenn er beispielsweise Kinder sieht, die schon im frühen Alter in auffälliger Weise bestimmte Fähigkeiten und Interessen zum Ausdruck bringen. Und dabei legt das Kind oft eine Entschlossenheit an den Tag, dass man staunt, es teilweise dafür bewundert, was es will und tut. Leider kommt es aber auch vor, dass solche besonderen Ambitionen von den Eltern oder dem Umfeld des Kindes unterdrückt, abgetan und nicht gefördert, teilweise sogar verboten werden. Später erst sehen dann auch die Skeptiker, dass in jenem Kind ein Impuls steckte, der heute zur Meisterschaft drängt.

Wir brauchen keine Wissenschaft, wir brauchen nicht einmal einen Glauben, um die geistige Kontinuität der Seele eines solchen Menschen zu erkennen. Es gibt in der kurzen Zeit seit der Geburt eines Kindes keine glaubhaften Anhaltspunkte, weshalb eine bestimmte Fähigkeit oder ein bestimmtes Interesse bei einem Kleinkind so auffällig zutage tritt. Die plausibelste Erklärung ist, dass das Kind diese Fähigkeiten in dieses Leben mitgebracht hat. Wer Kinder aufzieht oder aufgezogen hat, dem ist es eine selbstverständliche Erfahrung, mitzuerleben, dass Kinder ihre Fähigkeiten nicht in ihrer bisherigen Lebenszeit entwickeln konnten und dass sie diese auch nicht gemäß einer darwinistischen Vererbungstheorie geerbt haben, sondern dass sie ein Vorleben gehabt haben müssen.

Oftmals gibt es in den genetisch miteinander verbundenen Familien auch keine Vorbilder für die sich bei einem Kind zeigende Fähigkeit. In den Biografien großer Meister unterschiedlicher Disziplinen liest man beispielsweise, dass diese Menschen schon von klein auf gezeigt haben, in welchem Fach sie sich verwirklichen wollen. Solche Tendenzen sind nur mit dem Konzept von der Kontinuität des Geistes zu verstehen.

Je geringer unsere Zweifel an diesem Konzept sind, desto öfter begegnen uns Phänomene geistiger Kontinuität. Zweifel trügen die Wahrnehmung und suchen Nahrung für sich. Selbstverständlich bekommen die Zweifel dann ihre Zweifel auch bestätigt. Umgekehrt ist es aber genauso: Die Überzeugung von der Kontinuität des Geistes findet gemäß ihrer Stärke die Bestätigung, die sie braucht.

Die Frage ist also nicht, was ist wahr oder falsch, sondern: Welche Haltung und/oder welches Glaubenskonzept fördert die Entwicklung zu einem gesunden und glücklichen Leben? Mit dem Konzept der Kontinuität des Geistes motivieren und bewegen wir mehr Engagement, Gelassenheit und Zuversicht als mit den Zweifeln und dem Glauben an ein immer zu kurzes Leben.

Meisterschaft braucht mehrere Leben

Normalerweise ist ein Leben zu kurz, um es in einer Disziplin von Null bis zur Meisterschaft zu bringen. Ich behaupte, dass jeder Mensch, der es in seinem Leben zu etwas Besonderem gebracht hat, damit schon in einem früheren Leben begonnen hat – und selbst zwei Leben können für große Leistungen zu kurz sein. Es ist also völlig normal, wenn man mehrere Leben an einer Aufgabe arbeitet.

Im tibetischen Buddhismus ist es gang und gäbe, dass ein *Tulku* (ein bewusst Wiedergeborener) genau dieselbe Funktion wahrnimmt, die er schon in seinem früheren Leben innehatte. Das geht dort so weit, dass der Tulku seinen gesamten Besitz aus dem Vorleben erbt, wieder im selben Bett schläft und wieder von denselben Vertrauten umgeben ist, soweit sie nicht gerade im Bardo verweilen (siehe S. 357 ff.).

Wie dem auch sei: Mit dem Verständnis unseres seelischen Kontinuums können wir anfangen zu überlegen, wofür wir brennen – eine Aufgabe, die wir mit Leidenschaft erfüllen wollen. Je konkreter man sich diese Aufgabe ausmalt, aufschreibt und mit ganz klaren Zielen besetzt, desto stärker wird sie sich verwirklichen. Ich habe schon erwähnt und betone es hier nochmals. In diesem Universum gibt es ein Gesetz, und das lautet: *Der Absicht folgt die Energie*. Je präziser man seine Absicht formuliert und zu ihr steht, desto mehr Energie steht einem zu ihrer Verwirklichung zur Verfügung.

Eine ganz wichtige Frage dabei ist: Welche Eltern brauche ich für die Realisierung meiner nächsten Lebensaufgabe oder der Vervollkommnung meiner jetzigen Aufgabe? Wo sollen die Eltern leben? In welchem Land? Träger welcher Kultur, Sprache, Philosophie sollten sie sein? Wie sollte das Verhältnis zwischen ihnen sein? Möchte ich mit oder ohne Vater aufwachsen? Mit oder ohne Geschwister? Wer sollen meine innigsten Bezugspersonen sein?

Wer seine Idee von der Lebensaufgabe schon als Baby oder Kleinkind kundtun kann und von der Umwelt verstanden und gefördert wird, der hat optimal inkarniert. Dann sind die Voraussetzungen gegeben, seine Idee schnell und kraftvoll mit relativ wenigen Widerständen zu verwirklichen. Wer hingegen keine klare Idee für sein nächstes Leben hat, wird auch in eher diffusen Umständen aufwachsen und entsprechend lange brauchen, bis er herausgefunden hat, was ihn erfüllt. Vielleicht ist das auch im jetzigen Leben schon so. Mit solch inneren und dadurch auch äußeren diffusen Bedingungen bringt man es leider nur schwer zur Meisterschaft in seiner Passion.

Je klarer die Idee, desto kraftvoller ihre Verwirklichung.

Start early, drive carefully, reach safely lautet der Wahlspruch auf indischen Straßen. Das sollte man sich zu Herzen nehmen. »Start early« heißt: Fang sofort an aufzuschreiben, worin der Sinn deines Lebens im nächsten Leben liegen soll, und du wirst erstaunt sein, welche Kraft dies bei dir entfaltet. »Drive carefully« heißt, geh behutsam vor – zu schnell gefällte Entscheidungen müssen meistens irgendwann zurückgenommen werden. »Reach safely« bedeutet, du kommst sicher an dein Ziel, das heißt, dein Plan geht in Erfüllung, denn du bedienst das Gesetz: *Wo ein Wille, ist auch ein Weg*. Du bist der Meister deines Schicksals und sonst niemand.

Also nehmen Sie Ihr Leben in die Hand, aber nicht erst, wenn Sie schon gezeugt sind, sondern vorher, wenn Sie noch die Möglichkeit haben zu wählen bzw. Sie den Weg mit Ihrem Willen projektieren können. Es ist für Ihr ganzes Leben sehr entscheidend, welche Eltern unter welchen Bedingungen Sie haben werden.

Wer allerdings einen starken Willen hat, für den ist es egal, wo er geboren wird. Der geht immer seinen Weg; auch den vom Slumdog zum Millionär oder vom Tellerwäscher zum Präsidenten oder vom tibetischen Nomadenkind Abogaga zu Seiner Heiligkeit dem 17. Karmapa – jede Art von Biografie ist denkbar. Mit abstrakten Zielen ohne konkrete Vorhaben bleibt die Entwicklung jedoch sehr ungewiss. Die Absicht ist das alles Entscheidende. Also, machen Sie Ihren Plan und stehen Sie zu ihm. Karmapa zum Beispiel verfolgt eine Idee für 21 Leben und ist derzeit bei Leben Nr. 17. Ganz entscheidend ist: Wen wollen Sie im nächsten Leben wiedertreffen?

Haben wir alle diese Fragen geklärt und die Entwicklungsmöglichkeiten in diesem Körper zu einem Ende gebracht, wechseln wir sozusagen das Fahrgestell. Wer will schon senil und geschwächt dahinvegetieren. Die Erwartung, mit einem energievollen Körper sich selbst umzusetzen und neue Erfahrungen in Raum und Zeit zu machen, ist sicherlich eine wesentlich erstrebenswertere Perspektive, als den Aggregatswechsel mühsam hinauszuschieben. Der Lebenssinn besteht darin, sich zu entwickeln.

Selbstbestimmte Wiedergeburt

Jede Entwicklung ist an ganz bestimmte Bedingungen gebunden. Um die Entwicklung als Mann zu machen, brauche ich einen männlichen Körper. Mit diesem Körper die Erfahrung einer Frau machen zu wollen, geht im Grunde nicht. Die, die es trotzdem probieren (Transvestiten), haben dadurch enorme Probleme auszuhalten. Einfacher ist es, sich in jeweils einer Inkarnation für ein bestimmtes Geschlecht klar zu entscheiden. Fällt diese Entscheidung zögerlich aus und hat man deshalb Probleme mit der eigenen Identität, mit der Familie und/oder der Gesellschaft, in der man lebt, lässt sich diese karmische Zögerlichkeit rückwirkend ausgleichen wie bei allen anderen zu lösenden und zu heilenden Phänomenen.

Die Materie ist der duale Bereich in diesem Universum, das heißt, alle materialisierten Phänomene gibt es nur polar: Weich – hart; hoch – tief; heiß – kalt; Krieg – Frieden; Männer – Frauen, Yin – Yang etc. Um sich komplett als Einheit zu fühlen, vereinigt man sich mit seinem Gegenpol.

Hat man die Entscheidung für einen Pol – ein Geschlecht – nicht einhundertprozentig getroffen, ist es nur allzu verständlich, dass man dies durch eine gleichgeschlechtliche Beziehung ausgleichen möchte. Ein Mann, der sich vor seiner Inkarnation nicht sicher war, ob er wirklich das Leben eines Mannes ausfüllen möchte, hat so viele weibliche Anteile in sich, dass er die Verbindung zu einem Mann sucht, um in sich die fehlende Männlichkeit auszufüllen. Genauso kann es natürlich auch lesbischen Frauen gehen, die einen hohen männlichen Anteil in sich tragen, der durch die Vereinigung mit einer Frau ausgeglichen sein möchte.

Frau oder Mann: Klare Entscheidungen prägen die Inkarnation.

Energetisch gesehen wollen alle Wesen die Einheit erleben, und diese lässt sich rückwirkend auch herstellen. Tut man das nicht, kann eine solch halbherzige karmische Entscheidung sich als schwierige Suche nach einer kompletten Beziehung auswirken. Kommt dann noch hinzu, dass die Familie und/oder die Gesellschaft kein Verständnis für derartige karmisch motivierte Lebensführungen aufbringt, wird der Konflikt für die betroffene Person so stark, dass sie möglicherweise krank wird.

Unter diesem karmischen Gesichtspunkt sollte man sich auch Schicksale anschauen, bei denen man in den Augen von Mama oder Papa oder sonst einer entscheidenden Bezugsperson mit dem »falschen« Geschlecht auf die Welt gekommen ist. Vielleicht macht sich hier das Resonanzprinzip bemerkbar, weil man bei seiner Geschlechtswahl für die Inkarnation selbst unschlüssig war. Die Gründe, die man oft für Homosexualität anführt – einen Vater ohne Vorbildfunktion und eine überdominante Mutter bei Männern, und umgekehrt bei Frauen –, muss man sich, wenn man daran heute im Lebensgefühl etwas verbessern möchte, stets unter dem Aspekt vergegenwärtigen, unter dem dieses Leben gewählt wurde.

Wird einem beispielsweise durch *Seelenschreiben* (siehe S. 88 ff.) ganz genau bewusst, welche Umstände einen im letzten Leben dazu brachten, keine eindeutige Entscheidung für Weiblich oder Männlich getroffen zu haben, kann man dies jetzt noch nachholen. Sinnvollerweise zugunsten des Geschlechts, das man körperlich innehat. Umgekehrt eine Harmonisierung herzustellen, ist schwierig, obwohl ich auch schon gehört habe, dass jemand erst dann glücklich wurde, nachdem er sich hat umoperieren lassen. Es sei jedoch skeptisch angemerkt, ob dieses Glück, das sich damit einstellt, nicht doch nur eine Symptombehandlung ist und eine karmische Ursachenheilung auf viel einfachere Weise das Glück gebracht hätte.

Wie dem auch sei, es gibt immer nur individuelle Fälle, doch man sollte zu deren Lösung die Seele stets als Kontinuum verstehen und solche Geschlechtsfragen immer unter dem Aspekt der Vorleben beantworten.

Genauso hilfreich kann auch die emotionale Recherche sein: Welches Geschlecht würde man denn in seinem nächsten Leben einnehmen wollen und warum? In Seminaren zeigt sich bei solchen Fragen oft, dass das homosexuelle Leben meist nicht die Attraktivität hat, um es freiwillig wiederholen zu wollen. Da die polare Existenzform mit der Vereinigung von Mann und Frau ebenfalls problematisch ist, werden die Konflikte sehr schnell bewusst, die man mit *Mental Healing* noch zu bereinigen hätte, um sich eine glückliche Identität für die Zukunft vorstellen zu können. Auf diese Weise können wir erfahren, dass sich die erfolgreiche Arbeit an seinem zukünftigen Leben sofort auf das jetzige auswirkt. Ein solches Lebensglück lässt sich im direkten Anlauf oft weniger leicht herstellen.

Das Glück stellt sich überall dort ein, wo man sich in Übereinstimmung mit den kosmischen Gesetzen befindet. Nach denen ist das Yin-Yang-Prinzip erfüllt, wenn sich die männliche mit der weiblichen Energie vereinigen kann. Kann man dies aus den unterschiedlichsten Gründen nicht erfahren, macht man sich die Gründe dafür bewusst und zieht entsprechende Konsequenzen.

Auf keinen Fall muss man sich mit einer unerfüllten Paarbeziehung – in welcher Konstellation auch immer – abfinden. Wir haben die Chance, uns eine neue Wirklichkeit zu erschaffen, die uns in jeder Lage gesund und glücklich macht.

Inkarnieren, wo?

So wichtig wie die Entscheidung für ein Geschlecht ist, ist auch die Entscheidung für eine Kultur oder noch genauer: für eine nationale Identität in einem Leben. Spürt man während des einen Lebens, dass einen eine andere Nationalität bzw. Kultur mehr fasziniert als diejenige, in die man hineingeboren ist, sollte man für das nächste Leben keine halben Sachen machen, sondern sich genau in diese Kultur hineinprojizieren. Dafür kann man sich beizeiten in der gewünschten anderen Kultur umsehen und rechtzeitig nach einem Ort – oder noch besser nach einer Familie – Ausschau halten, bei der man sich vorstellen kann, mit ihr verwandtschaftlich verbunden zu sein.

Seine Eltern auszusuchen ist allerdings schwierig, weil man die Zeitspanne bis zu seinem eigenen Tod und dem im Kinderwunsch sich befindenden Paar nur schwer ermessen kann. Man muss seinen Inkarnationswunsch auf die übernächste Generation projizieren, und da ist diesbezüglich noch so viel offen, dass man seinen Wunsch kaum konkretisieren kann. Oft kennt man nur den einen möglichen Teil seiner

Die künftigen Eltern wollen gut ausgesucht sein.

zukünftigen Eltern, von dem man fasziniert ist, und muss den anderen Teil dann, wenn es so weit ist, in Kauf nehmen. Man kann nur darauf hoffen, dass die Person, von der man so eingenommen ist, sich auch einen solchen Partner aussucht, den man gerne als zweiten Elternteil annehmen möchte.

Es wird in unseren Zeiten wohl so sein, dass der gewünschte Elternteil mehrere sexuelle Partner haben wird und man sich jeden einzelnen aus dem Bardo heraus auf seelischer Ebene gut dahingehend ansehen sollte, ob dies ein geliebter Elternteil für einen werden kann, und erst dann, wenn man sich mit der Wahl des Partners anfreunden kann, in das Ei schlüpft und für die Schwangerschaft seiner gewählten Mutter sorgt. Wenn man insoweit seine Gefühle im Griff hat, dass man nicht bei dem nächstbesten Liebesakt seines Favoriten in Verzückung gerät und blind inkarniert, dann sollte es einem gelingen, bei dem Partner des gewünschten Elternteils in spe zu inkarnieren, bei dem eine schöne bleibende Eltern-Beziehung entsteht.

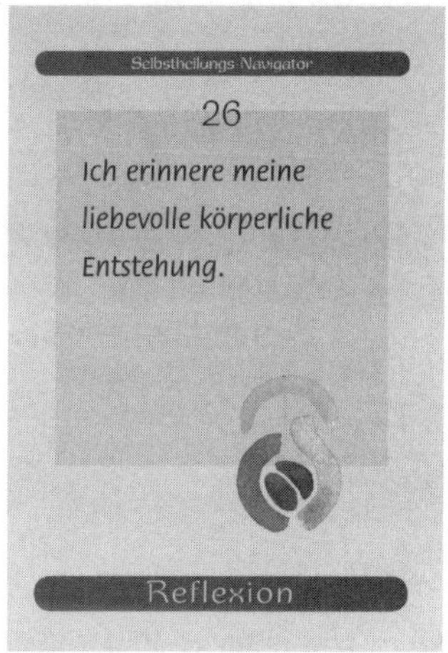

Sollte übrigens das elterliche Paar nicht zusammenbleiben, scheint es manchmal so, als ob die Gegensätze, die zur Trennung führen, genau das Gemisch an Persönlichkeitsmerkmalen abgeben, die man für seine eigene Weiterentwicklung letztlich sucht(e). Um dies so positiv aufzunehmen, ist allerdings ein sehr hohes Bewusstsein notwendig, das selten vorhanden ist.

In der Praxis zeigt sich, dass kaum jemand das Bewusstsein hat, seine Inkarnation so sorgfältig zu wählen, wie es für ein glückliches Leben notwendig wäre. Viele stellen fest, dass sie mit dem für ihre Inkarnation notwendig hinzugekommenen anderen Elternteil wenig anfangen können. Sie wundern sich, dass sie ein ausgesprochenes Mama-Kind oder ein ausgesprochenes Papa-Kind sind und die Bindung zum anderen Elternteil ziemlich unpersönlich oder konfliktreich abläuft.

Die Tibeter, die seit vielen Jahrhunderten sehr bewusste Erfahrungen mit der Reinkarnations-Problematik haben, sagen deshalb, dass die beste Vorbereitung für eine gute Wiedergeburt die Meditation ist. Meditation vermittelt die Fähigkeit, seinen Gedanken nicht anzuhaften, also nicht Opfer und ein Getriebener seiner Gedanken zu sein, sondern so viel Abstand zu seinen Gedanken und Emotionen zu bekommen, dass man in jeder Lage seinen Entscheidungsspielraum wahren kann. Das schützt vor blindlings getroffenen Aktivitäten, die man später bereut.

Die Planung des nächsten Lebens ist ein großes Gebiet für spirituelles Wachstum. Wer die Schwingung (Persönlichkeit) eines Menschen (Wesens) in sich aufgenommen hat, wird diese sofort wiedererkennen, ja wieder*erspüren*, wenn sie in einer neuen Form auftaucht. Wenn dann noch ein paar Indizien auftreten, die auf die Kontinuität dieses Wesens hinweisen, gibt es keinen Zweifel. Man spricht daraufhin das Kind im Bewusstsein seiner Fähigkeiten im vergangenem Leben an und wird erstaunt sein bzw. bestätigt bekommen: Wie wahr – die Seele ist ein Kontinuum.

Geistige Erbschaft

Der philosophische Wandel vom biochemischen/mechanischen Menschenbild zum seelisch-geistigen Menschenbild erlaubt es, Projekte zu entwickeln, an denen wir länger als ein Leben arbeiten wollen und müssen. Viele interessante Vorhaben sind zu groß für eine Generation.

Das ist auch für jedes erfolgreiche Familienunternehmen ein Problem, deshalb gibt es die vielen Änderungen der Erbschaftsgesetze. Man möchte mit diesen staatlichen Gesetzen Projekte ermöglichen, die auf viele Leben hin konzipiert sind. Da man aber für die Kontinuität lediglich auf das biochemische Weltbild setzt, sollen die Firmen vielfach von den Kindern übernommen werden, die jedoch oftmals etwas ganz anderes im Kopf und als Lebensaufgabe haben als das Projekt ihrer Väter. In der biologischen Erbschaftskette kommt es des Öfteren natürlich auch vor, dass der Unternehmensgründer wieder in der eigenen Familie inkarniert und damit sein eigenes Unternehmen erben darf. Eine solche hohe Motivation würde die Familie und Belegschaft der Firma sofort spüren, und das täte der Firma gut.

Wenn einem die Kontinuität eines Projekts (Unternehmens) wichtig ist, dann sollte man – bevor man Verantwortung verteilt – eine karmische Analyse anstellen. Dafür kommuniziert man während des *Seelenschreibens* (siehe S. 88 ff.) mit den in Betracht kommenden Personen und schreibt deren Antworten auf. Auf diese Weise bekommt man Aufschluss darüber, wer sie im letzten Leben waren und mit welcher Motivation sie dort inkarniert haben, wo sie zur Welt kamen. Aus diesen Erkenntnissen ergibt sich die richtige Nachfolge. Man macht so etwas heute auch mit System-Aufstellungen, aber da bleibt das jeweilige Interesse manchmal sehr abstrakt, beim Seelenschreiben wird es einem bis zur gelebten Minute mit allen Details bewusst.

Der Vorteil des *Seelenschreibens* gegenüber der Aufstellung ist außerdem, dass man das konkrete Szenario vor Augen bekommt, das es zu ändern gilt; danach kann es im Detail umgeschrieben werden, statt nur grob »umgestellt«.

Schreiben Sie also Ihr Projekt auf, das Sie über Ihren körperlichen Tod hinaus als geistige Erbschaft gerne verfolgen würden. Sparen Sie nicht an der Konkretisierung der einzelnen Schritte sowie an den Details, die durch ihren energetischen Input zur Verwirklichung Ihrer Lebensaufgabe mehr beitragen, als man sich gemeinhin zu denken erlaubt. Die materialistische Variante vom Tod – mit dem schwarzen Loch nach Verlassen des auszumusternden Körpers – trägt nicht gerade dazu bei, für andere so Wichtiges aufzubauen, dass man gern mehrere Leben daran mitarbeiten möchte.

Manche Projekte dauern länger als ein Leben.

Mit dem geistig-seelischen Konzept jedoch haben wir, wenn wir wieder auf diese Welt kommen, unsere Aufgabe bereits in der Brust und brauchen sie nur zu fühlen, um uns entsprechend entschlossen und stark zu entwickeln. Wir werden also schon als Kleinkinder, wenn andere Kinder Mama und Papa sagen, den Namen oder den Begriff aussprechen, der unser Programm benennt.

Mir selbst werden im nächsten Leben vermutlich die Buchstaben **S**, **H** und **P** ins Bewusstsein kommen – und schon rätseln meine neuen

Eltern, was ihr Kind damit wohl meinen könnte. Da ich bereits jetzt programmiere, Eltern zu haben, die von der Kontinuität des Geistes überzeugt sind (und ich sie hoffentlich noch rechtzeitig in diesem Leben kennenlerne), werden sie meine kindlichen Worte nicht für Unsinn, Fantasie oder kindliches Geplapper abtun, sondern sie achten und ihnen nachgehen. Wenn sie dann diese drei Buchstaben SHP im Internet googeln, werden diese drei Buchstaben sofort auftauchen, denn dafür habe ich noch vor meinem Tod gesorgt und die unabhängig von einem Besitzer weiterbestehende SHP-Stiftung gegründet.

Meine Eltern werden die Geschichte der SHP studieren und dabei vermutlich auch auf dieses Buch stoßen. Sie werden es, wenn nicht anders möglich, in elektronischen Antiquariaten suchen und diese Zeilen lesen. Und wenn sie dies dann mit ihrem Kind vergleichen, werden sie plötzlich die vielen Verbindungslinien erkennen und Glückstränen darüber vergießen, eine solche Bestätigung für die Kontinuität des Geistes geschenkt zu bekommen. Sie werden nicht versuchen, mich zu erziehen, das heißt mich zu ihren Vorstellungen hinziehen, sondern sensibel auf mich hören, mich beobachten und alles dafür tun, damit ich mich so weiterentwickeln kann, wie ich es durch mein Karma im letzten Leben angelegt habe. Das ist eine Vision, die mir Kraft gibt.

Eltern, die die Kontinuität des Geistes in ihren Kindern sehen oder sie zumindest sehen wollen, werden es sich nicht erlauben, sie zu schlagen oder sonstwie schlecht zu behandeln – das würden sie mit einem alten ehrwürdigen Menschen ja auch nicht machen. Denn: Wer seinen Kindern auf Seelenebene begegnet, hat es immer mit ausgereiften Persönlichkeiten zu tun! Wem aber dieses Bewusstsein fehlt, der wird sein Kind nie wirklich verstehen; er hält dann ihr Schreien und wildes Verhalten für undefinierbare Launen, die dem Kind ausgetrieben werden müssen. Somit wird es eine sehr konfliktreiche Kindheit.

Erst wenn eine solche Persönlichkeit aus dem Pflegealter heraus ist und anfängt, sich ihr Leben selbst einzurichten, »normalisiert« sie ihr Verhalten, denn sie ist dann immer weniger darauf angewiesen, dass sie erkannt werden muss. In Tibet heißt es: Kinder, deren Persönlichkeit nicht früh genug erkannt wird und daher nicht adäquat ihrer Fähigkeiten behandelt wurden, sterben an schweren Krankheiten. Diese Kinder probieren dadurch eine neue Inkarnation, in der Hoffnung, auf Eltern mit mehr Bewusstsein zu treffen.

Lebensübergreifende Konzepte

Ich selbst habe nicht vor, lange im Bardo zu bleiben. Vielleicht nur ein paar Monate, wenn ich mir noch vor meinem Tod meine Eltern in spe ausgucken kann und diese ihren Kinderwunsch nicht verschieben oder gar aufgeben. Ich bin mir bewusst, welch Turbulenz ein solcher Plan erfahren kann. Was muss eine Generation nicht alles erleben! Kriege, Flucht, Zerstörung, Tod, Trennung etc. Gerade jetzt, wenn ich mir bewusst mache, was der Menschheit in diesem Jahrhundert (abendländischer Zeitrechnung) bevorsteht, ist es geradezu tollkühn, von der Verwirklichung meines Vorhabens auszugehen.

Aber was wäre die Alternative? Meine ganze Energie darauf verwenden, möglichst lange im Bardo zu bleiben oder eine nicht menschliche Form anzunehmen oder einen anderen Planeten aufzusuchen? Nein, dafür liebe ich dieses Leben auf dieser Erde trotz allem zu sehr. Auch wenn die Menschheit in Schutt und Asche versinken würde und die Natur auf Jahrhunderte, Jahrtausende hinaus radioaktiv und anders verseucht sein kann: Das Experiment Menschsein geht weiter, und ich möchte daran mitarbeiten, dass es gelingt. Jede andere Aufgabe wäre für mich langweilig und sinnlos.

Da ich bis zu meinem letzten Atemzug für diese Aufgabe da bin und arbeite, schon um meine Existenz ohne Versicherungen zu bestreiten, wird die Phase, bis ich meine Arbeit fortsetzen kann, relativ kurz sein. Ich könnte in meinem nächsten Leben mich als Jugendlicher auf eine Praktikantenstelle bei der SHP-Stiftung bewerben – egal, in welchem Zustand sie sich befinden sollte; und man würde mich wegen meiner spürbar hohen Motivation sicherlich auch nehmen. Es kann sogar sein, dass bis zu meiner Volljährigkeit und Geschäftstüchtigkeit noch Freunde aus dem alten Leben da sind, die eine besondere Verbundenheit zu mir spüren. Das wird dann die Zusammenarbeit besonders reizvoll machen und dafür sorgen, dass die Aufgaben besonders effizient erfüllt werden.

Dies alles geschieht umso eher, je genauer ich schon jetzt die *Absicht* dafür setze (siehe auch S. 319 ff.). Selbst wenn ich an Eltern geraten sollte, die das »S.H.P« ihres Sprösslings überhören oder falsch interpretieren: Irgendwann im nächsten Leben werde ich selbst alt genug zum Googeln sein und ganz intuitiv auf die SHP stoßen. Mir wird vielleicht selbst nicht bewusst sein, wer ich in meinem früheren Leben war, aber intuitiv knüpft ohnehin jedes Wesen an dem an, was es im Vorleben war und tat.

Da das Leben aber aus sehr unterschiedlichen Erfahrungen besteht, entscheidet der Mut oder das Selbstvertrauen darüber, an welche der gemachten Erfahrungen man intuitiv anknüpft. Wenn ich in diesem Leben beispielsweise die Erfahrung mache, dass bestimmte Geschäftspartner einer Branche arrogante, aufgeblasene Scharlatane sind, dann werde ich im nächsten Leben von vornherein mit dieser Branche nichts zu tun haben wollen, selbst dann nicht, wenn man mir den Teppich ausrollen würde. Ich wäre an dieser Stelle emotional geblockt.

Die Blockade lässt sich nur auflösen, wenn ich die Widrigkeiten mit dieser Branche in diesem Leben nicht persönlich nehmen würde, sondern als Ausdruck der heutigen Zeit und Machtverhältnisse. Sollten diese sich bis zum nächsten Leben verschoben haben, sodass ich mit meinem Engagement willkommen bin, kann ich auf meinen vielfältigen Berufserfahrungen aufbauen und sofort als kompetenter Partner angenommen werden.

So ist das mit jeder Fähigkeit. Es ist nur die Frage, auf welche ihrer beiden Seiten man sich bezieht: die Sonnen- oder Schattenseite. Das Bewusstsein dafür erarbeitet man sich mit Seelenschreiben.

Hatte man beispielsweise im letzten Leben die Erfahrung, dass man von seiner Kunst nicht leben konnte, so stellt sich für dieses Leben die Frage, worauf bezieht man sich, auf die schlechte Erfahrung *Kunst ist ein brotloses Gewerbe* oder auf die *ein Leben lang geübte künstlerische Fähigkeit*? Besitzt jemand kein Bewusstsein von der Kontinuität seiner Seele, ist er ein Spielball seiner unreflektierten Gefühle, und die sagen ihm, lass die Finger von der Kunst. Würde diesem Gefühl mit der Methode *Seelenschreiben* nachgegangen werden, würde man sehr schnell Bilder bekommen, die Begebenheiten zeigen, in denen genau diese Gefühle entstanden sind. Dadurch wird die Ursache des Problems bewusst, weshalb man hin und her gerissen ist: die künstlerischen Fähigkeiten ernst nehmen, zum Beruf ausbauen oder sie fallen lassen und einem anständigen Broterwerb nachgehen, wie es vielleicht der Vater geraten hat?

Durch das Seelenschreiben würde einem klar werden, an welchen Bedingungen man im letzten Leben mit seinen künstlerischen Ambitionen gescheitert ist und könnte sich ab sofort anders verhalten. So lässt sich auf den früheren Fertigkeiten aufbauen, und mit einem viel höheren Selbstbewusstsein wird es dann eher möglich, sich als erfahrener Künstler in diesem Leben zu präsentieren. Dieser Künstler wird Erfolg haben. Sein Muster von der brotlosen Kunst hat er selbst aufgelöst und kann deshalb mit seinen seit mindestens zwei Leben entwickelten Fähigkeiten gutes Geld verdienen.

Je höher und selbstverständlicher das Bewusstsein von der Kontinuität des Geistes ist, desto schneller entwickeln wir eine Meisterschaft, denn wir sparen uns den langen Sinnfindungs-Prozess in jedem Leben neu. Den Wenigsten aber ist das Bewusstsein von der Kontinuität des Geistes in die Wiege gelegt, deshalb suchen sie oft noch in der Mitte ihres Lebens nach ihrer Lebensaufgabe. Doch es ist ja nie zu spät. Das Leben ist unendlich.

Man kann sich aber ausrechnen, wie viel Energie verloren geht, wenn man so viele Jahre seine eigentliche Lebensaufgabe (in Anknüpfung an sein früheres Leben) nicht praktizieren kann. Man muss sogar eine Sprache mühselig neu lernen, wenn einem nicht bewusst ist, dass man sie in einem früheren Leben bereits beherrschte.

Fähigkeiten aus einem früheren Leben bleiben erhalten.

Ist die Erinnerung jedoch da, blühen auch die darin enthaltenen Fähigkeiten wieder auf. Und wir brauchen uns dann nicht zu wundern, wenn jemandem beispielsweise eine bestimmte, vielleicht sogar exotische Sprache »nur so zufliegt«. Das Bewusstsein von der Kontinuität des Geistes kann also viel Mühe ersparen und macht das Leben wesentlich interessanter und erfolgreicher.

Für viele aber ist nicht ihre Berufung im Leben das Wichtigste, sondern die *Beziehung*. Auch dafür lässt sich eine den Tod übergreifende

Perspektive entwickeln, um die Person oder die Personen in seinen Fokus zu nehmen, mit der man das nächste Leben weitestgehend teilen möchte.

Wollen Sie Ihre Frau, Ihren Mann im nächsten Leben wieder zu Ihrer Frau, Ihrem Mann haben oder mit jemand anderem eine Partnerschaft eingehen? Wollen Sie als Mann oder Frau Ihr nächstes Leben erleben? Haben Sie darüber mit Ihrer Liebsten, mit Ihrem Liebsten schon einmal gesprochen? Wie auch immer Sie sich entscheiden: Es kommt darauf an, klare Vorstellungen von seinen Liebesbedürfnissen zu formulieren. Wenn es einem gelingt, seinen Körper gesund und fröhlich zu verlassen, dann wird der Partner einem normalerweise schnell folgen. Man möchte ja im nächsten Leben altersmäßig nicht so weit auseinanderliegen, dass eine Paarbeziehung unmöglich wäre und man aus lauter Zuneigung eine Eltern-Kind-Beziehung eingeht.

Dieses Phänomen ist übrigens relativ häufig zu beobachten, und dann wundert man sich in der Familie über die besonderen Affinitäten zwischen Mutter und Sohn oder Vater und Tochter. Üblicherweise kommt man gar nicht auf den Gedanken, dass die beiden in ihren früheren Leben eventuell ein Liebespaar waren und deshalb mit dem großen Wunsch gestorben sind, dem Liebespartner wieder zu begegnen. Aus Angst, man könne sich im freien Spiel der Partnersuche im nächsten Leben verpassen, geht man dann lieber den »sichereren« Weg, beim geliebten Partner als dessen Kind zu inkarnieren.

Zwar ist man nun in der Beziehungspflege durch das Inzestverbot eingeschränkt, aber für die Beteiligten gibt es dann eben andere Möglichkeiten, ihre tiefe Zuneigung füreinander auszuleben. Vielfach sind es sogar Verhaltensweisen, die trotz der großen Liebe zwischen den Partnern im vorangegangenen Leben nicht ausgelebt werden konnten: Vielleicht hat man sich beispielsweise ausgiebiges Kuscheln als erwachsenes Liebespaar aus irgendwelchen konventionellen Gründen damals nicht erlauben können. Heute nun liegt der kleine Sohn eventuell stundenlang an der Brust der Mutter (der damaligen Geliebten). Und die Tochter liebt es, sich an den Papa zu schmiegen, weil das ihrer alten Beziehung zu ihm am nächsten kommt, und so weiter und so fort.

Finden diese Verschiebungen im Verwandtschaftsverhältnis unbewusst statt und ist im Allgemeinen das Bewusstsein über die eigenen

Gefühle sehr niedrig, wird das gegenwärtige Verhältnis ausgeblendet und nur dem Trieb gefolgt, der aus dem früheren Leben geschürt wird. Damit kommt es zu Übergriffen und zu Missbrauch in der Familie. Der Altersunterschied und das innerfamiliäre Inzestverbot werden übergangen, weil man unbewusst inkarniert hat. Und so entstehen leidvoll neue Erfahrungen, mit verheerenden Konsequenzen.

Viele erleben auch, dass sie zwar das geistig-seelische Menschenbild verinnerlicht haben, aber dennoch nicht voll darauf vertrauen können, dem Richtigen, also dem Partner aus dem früheren Leben, rechtzeitig für eine Partnerschaft in diesem Leben zu begegnen. Also probiert man/frau verschiedene Beziehungen aus, die aber nicht funktionieren, weil man unbewusst jemand ganz anderen sucht. Somit geht viel Energie verloren durch Trennungs- und Scheidungsgeschichten.

Leid entsteht bei den nur halbherzig mit dem falschen Partner entstandenen Kindern, und es gibt insgesamt ein großes emotionales Durcheinander. Wer dieses Durcheinander minimalisieren möchte, zumindest für das nächste Leben, beginnt noch heute damit, sein Leben in Ordnung zu bringen. Das Bewusstsein für die Kontinuität der Seele bildet dafür die Basis. Wie ich aus meiner Seminararbeit immer wieder erfahre, gelingt dies am besten, wenn wir jene Geschichten, die aus früheren Leben während des *Selenschreibens* in unserem Bewusstsein auftauchen, rückwirkend harmonisieren (siehe auch S. 88 ff.). Das folgende Seelengespräch zeigt, wie dieser Prozess abläuft.

Seelengespräch mit Annette

Annette hat keine körperlichen Symptome, aber leidet sehr unter ihren Familienkonflikten.

> Hinweise auf Ziffern in den Kommentaren beziehen sich auf die nummerierten Aussagen des Dialogs in der linken Spalte.

Annette (A), Clemens Kuby (K)		Mein Kommentar
1.	**A:** Mein Problem ist, dass ich ein ganz schlimmes Verhältnis zu meiner Mutter habe.	Es zeugt von starker Selbstliebe, wenn jemand sein Problem bearbeitet, bevor es sich zu einem körperlichen Symptom ausgebildet hat.
2.	**K:** Was ist so schlimm mit der Mama?	
3.	**A:** Dass sie von mir verlangt, dass ich ihr immer noch die Tochterliebe beweisen und zeigen muss und auf sie zugehen muss, obwohl ich weiß, ich werde immer wieder enttäuscht von ihr, und da bin ich dann irgendwann einfach weg von ihr.	Rückwärtig von der Ursache ihres Problems aus gesehen, ist schon hier im ersten Satz die Symptom-Beschreibung beeindruckend klar. Deren Ursache zeigt sich ab Schritt 128/129.
4.	**K:** Und wie drückt sie das aus, was du da tun musst?	
5.	**A:** Eigentlich drückt sie sich gar nicht aus, aber die Geschwister verlangen von mir, dass ich auf sie zugehe. Ich habe 7 Brüder und 2 Schwestern. Erst kommen 3 ältere Brüder, und dann komme ich.	Auch dieses Gefühl, dass A. auf ihre Mutter »zugehen« muss, passt zur Lösung, die ab Schritt 139 bewusst wird.
6.	**K:** Aus was für einer Familie kommt sie?	

7.	A:	Meine Mutter ist ohne Mutter aufgewachsen. Das war für sie natürlich sehr schwierig. Sie hat nur die Härte von ihrem Vater und ihrer Tante abbekommen.	Diese Information ist wichtig, wenn man auch noch die karmische Ursache dafür auflösen möchte, weshalb A. sich diese Mutter ausgesucht hat.
8.	K:	Wann ist ihre Mutter gestorben?	
9.	A:	Da war sie, glaub ich, 2 oder 3.	Diesen Schmerz hat A.'s Mutter nicht anders kompensieren können, als sich ihren eigenen Gefühlen gegenüber zu verschließen.
10.	K:	So früh?	
11.	A:	Wir wurden als Kinder auch viel geschimpft, und gegen uns wurden auch sehr harte Strafen angewandt.	
12.	K:	Und wer hat die angewendet?	Wenn das Projekt heißt, Problem mit der Mutter, und nicht etwa Problem mit den Eltern, dann muss man die Erfahrungen entsprechend differenzieren.
13.	A:	Also, ich weiß es nur von meiner Mama.	
14.	A:	Strafen gab es von meinem Papa für mich nie. Also, nicht dass ich mich daran erinnere. Aber die Strafen meiner Mutter sind mir bis heute sehr bildlich bewusst.	
15.	K:	Und wo war er, ist er außer Haus gegangen?	
16.	A:	Er ist natürlich viel arbeiten gewesen.	
17.	K:	Er hat die ganze große Familie allein ernährt?	
18.	A:	Ja. Bis zu meinem 14. Geburtstag. Da war dann ein Ereignis ...	
19.	K:	Was war da?	

20.	**A:** Meine Mutter muss damals in Kur gewesen sein. Und wie sie dann heimkam, hat mein Vater die Verabschiedung von ... *(stockt)*/ Da hat mein Vater zufällig aus dem Fenster geschaut und hat gesehen, wie sie sich von ihrem – wir würden in Bayern Gschpusi sagen …	Dass A. hier stockt, ist ein Hinweis darauf, dass dieses Ereignis für sie heute noch schlimm ist.
21.	**K:** … Kurschatten!	
22.	**A:** ... Kurschatten verabschiedet hat. Und dann kam es zum Eklat, und sie hat auf unmögliche verbale Art und Weise geantwortet. Quasi so, du kannst ja gehen, ich bin ja sowieso froh! So ungefähr. Ja, dann ist meinem Papa die Hand ausgerutscht. Und ich habe nur noch die Szene miterlebt, wie meine Mama vom Stuhl fällt. Meine Mama hat erreicht, dass wir Kinder unseren Vater dann nie wieder sehen dürfen.	Das war mehr als eine Verabschiedung: Die Mutter war fremdgegangen. Warum sie das tat, dafür lassen sich zur Lösung von A.'s Problem gute Gründe finden. (Schritt 115-117) Dass A. mit der Scheidung ihren Vater »*nie wiedersehen durfte*«, war der eigentliche Grund für diese Trennung.
23.	**K:** Haben sie sich danach scheiden lassen?	
24.	**A:** Ja. Meine Mama hat die Scheidung eingereicht.	Die Ohrfeige war dafür nur der Vorwand (siehe 182).
25.	**K:** Direkt nach der Ohrfeige?	
26.	**A:** Ja.	
27.	**K:** Und hat sie dann mit dem Kurschatten was angefangen?	
28.	**A:** Nein. Vielleicht? Nie öffentlich, nur heimlich, nur nachts hatte sie Affären.	

29.	K:	Stell dir vor, sie würde sich bei ihrem Mann, deinem Papa, entschuldigen.	
30.	A:	Mein Papa ist so verärgert, so traurig, das würde ihn zum Herzinfarkt bringen.	Es ist merkwürdig, dass eine Entschuldigung des Täters beim Opfer zu einem Herzinfarkt führen kann.
31.	K:	Die Entschuldigung?	
32.	A:	Ja.	
33.	K:	Das glaube ich nicht.	Ich werde es aber noch glauben (verstehen) müssen. (Schritt 190)
34.	A:	Das sagt er auf jeden Fall. Meine ganze Kindheit habe ich mich immer wieder gefragt, warum muss ich mit meiner Mama so viel Leid erleben.	Für A. geht es hier nicht um den Vater, sondern um ihr Leid mit ihrer Mutter. Insofern ist es gut, dass sie den Fokus wieder auf die Mutter bringt.
35.	K:	Warum hat sie so viele Kinder bekommen?	
36.	A:	Das habe ich sie auch schon oft gefragt. Keine Antwort von ihr.	
37.	K:	Die Kinder sind alle von ihm?	
38.	A:	10 Kinder von einem Mann und nicht irgendwie 3 Jahre dazwischen, jedes Jahr 1 Kind.	
39.	K:	Waren die katholisch?	
40.	A:	Meine Mutter ist katholisch, wie ich mich erinnere, ist sie nie in die Kirche gegangen. Mein Papa ist evangelisch.	Die Religion spielt da oft eine sehr große Rolle, die ggf. zu bearbeiten wäre. Hier aber offenbar nicht.
41.	K:	Vielleicht sind die vielen Kinder für sie ein Liebesbeweis?	
42.	A:	Mein Papa hat das anders ausgedrückt.	
43.	K:	Wie denn?	

44.	A:	Er hat erzählt, dass meine Mama mal in einer netten Runde, ohne meinen Papa, erzählt hat: *Mit dem mache ich 12 Kinder, eine ganze Fußballmannschaft und Ersatzmann.*	Das ist das karmische Thema der Mutter, es hat nur sekundär mit A.'s Projekt zu tun.
45.	K:	Die Frau muss ja enorm was geleistet haben, wenn sie selber keine Mutter hatte und 10 Kinder bekommt und aufzieht.	
46.	A:	Auf der einen Seite bin ich dankbar, dass sie mir ermöglicht hat, in einer großen Familie aufzuwachsen, mit 9 Geschwistern, davon 7 Männern, denn so kann ich mich in der Männerwelt wirklich sehr gut zurechtfinden. Ich leide darunter, ich bin mit einem sehr guten Aussehen gesegnet, aber heutzutage wollen Männer nur Abenteuer, und wenn man eine feine Seele hat, dann tut das weh.	Das Thema, wie sie sich als Frau in der Männerwelt durchsetzen kann und denen dabei den Kopf verdreht, scheint ihr Thema zu sein, das sie in dieses Leben schon mitgebracht hat.
47.	K:	Naja, das hast du aber in der Hand.	
48.	A:	Ja, das ist das, was ich lernen möchte – will.	Lernen heißt, alte störende Verhaltensmuster sich bewusst machen und wandeln, und zwar dort, wo sie entstanden sind. Es macht wenig Sinn, sie im Heute ändern zu wollen. Alle Wiederholungen desselben Problems erledigen sich bei der Umwandlung ihrer Ursprungsszene.
49.	K:	Wie hat sie das geschafft, wenn sie die Scheidung eingereicht hat? Alleinerziehende Mutter von 10 Kindern. Hat er so viel Geld immer rübergeschickt?	

50.	**A:** Sie ist ab diesem Zeitpunkt zum Arbeiten gegangen und zwar fast rund um die Uhr.	
51.	**K:** Das heißt, ihr hattet auch keine Mutter mehr.	
52.	**A:** Genau.	
53.	**K:** Und wer hat den Haushalt gemacht?	
54.	**A:** Wir Kinder.	
55.	**K:** Die Brüder auch?	
56.	**A:** Da gab es einen strengen Plan.	Bei der Härte der Mutter (7 – 11) kann man sich vorstellen, dass der Plan funktioniert hat.
57.	**K:** Die Brüder mussten auch kochen, waschen und alles?	
58.	**A:** Ja. Da gab es einen richtigen Stundenplan. Der eine musste die Woche spülen, der andere musste die Woche Kehrdienst machen oder Holzdienst. Da gab's einen straffen Plan.	
59.	**K:** Was wäre für dich die ideale Familie gewesen?	
60.	**A:** Kleiner.	Das ist kein quantitatives Gefühl.
61.	**K:** Hättest du denn auf deine Inkarnation verzichtet?	In dieser Familie gab es offenbar das Gefühl, irgendjemand war zu viel.
62.	**A:** Ähhh … ne.	
63.	**K:** Kleiner!? Dann darf ja einer von deinen Geschwistern nicht da sein?	
64.	**A:** Ja.	
65.	**K:** Das ist so eine Sache. Wen schmeißt man raus, wenn man selber nicht geht?	

66.	A: Die mittlere Schwester hat sich immer in das Leben von mir und meinen 2 jüngeren Brüdern reingeschmuggelt. Und eines Sonntagmorgens lief im Ort die Sirene, wir 3 liefen ans Fenster, und da kam die kleine Schwester und wollte auch rausschauen. Da haben wir sie über Bord …	Dass bei den vielen Buben ein Mädchen zu viel sein könnte, scheint selbstverständlich. A. ist nur nicht bewusst, dass sie selbst es ist, die für die Mutter diejenige ist, die am besten gar nicht hätte geboren sein sollen.
67.	K: … aus dem Fenster?	
68.	A: Ja.	
69.	K: Wo ist sie dann aufgekommen?	
70.	A: Im Hühnerhof. Auf dem Lehmboden ein paar Meter tiefer. Wir haben uns keine Gedanken gemacht. Wir wollten sie einfach nicht dabeihaben.	
71.	K: Sie hat überlebt?	
72.	A: Ja.	
73.	K: Ohne Brüche?	
74.	A: Ohne Brüche. Heute bin ich dankbar, dass sie überlebt hat. Aber damals … also heute – mir speziell – hält sie das immer noch vor. Nonverbal. Weil sie denkt, ich bin die Älteste und ich hab's inszeniert, aber wir haben uns das zu dritt ausgeheckt. Wir haben uns angeschaut und gewusst, jeder nimmt eine Hand und …	Natürlich kann die Schwester zu A. nicht sagen, dass eigentlich sie aus dem Fenster hätte geworfen werden sollen. Sie macht die üble Tat ersatzweise an der Verantwortung der ältesten Schwester fest. Damit wollte sie Einsicht bei A. erreichen; aber die findet keinen Grund, weshalb sie die Schuld auf sich nehmen soll, denn ihr eigentliches Motiv ist ihr noch nicht bewusst.
75.	K: … Zack.	
76.	A: … Und raus.	

77.	**K:**	Aus 10 mach 9. Die Kleinste muss verschwinden. Die Älteren haben mehr Lebensrecht. Das ist ja eine harte Familie. Da geht's so richtig ab. Das nutzt ja alles aber nichts, wo wäre in dieser Familie die Lösung gewesen?	
78.	**A:**	Ich glaube, die Lösung …? Ich weiß nicht, ob meine Mama mit mir zurechtgekommen ist – immer?	Interessant, wie A. den Fokus immer wieder auf ihr Problem mit ihrer Mutter lenkt, gerade in diesem Zusammenhang, dass die Familie kleiner sein sollte.
79.	**K:**	Wenn sie 10 Kinder hat, bist du bloß 1/10, also da braucht sie nicht doll mit dir zurechtkommen, Hauptsache, sie schmeißt den Laden irgendwie. Wo war die Welt für dich denn noch in Ordnung?	Mit der Frage *Wo war die Welt für dich noch in Ordnung?* findet man meistens den Punkt, an dem sich die Ursache des Problems offenbart.
80.	**A:**	Bevor sie mich so sehr verprügelt hat. Da war mein Papa nicht da, es war Sonnenschein, ich weiß nicht, was vorausgegangen war, aber sie hat mit einem Holzlöffel und einem Schuh auf meinen Kopf eingeprügelt.	Die Mutter prügelt die Prinzessin ihres Mannes. Eifersucht pur. Würde man die Gründe dafür im Bewusstsein haben (dürfen), wäre der Konflikt zu lösen. So aber wird man Opfer seiner unreflektierten Emotionen.
81.	**K:**	Wie alt warst du da?	
82.	**A:**	Ich war Kleinkind, 4 oder 5. Ich weiß es nicht mehr genau. Ich bin dann nur verzweifelt in den Hühnerstall gelaufen. Das weiß ich noch.	Kinder über ihr Vorleben reden zu lassen, wäre für sie ganz normal und würde vieles erklären.
83.	**K:**	Hätte dein Vater da helfen können, wenn er dagewesen wäre?	

84.	**A:** Ja, der hätte mir geholfen. Das weiß ich. Seiner Prinzessin hätte niemand was tun dürfen.	So starke, besondere Beziehungen müssen in einem Vorleben entstanden sein. Davon darf man immer ausgehen.
85.	**K:** Du warst seine Prinzessin? Und die kleine Schwester, die ihr später aus dem Fenster geschmissen habt?	
86.	**A:** Die ich aus dem Fenster gekickt habe, das war die Mittlere. Der kleinen Schwester – als sie dann älter war – habe ich mich angenommen, weil die Mama keine Zeit hatte. Die Mama hat das aber so gedeutet, als ob ich ihr die Tochter stehle.	A. muss für ihre Mutter eine ständige Bedrohung sein, da sie wesentlich leichter Liebe bekommt als sie. Weiß man nicht, woran das liegt, kann man auftauchenden Neid und Eifersucht nicht sublimieren.
87.	**K:** Also du konntest es ihr nie recht machen?	
88.	**A:** Ja, ne! … Das kommt jetzt alles so hoch. Das Bewusstsein habe ich noch nicht so lange.	Bewusstseinsprozesse bedeuten Licht ins Dunkle bringen, sich konkret und detailliert an die Momente erinnern, die einem bis heute das Leben schwer machen. Diese Momente können wir dann rückwirkend in glückliche und gesund machende Momente wandeln.
89.	**K:** Wenn du die Prinzessin warst? Vielleicht hast du deiner Mutter damit beim Papa das Wasser abgegraben?	
90.	**A:** Das habe ich eben auch schon gedacht. *(stockt)*	Eine solche Erkenntnis ist für die Betroffene schwer zuzulassen.
91.	**K:** Wenn du gleich so, ahhhhhh … Und damals schon so blond wie heute und …	

92.	**A:** Ja eben!! Ich war damals ein Engelslöcklein.	Unschuldige Kinder gehen mit ihren mitgebrachten Gefühlen viel offener und dadurch auch rücksichtsloser um als Erwachsene. Außer sie werden dafür bestraft.
93.	**K:** Damit kannst du natürlich jeden Mann verführen und Papa bezirzen.	
94.	**A:** Ja, das muss ich auch gemacht haben.	
95.	**K:** Und die Mama hat danebengestanden und hat blöd geschaut, oder?	»Blöd geschaut« muss eigentlich heißen: … hat sie wütend gemacht. Wütend auf die eigene Tochter. – Schwierig !
96.	**A:** Mhhh.	
97.	**K:** Dann ist die Mama natürlich eifersüchtig auf dich.	
98.	**A:** Ich weiß es nicht. Irgendein Band, ein zerschnittenes Band muss da sein.	Ohne das Bewusstsein von der Kontinuität der Seele ist man seinen Gefühlen hilflos ausgeliefert.
99.	**K:** Zwischen wem?	
100.	**A:** Zwischen mir und meiner Mutter.	
101.	**K:** Und zwischen dir und deinem Vater? Wie würdest du das Band nennen?	
102.	**A:** Wiedervereinigt!!	
103.	**K:** Mit deinem Vater?	
104.	**A:** Ja!!	
105.	**K:** Ihr ward also schon mal vereinigt und ihr seid jetzt wiedervereinigt?	
106.	**A:** Genau!	
107.	**K:** Wann war die Vereinigung?	
108.	**A:** Die ging bis zu dem Samstag, als meine Mutter die Ohrfeige bekam.	

109.	**K:** Wenn du mit ihm so vereinigt warst, warst du das mit der Mama auch?	
110.	**A:** Nein.	Eine klare Aussage!
111.	**K:** Wenn sie ein Holzscheitl nach dir schmeißt und dir einen Schuh übern Schädel haut, hätte das dein Vater auch gemacht?	
112.	**A:** Nein!	Eine klare Aussage!
113.	**K:** Dann ist doch da ein Riesenmissverhältnis. Man inkarniert ja nicht durch Zufall bei irgendjemand.	
114.	**A:** Ja, das Bewusstsein habe ich auch.	Für A. ist der Reinkarnations-Gedanke nicht neu. Sie setzt sich offenbar damit schon länger auseinander. (Schritt 174)
115.	**K:** Wenn du dir mal überlegst, du wolltest wieder zu deinem Papa, denn du kennst ihn irgendwoher. (Weiß ich, woher du den kennst.) Und sie bringt dich auf die Welt und merkt, sie hat ihre Nebenbuhlerin zur Welt gebracht. Mmh?	
116.	**A:** Das hört sich gut an.	
117.	**K:** Da kann sie doch nur noch fremdgehen …	Schritt 22
118.	**A:** Das hört sich gut an.	
119.	**K:** … weil sie ist nicht die Hauptfrau. Da muss sie sich einen anderen Mann suchen.	
120.	**A:** Das hört sich gut an.	
121.	**K:** Das Alter spielt da keine Rolle. Da kannst du ein kleiner Rauschgoldengel sein, energetisch bist du die Nummer eins. Jedenfalls vor ihr.	Alle Seelen sind alterslos, denn auf der Seelenebene existieren Raum und Zeit nicht.

122.	A: Ja, das war ich. Ich glaube, das war ich wirklich!	Im Grunde lassen sich alle Probleme von Beziehungen erst unter Berücksichtigung ihrer Vorleben wirklich verstehen und entsprechend in Ordnung bringen.
123.	K: Es war gut, solange sie nur Männer zur Welt gebracht hat. Du warst das erste Mädchen?	
124.	A: Ich war das erste Mädchen.	
125.	K: Mit Männern geht es, da ist sie die einzige Frau. Aber wenn die zweite kommt, und der Papa himmelt die auch gleich so an, dann hat sie keinen Boden mehr.	
126.	A: Sie lechzt ja auch so nach Liebe.	Die Liebe des Vaters gehörte ja auch in erster Linie A., seiner früheren Liebe.
127.	K: Spür mal nach, ob das wirklich so ist. Wenn du ganz ehrlich deine Liebe für deinen Papa spürst und sie daneben siehst, wie sieht sie aus?	
128.	A: Ja, sie hat keinen Platz.	
129.	K: Na siehst du. Wenn *du* das schon sagst.	
130.	A: Ja, das sehe ich jetzt so. Das sag ich jetzt auch so.	
131.	K: Dann kannst du ja froh ein, dass du es überlebt hast.	
132.	A: Ich war oft an dem Punkt angelangt, wo ich nicht mehr konnte. Da wollte ich von dieser hohen Brücke oder vor den Zug ...	
133.	K: Wie löst man so ein Problem?	

134.	**A:** Mhh?	Unsere Seele kennt die Lösung. Mit ihr müssen wir lernen zu kommunizieren. Sie ist unser bester Ratgeber. Sie weiß, was uns glücklich und gesund macht.
135.	**K:** Wenn man als die Prinzessin vom Papa geboren wird und sagt, ahh, ich hab meinen Papa wieder oder meinen Mann oder wer immer er für dich war, dann muss man sich aber auch klarmachen, dass man in diese glückliche Lage nur kam, weil man auch eine Mutter hat. Was müsstest du also tun, damit du die Mutter befriedest?	
136.	**A:** Ja, das habe ich ja mein Leben lang versucht.	
137.	**K:** Was muss sie hören von dir?	
138.	**A:** *Ich hab dich lieb.*	
139.	**K:** Ja gut, aber das reicht ihr nicht. Du hast den Papa ja auch lieb – noch lieber.	
140.	**A:** Viel lieber!	Eine klare Aussage!
141.	**K:** Ja also: Du sagst, du hast sie lieb, aber sie weiß genau, wen du noch lieber hast. Dafür kann sie sich nichts kaufen. Welchen Satz braucht sie, damit dieses Missverhältnis bereinigt wird?	
142.	**A:** Welchen Satz braucht sie? … mmh? *»Ich bin deine Tochter«!*	
143.	**K:** Zum Beispiel. Der täte ihr schon mal gut. Und weiter …	

144.	A:	Ich dachte mir letzthin, ich gehe auf sie zu und sage einfach: *Ich bin deine Tochter.*	Das haben ihr ihre Geschwister schon lange geraten (Schritte 3 und 5).
145.	K:	Ja, und? ... Noch viel wichtiger wäre, zu sagen ...??	
146.	A:	*(Pause-Nachdenken) Ich bin deine Tochter und nicht deine Konkurrenz.*	
147.	K:	Richtig, du musst sie anerkennen. Sie ist die Frau deines Liebhabers.	
148.	A:	»Du bist meine Mutter!«	
149.	K:	Ja: ... *und die Frau meines Vaters.*	
150.	A:	»Du *warst* die Frau meines Vaters.«	A. verlässt die Gegenwartsform. Das zeigt, so ganz schmeckt ihr dieser Satz noch nicht. Auch wenn es stimmt, dass die beiden geschieden sind. Für den Konflikt, den es zu heilen gilt, spielt das Heute aber keine Rolle.
151.	K:	Ja, und zwar die große Frau, die ihm zehn Kinder geboren hat. Merkst du, woher das Missverhältnis kommt?	
152.	A:	Ja, ich habe Bauchgrummeln, da dreht sich was.	Was nicht schmeckt, bereitet Bauchgrummeln. Das ist jetzt der Moment, in dem sie emotional dazulernt.
153.	K:	Weißt du, du hast ihr im Grunde den Mann gestohlen. In unserer Gesellschaft ist es eben nicht erlaubt, dass der Vater zwei Frauen hat, also musste sie zurücktreten. Und dann kriegt sie darauf natürlich eine Wut auf dich.	
154.	A:	Da muss ich mich eigentlich bei der Mama entschuldigen.	... *eigentlich* ist noch nicht wirklich.

155.	K:	Ja, und ihr sagen: *Du, Mama, das Missverständnis rührt daher, dass ich früher deinen heutigen Mann schon mal hatte. Und ich hab halt – weil ich so gerne zu ihm wollte – bei ihm als seine Tochter inkarniert. Dafür brauchte ich eine Mama, und ich danke dir, dass du für mich zu meiner Mama wurdest. Und ich verneige mich vor dir und ich bitte dich um Entschuldigung, dass du das Gefühl bekommen hast, ich nehme dir den Mann weg. Mir war das nicht bewusst. Ich war bloß die Tochter und ich lieb halt den Papa – von früher her schon.*	Bei etwas mehr Zeit wäre es wesentlich wirkungsvoller, wenn diese Erkenntnisse nicht ich formulieren würde, sondern A. selbst zu diesen Erkenntnissen gekommen wäre und ihnen mit ihren Worten Kraft verliehen hätte. Das kann sie in jedem Fall noch nachholen, denn die neue Wirklichkeit bedarf durch A.'s schriftlichen Ausdruck die erste Manifestation. Dann kommt die neue Schwingung in der Beziehung zu ihrer Mutter bei ihrer Mutter auch an. Genau das wird sich im eigenen Seelenschreiben noch im Detail bestätigen.
156.	A:	So kann's gewesen sein.	
157.	K:	Über diese starken Kräfte wird bei uns nicht geredet. Da kann man seine Nebenbuhlerin nur mit allen möglichen Mitteln versuchen fertigzumachen.	Gefühlen, deren Ursachen nicht ins Bewusstsein gelangen, ist man ausgeliefert. Die machen dann mit einem alles, ohne dass man sie unter Kontrolle bekommt.
158.	A:	Ja, das hat sie immer wieder getan, bis ich sagte, ich mag nicht mehr. Da breche ich lieber den Kontakt total ab. Wobei mir das sehr weh tut.	Die Seele will wie jedes Atom Harmonie mit dem Nachbarn. Da, wo das nicht gelingt, muss man gehen. Der Chemiker spricht dann von einem flüchtigen Stoff.
159.	K:	Ja, sie leidet darunter natürlich auch. Ihr müsst das ins Bewusstsein hochheben.	Es gibt ja auch eine starke eigenständige, liebevolle gegenseitige Beziehung zwischen Mutter und Tochter, unabhängig von der Vaterbeziehung, und die möchte ja auch gelebt werden und nicht wegen einer solchen unbewussten Konstellation kaputtgehen.
160.	A:	Wie?	

161.	K:	Du kannst dich jetzt hinsetzen und eine Szene schreiben, wie du das reparierst – wie du ihr nicht nur sagst, ich liebe dich, sondern du dich auch bei ihr entschuldigst, dass du ihre Position als Mama emotional nicht respektiert hast. Bringst du das übers Herz?	
162.	A:	Ja, das versuche ich.	
163.	K:	Dann klär das auf. Es ist ein Missverständnis. Sie spürt, dass du vom Papa mehr geliebt wirst als sie. Damit bist du Konkurrentin für sie, da kann sie kein liebevolles Verhältnis zu dir pflegen.	
164.	A:	Verstehe ich.	
165.	K:	Was könntest du zu ihr sagen, damit das Ganze geklärt ist?	
166.	A:	Keine Ahnung, da bin ich total hilflos. In meinem Leben war es immer wichtig, dass ich die Familie zusammenhalte.	A. hat bereits mehr als eine Ahnung, aber da gibt es noch einen Schatten zu überspringen, der bei ihr liegt. Sie muss einsehen, dass sie in diesem Leben, was die Liebe zu ihrem Papa angeht, nicht die erste Geige spielt, und damit hadert sie noch. Da nützt es auch nichts, den Zusammenhalt der Familie einzufordern. Ihr Anspruch auf den Vater als ihren (früheren) Mann verhindert dieses Familienideal. Sicher leidet auch ihr heutiger Mann unter der hohen emotionalen (karmischen) Position des Vaters.
167.	K:	Klar, das hat aber nicht funktioniert.	
168.	A:	Nein, auch in der eigenen nicht. Ich wollte aber auch nie ein Verhältnis zu einem verheirateten Mann. Ich hätte niemals zugelassen, dass ich bestehende Familien zerstöre. Wenn ich mich absichtlich in einen Mann verliebe und dessen Familie zerstöre … Nein, die Familie ist das Höchste.	
169.	K:	Ist es das, was du aus diesem Missverständnis gelernt hast?	

170.	A: Das war das Höchste, das war mir immer wichtig, dass ich da Achtung habe.	Die Seele weiß immer, was sie braucht, um Harmonie zu erfahren, aber das Ego setzt es nicht um.
171.	K: Dann musst du aber auch so inkarnieren, dass zwischen dem Mann, den du liebst, kein Inzest-Verhältnis entsteht. Da müsst ihr beide das Risiko eingehen, euch im nächsten Leben als Paar wiederzufinden, in einer Konstellation, in der ihr ein Paar sein könnt.	
172.	A: Ja eben, und davor haben viele Leute Schiss, ob sie sich dann je wieder treffen, bei den 5 Milliarden Menschen, die es gibt.	
173.	K: Man findet sich intuitiv. Du triffst jemanden, schaust ihn an und sagst, wir kennen uns doch! Man hat das Gefühl, als wenn man schon Jahre miteinander verbracht hat. Wenn einem aber das Bewusstsein von der Kontinuität der Seele genommen ist, dann denkt man, vor dem Leben schwarzes Loch und hinterher schwarzes Loch. Mit dieser Vorstellung bekommt man keine Ordnung in sein Leben.	
174.	A: Das versuche ich eben. Diese Ordnung suche ich ja. Ich hab dazu schon viel gelesen ...	Mit Lesen allein tut sich nichts, die neue Wirklichkeit muss »gemacht« werden. Seelenschreiben ist eine Tat.

175.	K: Die Ordnung besteht einfach darin, dass diese Verhältnisse ins Bewusstsein kommen. Ihr müsst ja noch nicht einmal irgendetwas ändern oder denken, da gab es jetzt bei der Inkarnation einen Fehler, den man nicht wiedergutmachen kann. Nein, es muss der Mama nur klar sein, dass sie da die alte Freundin – oder wer auch immer du warst – von ihrem jetzigen Mann auf die Welt gebracht hat. Das muss zwischen euch und allen Beteiligten ausgesprochen sein. Dann kannst du sagen, okay, jetzt bin ich die Tochter und nicht mehr die Geliebte, und das akzeptiere ich, da hinein füge ich mich, das ist auch schön.	
176.	A: Aber das muss ich ihr doch nicht ins Gesicht sagen, oder?	
177.	K: Nein, du schreibst es auf. Und zwar ganz genau die Szene, wie du das mit ihr von Angesicht zu Angesicht klärst, bis alles gut ist.	
178.	A: Aufschreiben und fühlen.	Ja, das Fühlen ist entscheidend.
179.	K: Ja. Bis du das richtig sagen kannst: Mama, jetzt hast du wieder deinen eigentlichen Platz. Ich mach dir den auch nicht streitig. Ich mag meinen Papa, aber ich bin nicht die Frau von meinem Papa.	
180.	A: Ja, so sehe ich mich auch.	Äußerlich sicher, aber das war innerlich noch nicht vollzogen.
181.	K: Ja, und das musst du ihr nun auch mal deutlich machen.	

182.	**A:**	Ich glaube, wenn Papa nicht weggezogen wäre, dann hätte sich das so weit entwickelt – so wie ich mit meinem Papa umgehe –, dass sie mit dem Messer auf mich losgegangen wäre.	Die Emotionen aller drei Beteiligten – Vater, Mutter, Tochter – lassen sich nur harmonisieren durch einen Bewusstseinsprozess, der eine entsprechende Philosophie verlangt.
183.	**K:**	Dafür brauchst du ihn, in ihrer Anwesenheit, wahrscheinlich bloß einmal umarmen, und Bussi hier und Bussi da ...	
184.	**A:**	Ja genau!	
185.	**K:**	Es hätte für dich auch ganz gefährlich werden können, wenn er seinen Trieb dir gegenüber ausgelebt hätte.	Ich sage das, weil ich durch die vielen sexuellen Missbrauchsfälle, die in meinen Seminaren ins Bewusstsein gelangen, erfahren habe, dass sehr oft schon eine frühere (karmische) sexuelle Beziehung zwischen Täter/Vater und Opfer/Tochter vorliegt, die aber beiden nicht bewusst ist; der Mann folgt nur seinem Trieb, zu dem er glaubt, ein Recht zu besitzen, das er im früheren Leben vielleicht hatte, das aber jetzt in der neuen familiären Konstellation nicht mehr gilt.
186.	**A:**	Ab dem ersten Moment, als ich auf der Welt war, hat sie mich so was spüren lassen. Sie hat mir diese Ängste mit in die Wiege gelegt.	
187.	**K:**	Sie hat wohl auch gemerkt, wen sie da geboren hat. Mit ihren Söhnen ist sie sicherlich bestens klargekommen.	
188.	**A:**	Ja. Sie hätte 12 Männer gebraucht. Aber mein Papa wollte unbedingt ein Mädchen haben. Und darum bin ich auch da.	
189.	**K:**	Ja natürlich, und darum hast du das alles auch in Kauf genommen.	
190.	**A:**	Und darum habe ich die ganze Zeit mit diesem Gedanken gekämpft: *Ich will ihn wiedersehen.* Aber nur der Mama zuliebe habe ich mich ihm verweigert. Nur der Mama zuliebe.	Ich bin überzeugt, wenn A. die Mutter in ihrer Position voll respektiert, kann A. auch zu ihrem Vater wieder ein herzliches, liebesvolles Verhältnis haben, ohne dass dies der Mutter weh tut.

191.	**K:**	Ach, das muss ja furchtbar gewesen sein, dass das Missverständnis bisher nicht aufgeklärt war.	Sätze, die aus dem Bewusstsein der Kontinuität der Seele zur Heilung und Regulierung einer Beziehung formuliert werden, wirken auch bei den Bezugspersonen, die dieses Bewusstsein nicht teilen.
192.	**A:**	Jetzt wird es klarer.	
193.	**K:**	Schreib das alles auf. Sag der Mama, dass es dir leid tut, sie hätte sich wegen dir nicht von ihm trennen müssen. Es beruhigt sich alles, wenn du ihr sagst, dass sie in diesem Leben ihren Mann – deinen Mann – als den ihren ihr Leben lang behält. Dir hat er vielleicht in einem letzten Leben gehört, aber in diesem Leben, hier und jetzt, bist du dankbar, dass du seine Tochter sein darfst. Und diese Tochter bleibst du und dabei belässt du es auch. Sag ihr: *Mama, ich nehme dir den Mann nicht weg.* Diesen Satz schreibst du ihr 10-mal auf. Du musst vertrauensbildende Maßnahmen jetzt ergreifen, sodass sie dich nicht länger als ihre Konkurrentin sehen kann.	
194.	**K:**	Der Papa verzeiht ihr dann auch ihren Seitensprung, denn natürlich hat sie ihn provozieren wollen. Er sollte ihr erst mal beweisen, dass er sie wirklich haben will. Dich kann sie ja nicht rausschmeißen, du bist ja ihre Tochter, dich könnte sie bloß umbringen.	A. kann bei ihrem *Seelenschreiben* auch das Verhalten ihres Vaters umschreiben, denn auch seine Seele wünscht sich nichts sehnlicher als Harmonie in den Beziehungen, und zu diesen gehört – trotz Scheidung – natürlich die Beziehung zur Mutter seiner 10 Kinder. Eine entsprechende Umschreibung wirkt auch bei ihm.

195.	**A:** Das hat sie vielleicht auch ein paar Mal versucht. Sie hat mich auf jeden Fall so provoziert, dass ich weggelaufen bin.	Solch heftige Aktionen/Reaktionen, für die das derzeitige Leben keinerlei Anhaltspunkte bietet, sind karmisch begründet, d.h., sie beziehen sich auf Konflikte, die aus dem oder einem früheren Leben herrühren und von viel existenziellerer und von weitaus verletzenderer Natur sind als die auslösenden Faktoren. Es nützt deshalb nichts, den heutigen Konflikt zu bereinigen, sondern man muss den karmischen Konflikt lösen.
196.	**K:** Bei einer nächsten Sitzung könntest du zurückgehen und dir anschauen, welches Verhältnis du zu deinem Papa mal hattest. Woher du überhaupt deinen Papa kennst?	
197.	**A:** Vielleicht sind meine Brüder ja auch die früheren Liebhaber meiner Mama?	Auf der anderen Seite können wir froh sein, dass wir die ganzen Vorgeschichten nicht kennen. Stellen wir uns mal vor, es wäre einem immer bewusst, wer wer in meinen früheren Leben war. Oh je! Aber wenn es so virulent ist wie hier, dann muss das alte Leben transparent werden, damit A. ihre heutigen Probleme versteht und sie dadurch auflösen kann.
198.	**K:** Grundsätzlich möglich. Niemand inkarniert ohne irgendeine frühere Beziehung. Es zieht einen immer zu ganz bestimmten Leuten hin. Und so gibt es fast immer eine Vorgeschichte zu den verwandtschaftlichen Bezugspersonen.	
199.	**A:** Danke für das Gespräch.	
200.	**K:** Gerne. Ich danke dir für deine große Offenheit.	

Annette besuchte nach diesem Gespräch sofort ihren ihr eher unbekannten, gealterten Vater, um dieses unglückliche Verhältnis in Ordnung zu bringen, solange er lebt. Es war für sie selbstverständlich, dass sie ihn pflegte, obwohl dieser Mann mit ihrer Mutter noch neun weitere Kinder hat und mit seiner neuen Frau noch einmal fünf. Annette war aber nun mal seine »Prinzessin« und sie erwartete keine Hilfe von ihren Geschwistern. Allerdings wollte sie sich auch nicht mehr wie eine kleine, süße Prinzessin von ihm behandeln lassen. Das konnte sie ihm noch vermitteln, bevor er plötzlich wegen Leukämie ins Krankenhaus kam und dort bei der ersten Chemotherapie starb. Durch die Beerdigung bekam Annette wieder Kontakt zu ihrer Mutter, zu der sie jetzt das Verhältnis in dem in diesem Gespräch erkannten Sinne harmonisieren möchte.

Die Tulku-Gesellschaft

In Gesellschaften, in denen das Bewusstsein von der Wiedergeburt seit vielen Generationen zum selbstverständlichen Alltagsbewusstsein gehört, bilden sich Strukturen heraus, die ebenso überdacht werden sollten wie unsere.

In Tibet beispielsweise bemüht man sich, das Vorleben bei einem Neugeborenen vor allem dann zu klären, wenn jemand den Verdacht hegt, es könne sich um eine hochentwickelte Person handeln. Solche Personen von Rang haben vor ihrem Ableben oft Hinweise für ihre Wiedergeburt gegeben, und/oder die Anhänger dieser Person stellen von sich aus Recherchen an, wer die Wiedergeburt ihres Meisters sein könnte (siehe auch das Beispiel über Karmapa auf S. 315 ff.). In Tibet handelt(e) es sich dabei meist um Lamas, Geshes, Rinpoches – alles Persönlichkeiten, die eine hohe spirituelle Ausbildung genossen haben. Man darf nicht vergessen, dass die Klöster Tibets die einzigen und vollständigen Ausbildungsstätten des Landes waren, von der Vorschule bis hin zur Professur. Wer solches erfahren und erlernt hat, der möchte natürlich in seinem nächsten Leben auf dieses Wissen aufbauen, und seine Anhänger möchten ihn ebenso wieder als Vorbild haben.

Eine Person, deren Vorleben bekannt ist und bei der sich zwischen der heutigen und damaligen Inkarnation eine Verbindung herstellen lässt, wird *Tulku* genannt. Jeder Tulku gehört natürlich auch zu einer bestimmten Tradition, von denen es in Tibet vier große Richtungen gibt. Jede Tradition achtet sehr darauf, dass ihre Meister erneut in ihrer Tradition (Linie) reinkarnieren, sodass sie auch für die nächste Generation die Meister ihres Verbandes sind. So kommt es – wie beim Dalai Lama –, dass man 14 Leben hintereinander das Oberhaupt seiner Linie ist, ebenso wie bei Gyalwa Karmapa, der nun schon zum 17. Mal seine Linie anführt (siehe S. 315 ff.). Zugleich gibt es in der spirituellen Hierarchie viele niedrigere Meister, deren vergangenes Leben ebenfalls bekannt ist, und die ebenfalls wieder in ihre alten Ämter und Positionen von Geburt an eingesetzt werden.

Dieses In-group-Verhalten produziert ein sehr starkes Traditionsbewusstsein. Über Jahrhunderte hinweg sind es dieselben Regeln, dieselben Rituale, dieselben Gebete, dieselben philosophischen Vorstellungen. Dies fördert nicht gerade das Zusammenwachsen der Religionen, sondern im Gegenteil – es fördert die Separierung. In unserer Welt gibt es sehr viele Glaubenskriege, weil jeder seinen Glauben für den einzig wahren hält.

Würden nun die Meister, die ihre Reinkarnation selbst bestimmen können, sich vornehmen, jeweils in einer anderen Tradition oder sogar Religion zu inkarnieren, könnten sie dort mit den Erfahrungen aus ihren früheren Leben sehr schnell für einen offenen und toleranten Umgang der Religionen untereinander sorgen. Bedenkt man, dass diese Meister nur reinkarnieren, weil sie das Bodhisattva-Gelübde geleistet haben, das heißt, so oft auf der Erde zu reinkarnieren, bis alle Wesen glücklich sind, dann fragt man sich umso mehr, warum sie ihre Mission immer wieder in ihrer angestammten, eigenen Religion erfüllen?

Das Bodhisattva-Gelübde besagt, dem Wohle der gesamten Menschheit zu dienen. Also wäre es an der Zeit, einen wichtigen Schritt aus der Tradition herauszugehen. Sieht man, welch großen Dienst zum Beispiel ein Michael Gorbatschow für die Menschheit geleistet hat, dann muss er ein großer Bodhisattva sein. Wer auch immer er in einem früheren Leben war: Seine Mission hat der Menschheit einen großen Fortschritt gebracht, mehr als seinem eigenen Land.

Die Tulkus und Bodhisattvas könnten der Menschheit einen großen Dienst erweisen, wenn sie in ihrem nächsten Leben ihren Platz in der Gesellschaft wechseln würden. Sie würden dann zwar nicht mehr so verblüffend schnell ihre Gebete parat haben, denn sie könnten sie nicht einfach aus dem alten Leben abrufen, aber sie würden ihren geläuterten Charakter dafür einsetzen können, dass mehr Liebe, Toleranz, Verständigung und Einheitsgefühl zwischen den Menschen entstehen – eine wahrhaft meisterliche Aufgabe. Sie könnten nicht aus traditionellen Gründen per Geburt Meister sein, sondern müssten sich diese Stellung durch ihr besonders entwickeltes Bewusstsein neu erarbeiten.

Spiritualität wird, solange es Menschen gibt, nicht nur als Befreiungslehre, sondern auch als Machtinstrument eingesetzt. Je schwieriger die

Meister die Befreiung darstellen, desto länger bleiben sie selbst an der Macht. Da sie als Erleuchtete gelten, sind auch ihre Anhänger glücklich und sehr darauf bedacht, dass sie von Leben zu Leben an der Macht bleiben und hoffentlich noch viele Leben lang. Diese Verbundenheit geloben und wünschen sich die Tulkus selbst – genauso, wie jeder Normalsterbliche am liebsten in seiner eigenen Familie reinkarniert. Damit entwickelt sich die Lehre der Befreiung aber nicht weiter. Die Meisterpositionen werden immer wieder von denselben Meistern besetzt, und neue Kräfte haben keinen Platz.

Diese Stagnation zeigt sich überdeutlich in den patriarchalen Strukturen aller Religionen und Sekten. Obwohl die große Mehrheit der spirituell interessierten Menschen Frauen sind, sind die Chefs (Meister) Männer – und das von Wiedergeburt zu Wiedergeburt. Es spricht weder für den Geist dieser Männer noch für die Machtstrukturen innerhalb religiöser Vereinigungen, dass die Basis nicht selbst in die Führung aufsteigt. Es ist dies ganz eindeutig ein Ausdruck der Ego-Stärke der Machthaber. Mit dem Konzept der Reinkarnation lassen sich Machtstrukturen über Generationen ebenso aufrechterhalten wie in der biologischen Erbfolge.

Dabei müsste man die spirituellen Führer nur bei ihrem eigenen Wort nehmen und von ihnen erwarten, dass sie dort wiedergeboren werden, wo sie für die Menschheit und alle anderen Wesen auf diesem Planeten ihren größten Dienst erweisen können. Das ist ganz bestimmt nicht in ihrer angestammten Tradition, denn diese Funktion könnten andere, nachrückende Meister wesentlich dynamischer und fortschrittsreicher ausfüllen als jemand, der sich selbst nur mehr oder weniger wiederholt. Wirkliche Meister erproben ihre Meisterschaft auf neuem Terrain, um das Bewusstsein von der Einheit des Universums vorwärtszubringen. Damit können sie ihren größten Beitrag für den Weltfrieden leisten.

Erleuchtete Meister sollten immer wieder neues Terrain erkunden.

Das bedeutet für die Anhänger einer spirituellen Gemeinschaft, dass sie neue Gebete für ihre Gurus ersinnen. Bisher betet man vor deren Tod für ihr möglichst langes Leben und nach ihrem Tod für ihre schnelle Wiedergeburt. Mit einem erweiterten Bewusstsein sollten die Gebete darauf ausgerichtet sein, dass der geliebte Guru (Meister) nichts von seiner befreienden Wirkung einbüßen möge und diese immer wieder in eine neue Form bringen möge.

Bisher handelte es sich bei den meisten hochspirituellen Wesen um Mönche und Nonnen. Für ihre spirituelle Entwicklung war dies sicherlich vorteilhaft, denn sie klammerten von vornherein aus, was für die größten Probleme im Leben sorgt: das Familien- und das Sexualleben. Sie verzichten damit auf die freudvollen Aspekte von Sex und Kindern (und mehr) und ignorieren ihre eigene Entstehung, aber genießen das große Glück der gelungenen Kontinuität, wofür sie diesen Verzicht gerne hinnehmen. Das Kloster bot jahrhundertelang die einzige Möglichkeit, ein spirituelles Bewusstsein zu entfalten.

Heute, im 21. Jahrhundert, ist das anders; heute lässt sich spirituelles Bewusstsein endlich auch außerhalb des Zölibats entwickeln. Dies ist ungleich schwieriger als es für Mönch oder Nonne ist, denn es gilt, größere Beziehungsprobleme zu meistern als in den geschlechtlich getrennten Gemeinschaften. Wer sich also spirituell zwischenzeitlich so weit geistig entwickelt hat, dass er seine Charakterentwicklung mit seinem Partner und seinen Kindern zum Wohle aller fortführen kann, tut sich und seinem Umfeld den größten Dienst.

Bis wir erleuchtete Familien erleben werden, ist es wohl noch ein weiter Weg. Zuvor wird es vermutlich erst einmal erleuchtete Dalai Lamas, Karmapas und Sai Babas in Frauengestalt geben. Derzeit findet in unseren Breitengraden die größte Bewusstseinsentwicklung bei den 30- bis 60-jährigen Frauen statt. Ich nehme an, bevor die Jugend auf den Zug aufspringt, müssen sich zunächst einmal eine größere Zahl mitteljähriger Männer zu einer spirituellen Entwicklung bekennen.

Der wichtigste Schritt wäre, dass das bewusstseinserweiternde Angebot von den Volkshochschulen in die Staatsschulen gelangt. Wenn solche Initiativen von den Kultusministerien erlaubt würden, wäre eine weitere wichtige Hürde genommen. Am stärksten aber kommt die Gesundheitsbranche durch die um sich greifende Bewusstseinsentwicklung unter Druck. Dort gibt es auch die größte Not. Deshalb habe ich dieses Buch in erster Linie jenen Menschen gewidmet, die diese Bewusstseinsentwicklung machen, um ihr Leid aufzulösen. Wer Leid und Schmerzen erfährt, sucht so lange nach einer Alternative, bis es ihm besser geht. Deshalb ist diese Bewegung auch nicht aufzuhalten.

Mit *Mental Healing* ist eine Gesundung oder Problemlösung immer mit einer Bewusstseinserweiterung verbunden. Jeder Bewusstseinsschritt lässt einen nicht nur die anderen, sondern vor allem auch sich selbst anders wahrnehmen. Durch die Bewusstseinserweiterung löst sich nicht nur die Krankheit auf, sondern es erweitern sich auch Möglichkeiten für die eigene Zukunft. Wir erkennen zunehmend mehr unser Potenzial. Das ist der wahre Sinn der Krankheit gewesen, für deren Heilung wir diese Bewusstseinserweiterung brauchen.

Auch das neu zu gewinnende Potenzial braucht eine gewisse Strukturierung, damit es sich voll entfalten kann, wie auf den folgenden Seiten ersichtlich wird.

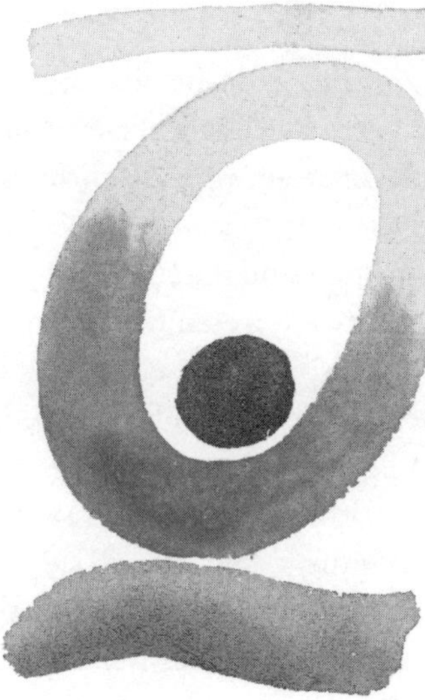

Das Potenzial

Was will ich erreichen?

Zunächst stellt sich die Frage: Wofür wollen Sie Ihr Potenzial erweitern?

- Um selbst ein höheres Bewusstsein zu erlangen?
- Um anderen ein höheres Bewusstsein zu vermitteln?
- Um sich mit dem Bewusstsein von Vielen zu verbinden?

Größere Bewusstseins*sprünge* sind für einen selbst und für die, die man erreicht, nicht möglich; außer es treten Ereignisse ein, die das Bewusstsein tief erschüttern, wie beispielsweise ein großes Erdbeben, ein Weltkrieg, ein Tsunami oder Ähnliches. Und selbst wenn solche Ereignisse vorüber sind, ist die Bewusstseinserweiterung für die meisten lange nicht so gewaltig wie das Ereignis selbst. Es fragt sich also, wie gewaltig müssen solche Großereignisse sein, damit sie eine nachhaltige Bewusstseinserweiterung bewirken? Das ist dieselbe Frage wie: Wie krank muss ein Mensch werden, damit er sein Leben ändert?

Das globale Bewusstsein entwickelt sich in Relation zum Einzelnen im Schneckentempo. Aber möglicherweise ändert sich dies nun gerade in dieser Zeit, in der wir leben. Denn es gibt in diesem Universum keine gradlinigen Entwicklungen, sondern immer *Exponentialkurven*, und das bedeutet, dass eine sich langsam entwickelnde Veränderung plötzlich dramatisch wird. Das gilt individuell wie global. Lassen wir uns von der globalen Entwicklung überraschen – aber nehmen wir erst einmal unsere eigene, persönliche Entwicklung in die Hand.

Deshalb frage ich noch einmal: Wofür möchten Sie Ihr Potenzial erweitern?

Eine mögliche altruistische Antwort könnte sein: »Ich möchte so vielen Seelen wie möglich zur Harmonie verhelfen.« Harmonie ist eine Frage des Bewusstseins. Wollen Sie das Bewusstsein der Vielen erreichen und ihnen helfen, in Harmonie zu kommen, müssen Sie mit deren Bewusstsein in Resonanz gehen. Das ist dieselbe Übung, mit der Sie versuchen, mit einem Bewusstsein in Resonanz zu gehen, das weiterentwickelt ist als das Ihre. Wie lässt sich diese Spanne nach oben und/oder unten überbrücken? Die Antwort lautet: Um mit jemandem wirklich in Resonanz zu gehen, muss ich ihn lieben.

Ich glaube, jeder kann sehr genau nachempfinden, welcher Liebe es bedarf, um sich für Wesen zu öffnen, deren Bewusstsein niedriger ist als das eigene. Es ist dieselbe Liebe, mit der wir von Menschen empfangen werden, deren Bewusstsein weit höher ist als das eigene. So weit, wie die Offenheit nach unten reicht, öffnet sich auch der Weg nach oben. Wenn wir uns von Menschen fernhalten, auf die wir hinabschauen könnten und sie nicht liebevoll annehmen, werden auch wir von niemandem liebevoll angenommen, der uns zu einer Bewusstseinserweiterung verhelfen kann.

Mit Liebe erreichen wir Bewusstsein von unten nach oben – und umgekehrt.

Diesen Unterschied nach oben und nach unten gibt es immer, überall und für jeden – ausnahmslos. Selbst der, der auf der sozialen Leiter auf der untersten Stufe steht, hat in seinem Bewusstsein jemanden – und sei es ein Tier –, auf das er heruntersieht. So ist es auch nach oben: Selbst für denjenigen, der glaubt, alles erreicht zu haben, gibt es immer noch jemanden, der ihn zu einer höheren Entwicklungsstufe führen könnte. Das, was wir von oben geschenkt bekommen können, verdienen wir uns durch unsere eigene Freigiebigkeit nach unten.

Diese Kategorisierung von Bewusstseinszuständen mit *oben* und *unten* kann jeder für sich selbst nachvollziehen, wenn er sich klarmacht, wie begrenzt das Milieu ist, in dem er sein Leben vollbringt. Stellen Sie sich vor, Sie würden freiwillig, weil Sie die Menschen so lieben, Ihr heutiges Milieu gegen das im Elendsviertel von Rio oder Kalkutta eintauschen oder gegen das von Arbeitslosen oder Katastrophen-Opfern. Wie viel Herz bräuchten Sie dafür? So viel Herz würde Ihnen dann auch von oben entgegengebracht werden von Menschen und Wesen, die Ihnen genauso fremd sind, wie Sie es für Betroffene in einem Elendsviertel sind.

Sie werden diese Menschen nur kennenlernen, wenn Sie sich willentlich dazu entschließen, an deren Schicksal teilzunehmen, selbst wenn Sie es nur für eine begrenzte Zeit tun. Es ist *Ihre* Entscheidung, und nicht die der anderen. Umgekehrt ist es auch so bei denen, die

Ihnen helfen könnten. Es ist deren Entscheidung, ob sie helfen wollen oder nicht. So einfach ist das. Wir sind stets herausgefordert, unsere Motivation zu hinterfragen.

Seine Lebensaufgabe finden

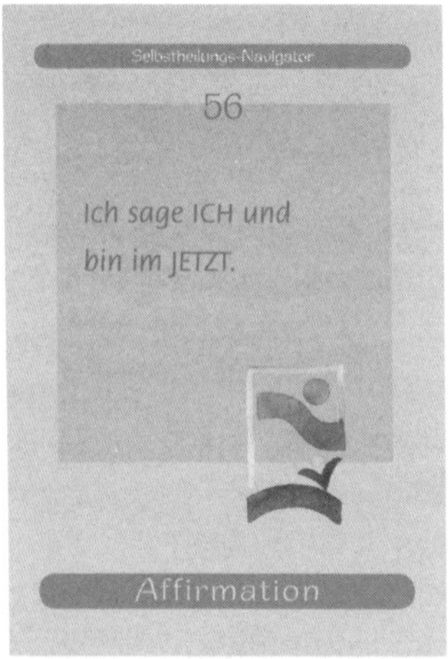

Suchen Sie sich etwas, mit dem Sie für andere wertvoll sind – und wenn es sich um die Frösche handelt, die Sie von der Fahrbahn retten. Je mehr eine helfende Tätigkeit einem abverlangt und je wertvoller und beglückender sie für die Empfänger ist, desto mehr wird einem geholfen, sich selbst zu entwickeln. Bei allen Lebensfragen geht es immer nur um die Bewusstseinsentwicklung, das Materielle folgt daraus. Wie wir in diesem Buch gesehen haben, misst sich das Bewusstsein am Menschenbild, das wir in uns tragen. Was ist der Mensch für Sie? Wie sehen Sie ihn jetzt? Hat sich während dieser Lektüre etwas geändert? Sehen Sie sich …

- Als ein mechanisches Wesen, das man operieren kann?
- Als ein biochemisches Wesen, das man durch Mittel behandeln kann?
- Als ein energetisches Wesen, das seine Energien in Balance hält, um gesund zu bleiben oder zu werden?
- Als ein Informations-Wesen, das davon abhängig ist, was es denkt?
- Als ein geistig-seelisches Wesen, das sich seine Wirklichkeit selbst erschafft?

Mit welchem Bewusstsein wollen Sie sich welche Aufgabe zumuten? Was würden Sie als eine sinnvolle Arbeit einstufen, mit der Sie für andere etwas Gutes tun können? Schauen wir uns dafür einmal die großen Systeme an, die das Leben auf diesem Planeten prägen:

> Das Geldsystem – Das Gesundheitssystem – Das Energiesystem – Das Verkehrssystem – Das Bildungssystem – Die Philosophie

Keines dieser herrschenden Systeme ist in der Lage, aus diesem Planeten ein Paradies zu machen, und man könnte die Liste noch lange fortsetzen mit anderen großen Systemen, zum Beispiel:

> Die Kleinfamilie – Das Arbeitssystem von Kapital und Lohnarbeit – Die Technologie als Profitwerkzeug – Der ökonomische Wachstumswahn – Die Kirchenstrukturen – Der Umgang mit der Natur

An allen Ecken und Enden kann man Teil des Problems sein, aber man kann sich auch entscheiden, Teil der *Lösung* zu sein. Und dort, wo es zur Krise oder sogar zur Katastrophe kommt, gibt es keinen Mittelweg mehr, da heißt es dann, entschlossen und beherzt zu handeln. Machen wir uns nur bewusst, in welchem Zustand diese großen Lebenssysteme zurzeit sind! Sie können nicht mehr repariert werden. Sie können sich nur noch aufbäumen, bevor sie in sich zusammenfallen, so wie Dinosaurier, deren Entwicklung in einer Sackgasse landete.

Niemand muss sich an der Zerstörung dieser lebensfeindlichen Großsysteme beteiligen, sie erledigen sich selbst. Man kann jedoch das Neue, das Lebenbejahende aufbauen, indem man seine Seele zum Chef der Entwicklung macht. Das ist ein Mantra für mich. Dafür ist es wichtig, seine Intuition zu schulen. Ohne sie bleibt die Kommunikation mit der Seele überschattet von den Interessen des Egos. Für die Schulung der Intuition gibt es eine Reihe von Möglichkeiten. Dieses Buch ist eine davon. Wer es anwendet, indem er über seinen Seelenkontakt physische, körperliche Probleme löst, wird automatisch auch Teil der Lösung für die globale Veränderung. Dafür braucht man niemanden um Erlaubnis zu fragen, damit kann man sofort beginnen. Auch wenn wir, wie schon im Vorwort gesagt, nur ein ganz, ganz kleines, völlig unbedeutendes Individuum in dieser globalen Großmaschinerie sind: Wir haben – an allen gesellschaftlichen, politischen Kräften vorbei – Einfluss auf das gesamte Universum. Diesen Einfluss können wir nutzen, indem wir uns in Harmonie bringen mit allem.

Nachwort

Mit 13 Jahren war ich zu Hause ausgezogen, weil die Scheidung meiner Eltern eine für mich unerträgliche Atmosphäre geschaffen hatte. Dennoch liebe ich meine Eltern und bin ihnen für meine Inkarnation ewig dankbar. Ich sehe bei meinem Vater genauso viele Charakteranteile, die ich gerne übernommen habe, wie bei meiner Mutter. Dadurch, dass meine Mutter durch ihre traditionelle Rollenausübung mit fünf Kindern für mich wesentlich präsenter war als der meist zu Hause nicht anwesende Vater, entstand zu meiner Mutter mehr Affinität (Bindung) als zu ihm. Mein Dank an ihn fällt deshalb aber nicht geringer aus als der an meine Mutter.

Als ich 1947 im bayerischen Wartaweil am Ammersee auf die Welt kam, waren ihre ersten Worte, als sie mich nach der Abnabelung in ihren Händen hielt: »Der verändert die Welt.« Dass dies 62 Jahre später unter anderem mit dem Erscheinen dieses Buches der Fall sein könnte, kann sie nur seelisch mitbekommen, da sie vor 9 Jahren mit 91 ihren Körper verließ. Ich bin gespannt, ob sie Recht behält.

Mental Healing ist nichts Neues. Seine Basis ist schon seit Jahren durch die Selbstheilungs-Methode »Seelenschreiben« in meinen Seminaren bekannt. Mit *Mental Healing* bekommt Selbstheilung jedoch zum ersten Mal einen Namen, unter dem sie sich verbreiten kann. Seit Urzeiten schon praktizieren Menschen *Mental Healing*. Trotzdem braucht es dieses Buch, weil wir uns davon vielleicht nie weiter entfernt haben als mit der herrschenden Schulmedizin.

Viele spüren, dass unser Gesundheitssystem schwer krank ist. Die Verantwortlichen arbeiten fieberhaft daran, etwas zu verbessern: Sie versuchen, die Geldströme umzuleiten, erhöhen den Versicherungszwang auf alle, verfügen Leistungseinschränkungen und -Ausweitungen. Dabei grenzen sie einerseits verschiedene Heilmethoden wie die Homöopathie aus, arbeiten jedoch andererseits sogar an der Veränderung des Menschenbildes – in gewissen Grenzen. Sie machen sich zunehmend Gedanken darüber, was für die Gesundheit wirksam sein könnte – bis hin zum geistigen Heilen, welches auch als Fernheilung von ihnen untersucht wird.

Das alles trägt dazu bei, dass dieses Buch existiert, sozusagen als i-Tüpfelchen auf der Krise der Medizin und damit als Übergang zur Lösung. Wir haben es mit nichts anderem zu tun als mit dem Anfang vom Ende der Medizin, die seit Jahrhunderten zu einem sündhaft teuren, mitunter fragwürdigen Spezialistentum degradiert ist. Natürlich hat sie in speziellen Fällen Großes geleistet und tut es auch heute noch, aber das Preis-Leistungsverhältnis der Volksgesundheit und die Lebensqualität sind katastrophal. *Selbstheilung* ist sowohl ökonomisch als auch menschlich das Einzige, was der Würde und der Freiheit des Menschen gerecht wird. Selbstheilung ist das, was die eigentliche Größe des Menschen ausmacht.

Es war nicht nur die Intuition meiner Mutter, der ich gefolgt bin, sondern auch ihrem gesamten Umfeld, denn stets versuchte sie, mir die daraus hervorgegangenen Werte zu vermitteln: Zu diesem Feld gehörte an erster Stelle mein Vater Erich, zu dem ich mich für sein selbstständiges, freies Denken in tiefstem Dank für immer hingezogen fühle.

Dazu gehörte aber auch ihr Vater Hermann Schumacher, Rektor der Humboldt-Universität in Berlin, der die Grundlagen der Nationalökonomie gelegt hatte; dazu gehörte ihr jüngerer Bruder E.F. Schumacher, der erste Ökologe mit »Small is beautiful«, an dessen Grab Yehudi Menuhin zauberhaft spielte; dazu gehörten ihr Schwager Werner Heisenberg, der ihr ein wichtiger Gesprächspartner war, sowie alle ihre Freunde und Anverwandten wie die Weizsäckers, Konrad Lorenz, Hans-Peter Dürr, viele Vordenker der Grünen und Anti-Atom-Bewegte, angefangen bei Robert Jungk und vielen anderen aufgeklärten Geistern, die an der Basis arbeiteten, wo ihr Zuhause war.

Meine Mutter scheute noch als 84-Jährige nicht, sich mit einem Schlafsack vor den Eingang der Atom-Raketen-Station Mutlangen zu legen, und für diese Blockade fast ins Gefängnis zu wandern. Sie versuchte, alle diese aufgeklärten Geister zusammenzubringen, was ihr teilweise gelang, auch wenn sich einige unter ihnen nicht »grün« waren.

In jedem Fall aber ist von all dem in mir eine Synthese entstanden. Ich danke allen, deren Einfluss ich von klein auf ausgesetzt war. In dieser Suppe durfte ich schwimmen und groß werden, sodass es immer eine Selbstverständlichkeit war, selbstständig weiterzudenken – auch über das, was die Welt zusammenhält. Dass hieraus dieses Werk entstanden ist, betrachte ich mehr als Geschenk und Fügung statt als Arbeit, auch wenn es das war. Im Grunde fühle ich mich nur als ein Sprachrohr meiner Seele, so wie es jeder Mensch und jedes andere Wesen ist. Niemand kann uns verbieten, uns nach unserer Seele zu richten, sie zum Chef unseres Seins zu machen. Wenn wir uns das wieder erlauben, werden wir immer wissen, was wir zu tun und zu lassen haben. Auf diese Weise sind wir angeschlossen an unsere eigene Wahrheit und mit dem All ein – allein. Das ist wunder-bar.

Mich hat es schon immer gereizt, neue Bewusstseinsinhalte zu initiieren. Das war bereits in der Schule mit meinen vorlauten Unterrichtsbeiträgen so, die meist zu längeren Zwiegesprächen und Disputen mit dem Lehrer oder der Lehrerin führten, und der Rest der Klasse hörte gespannt zu, bis das Thema halbwegs geklärt war. Wo die Lehrkraft mitmachte, führte dies zu hervorragenden Noten, doch da, wo sie sich gestört fühlte, musste ich sogar zwei Mal von der Schule abgehen.

Dadurch musste und wollte ich mir mit 13 Jahren für meinen weiteren Bildungsweg ein Internat aussuchen. Ich entschied mich für die *Odenwaldschule*, denn dort bekam ich solche Lehrer, mit denen es Spaß machte, eingefahrene Bewusstseinszustände aufzuweichen. Mit Hilfe meiner Klassenkameraden machte ich das beste Abitur und hatte deshalb 1967 die Abschlussrede zu halten. Ich widmete sie der gerade angelaufenen antiautoritären Bewegung – zum Entsetzen der angereisten Eltern (außer meinen), die stolz auf ihre Kinder waren, die aber meiner Rede mit provokantem Beifall beipflichteten. Sexuellen Missbrauch an Schülern gab es erst fünf Jahre nach meiner Zeit, wie sich Jahrzehnte später herausstellte.

Da ich in Berlin einen Studienplatz zugewiesen bekam, konnte ich dort beim Aufbau einer neuen zwischenmenschlichen Kultur mitmischen. So war ich dann auch bei der sogenannten Proletarisierung dabei, indem ich nach meinem abgeschlossenen Filmstudium und einem sensationellen ersten Preis auf dem internationalen Oberhausener Filmfestival für mein Erstlingswerk *Lehrlinge* selber eine Lehre begann.

In Hamburg auf der Werft *Blohm & Voss* wurde ich im Schnellgang zum Maschinenschlosser ausgebildet. Als ich aber für die Firma neue Ideen verkündete, musste ich wechseln und ging ins andere Extrem – und zwar mit einem Praktikum auf einen biologisch-dynamischen Bauernhof in Hohenlohe. Es war äußerst spannend für mich, die Anthroposophie von ihrer praktischen, landwirtschaftlichen Seite her kennenzulernen. Den Gedanken, dass der Mensch mit dem Kosmos und der Natur zusammenarbeiten kann, kannten die (damaligen) Linken nicht. Ich merkte, dass es überhaupt keine politische Kraft gab, die eine Gesellschaft will, die mit und nicht gegen die Natur arbeitet. Deshalb entschloss ich mich, eine neue Partei zu gründen: DIE GRÜNEN.

Politik wurde aber nicht meine Heimat. Ich stürzte vom Dach und war querschnittsgelähmt. Als ich wieder laufen konnte, entdeckte ich stattdessen den tibetischen Buddhismus. Mit meinen Filmen und Büchern half ich, ihn in Deutschland bekannt zu machen, und initiierte zugleich die politisch ausgerichtete *Tibet-Initiative.* Aber auch dabei blieb es nicht, denn nach 10 Jahren begann ich, weitere Wege zum Glück zu erkunden, und entdeckte dabei in vielen Ländern den Schamanismus. Mit dessen Wissen und mit der Hilfe der Gehirnforschung verstand ich dann schließlich, weshalb ich wieder laufen kann.

Nachdem ich dieses Verständnis der Selbstheilung unzähligen Menschen seit Jahren weitergeben kann, sind die Voraussetzungen für dieses Buch erfüllt. Dabei danke ich ganz besonders den Klienten, die ihre Zustimmung zur Veröffentlichung ihres Seelengespräches in Wort, Bild und Ton gegeben haben. Es ist ein großes Geschenk, wenn jemand seinen persönlichen Prozess so offenlegt, dass man ihn nachvollziehen kann. Dennoch wäre das Buch ohne die große Hilfe des Lektorats im Kösel-Verlag nicht zustande gekommen, insbesondere danke ich Ulrike Reverey, die das Buch inhaltlich glanzvoll bereinigte. Meiner Frau Astrid danke ich für ihre ständige, wertvolle kritische Unterstützung. Ich hoffe nun, liebe Leser, dass *Mental Healing* Ihr Leben bereichert und zur praktischen Hilfe wird.

Es grüßt Sie herzlich *Clemens Kuby*

Register

Werke von Clemens Kuby

- Der Bestseller *HEILUNG – das Wunder in uns* als Hardcover, mit vielen praktischen Übungen für den eigenen Selbstheilungsprozess. Ein in jeder Beziehung erfolgreiches Buch.
- Das Buch *HEILUNG – das Wunder in uns* gibt es auch als Hörbuch (im Auszug auf 2 CDs), zum Teil von Clemens Kuby selbst gesprochen.
- Der Kinofilm *HEILUNG – das Wunder in uns* auf DVD. In diesem Film zeigt Clemens Kuby seine eigene Heilungsgeschichte und einige andere Fälle von Selbstheilung. Ein Film, der unter die Haut geht.
- Die Filmmusik *HEILUNG – das Wunder in uns* auf CD. Diese Musik wirkt heilend.
- Der *Selbstheilungs-Navigator*, kleines Buch mit 64 Karten; kostbar illustriert von Brigitte Smith. Mit einer Gebrauchsanweisung und weiterführenden Erklärung für jede Karte.
- Der Bestseller *Unterwegs in die nächste Dimension* als Hardcover und Taschenbuch. Clemens Kubys Reise zu Heilern und Schamanen. Ein überwältigendes Buch.
- Das Buch *Unterwegs in die nächste Dimension* gibt es ebenfalls als Hörbuch (im Auszug auf 2 CDs).
- Der Kultfilm *Unterwegs in die nächste Dimension*[1] auf DVD, 90 Min. Das ist *der* Film über Geistiges Heilen. Sie sehen, was Sie schon immer ahnten, aber nie zu glauben gewagt haben.
- DVD: *Der Mensch – ein geistiges Wesen.* Bebilderte Ausführungen grundsätzlicher Art zum Thema *Geistiges Heilen*; sehr unterhaltsam und für jeden verständlich.
- DVD: *Seelenschreiben.* Eine Dokumentation über die Arbeit in den Seminaren von Clemens Kuby mit den daraus entstehenden Folgen und Erfolgen.
- DVD: *Global Scaling – Die Melodie des Universums.* Die wissenschaftliche Grundlage für die intuitiven Prozesse geistiger Heilarbeit, gemäß den Erkenntnissen von Dr. Hartmut Müller.
- DVD: *Selbstheilung in sechs Schritten – Joao de Deus.* Wenn, wie hier, Tausende Heilung erfahren, lässt sich erkennen, wie Heilung zustande kommt. Sehr spannend.
- DVD: *Alles ist möglich – Spektrum der Selbstheilung.* In 2,5 Std. 26 verschiedene Wege für den Zugang zur Selbstheilung. Eine gute Einstiegs-DVD. Da ist für jeden etwas dabei, auch für die Skeptiker.

- DVD: *Todas – am Rande des* Paradieses.[1] Ein Ur-Stamm in Süd-Indien, den Clemens Kuby vier Jahre immer wieder besuchte. Die Todas arbeiten nicht und leben ohne Angst.
- DVD: *Das Alte Ladakh, Buddhismus-Trilogie* Teil I[1]. Die Tibetische Kultur, wie sie einst bestanden hat. Ein Kult-Film, ausgezeichnet mit dem Deutschen Filmpreis.
- DVD: *Tibet – Widerstand des Geistes*, Buddhismus-Trilogie Teil II[1]. Wie die Tibeter trotz chinesischer Besetzungsbrutalität ihren friedvollen Charakter wahren können.
- DVD: *Living Buddha*, Buddhismus-Trilogie Teil III[1]. Ein einzigartiges, monumentales Epos über eine Person in zwei Leben, vom 16. u. 17. Gyalwa Karmapa.
- DVD: *Der Dreh zu Living Buddha* + Bonusmaterial[1]. Es gleicht einem Krimi, wie Kuby mit den größten Widerständen fertig wurde und in sieben Jahren *Living Buddha* drehte.
- DVD: *Not und Frieden in Tibet* Ein Film mit dem Dalai Lama über die große Not, speziell der Tibeterinnen, die von China zwangsweise sterilisiert werden.

Preise (auch für Set-Angebote) und weitere Infos zu allen Titeln erhalten Sie im Medien-Shop von **www.clemenskuby.de** oder bei **mind films GmbH**, Tel.: +49 (0)89/326 798-11, Fax –12

Die DVD zum Buch *Mental Healing*

Fünf Seelengespräche mit Clemens Kuby, incl. der in diesem Buch in tabellarischer Form abgedruckten Fälle, finden Sie in voller Länge auf der DVD *Lebe Deinen Film*. Sie ist erhältlich für € 24.95 im Medien-Shop auf der Website **www.clemenskuby.de** und bei **mind films GmbH**, Tel.: +49 (0)89/326 798-11 ab Februar 2011. Zusätzlich zu den fünf jeweils ca. 21-Minuten-Gespräche erhalten Sie auf dieser DVD einen kostenlosen Bonus-Film über die Arbeit der SHP-Akademie. Die Seelengespräche zu lesen, ist eine Sache – sie live mitzuerleben eine ganz andere, denn es sind gerade auch die Momente besonders aussagekräftig, in denen nicht gesprochen wird.

[1] Alle DVDs mit[1] beinhalten auch die englische Version des Filmes.

Kontakt

Clemens Kuby hält vor allem im deutschsprachigen Europa Vorträge, gibt Workshops und Seminare. Er führt Selbstheilungs-Begleitungsgespräche am Telefon und bildet Interessierte zu professionellen *Mental-Healing*-Begleitern aus. Nähere Informationen (Termine, Veranstaltungsorte und Preise) erhalten Sie unter:

www.clemenskuby.de/Veranstaltungen
sowie über die *Europäische Akademie für Selbstheilung*
Tel.: 49 (0)8243/99 396-10
Fax: -11, Mail: **info@shp-akademie.eu**

Förderung

Wenn Sie den Gedanken des *Mental Healing* unterstützen wollen, können Sie der staatlich anerkannten, gemeinnützigen *Europäischen Stiftung für Selbstheilung* eine Spende zukommen lassen, um

- das Wissen über Selbstheilung kostenlos über das Internet bekannt zu machen;
- in Not geratene Menschen zu unterstützen, Selbstheilung zu erlernen;
- Aufklärungs-Veranstaltungen zu fördern;
- wissenschaftliche Studien von Universitäten über Selbstheilung zu finanzieren.

Dafür erhalten Sie eine offizielle Spenden-Quittung der SHP-Stiftung.
Tel.: +49 (0)8243/99 396-20, Fax -11, Mail: kontakt@shp-stiftung.eu
Web: www.SHP-Stiftung.eu / Spendenkonto: SHP-Stiftung, Kto: 83 900 56, BLZ: 700 520 60, Sparkasse Landsberg